U0110768

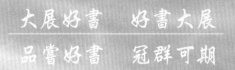

大展好書　好書大展
品嘗好書　冠群可期

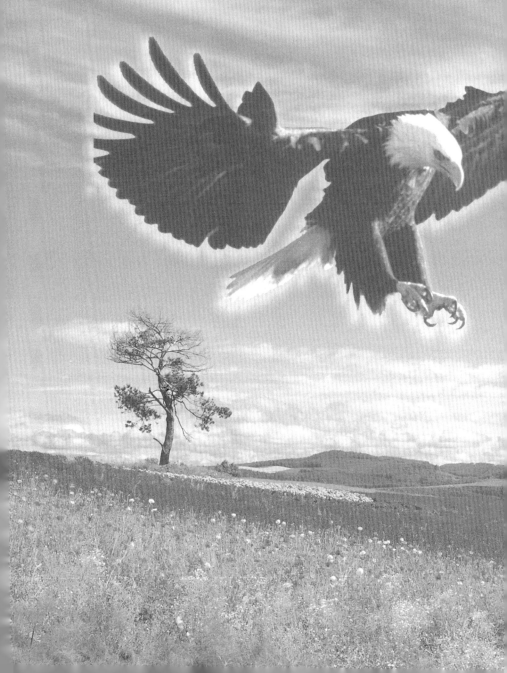

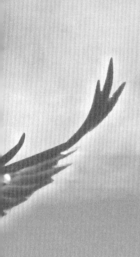

大展好書　好書大展
品嘗好書　冠群可期

健康加油站 32

人體記憶地圖

身體告訴你的200個疾病信息

袁超 主編

大展出版社有限公司

前言

　　人體是由各種組織器官有機結合的整體，組織器官又分別由多種不同功能和性質的細胞構成，各組織器官、各細胞之間由神經、激素、介質、活性成分等物質發生相互聯繫和相互作用，從而形成一個複雜的整體。任何器官、細胞甚至某種成分的變化，其實都和身體整體有著密切的關係。

　　而疾病的發展過程，也是一個極其複雜的整體性變化過程。人體生理功能和疾病的病理變化，大都蘊藏於人體之內。但人體內的生理功能變化和病理變化在人體的體表必然有著相對應的表現和聯繫。

　　疾病的發生和發展，是一定的、相應的外在病形，即表現於外的症狀、體徵，臟腑受邪發生病理變化必然會表現在外。

　　我們用「舌」舉例來說，正常的舌頭舌體柔軟，活動自如，顏色淡紅光澤，有潤澤，舌苔薄白。如果舌色過淡，則預示著患有貧血；如果舌色過於鮮紅，則預示患有糖尿病；如果舌頭運動不靈，則是腦血管破裂的先兆；如果舌體歪斜，則預示著患有腦血栓……同樣，身體其他部位的異常，也預示著身體內部發生了某種病理變化。總之，由體外的表徵，一定可

以把握人體內部的變化規律。

在現實生活中，許多人的身體雖然出現了異常情況，但自己並沒有覺察到或感知到，或者未能引起足夠的重視，一旦病變發展到嚴重程度，就貽誤了最佳的治療時機。

作者查閱、研究了大量古今中外關於「體表徵象與體內疾病」的書籍和資料，結合臨床實踐，經過縝密分析、梳理，根據頭部、眼睛、耳朵、鼻子、口腔、唇、舌、頸、面色、胸乳、腰腹、肩背、手、腳、皮膚、毛髮等部位表現出來的身體異常狀況，揭示這些異常變化與機體內部器官變化的對應關係，並分析其可能發生或易於發生的疾病，同時介紹了日常生活中簡單易行的防治措施。

本書提醒讀者關心自己的身體，重視自身的健康，瞭解疾病信息，掌握常見病防治常識，把握疾病的最佳治療時機，從而提高生命品質。

在本書編寫過程中，雖然作者力求科學、精練、實用，但由於時間和水準所限，加上醫學博大精深，唯恐挂一漏萬，如書中出現紕漏和錯誤之處，敬請廣大專家、讀者批評指正。

編者

目 錄

目錄

人體記憶地圖：身體告訴你的200個疾病信息

身體部位一

頭 部

頭部活動不暢

身體異常

頭部活動不暢主要是指頭部不能隨意地前後左右運動，以及上下、旋轉等某一方面受限。主要因為疼痛、眩暈所致。

頭部活動不暢常見於頸椎病。

頸椎病是由於頸椎椎間盤變形、頸椎骨質增生、頸周韌帶的退變所致病的總稱，它是一種緩慢進行的退行性疾病。臨床表現如下：

輕度頸椎病患者為頭、頸、肩、臂出現麻木疼痛等症狀，肌肉萎縮，重者可出現四肢癱瘓、大小便失禁等。此病發病率高，治療時間長，治療後極易復發。

·致病原因

慢性勞損

患者長期處於不良的勞動姿勢，椎間盤受到來自各方面的牽拉、擠壓或扭轉，如長期從事刺繡、縫紉、繪畫以及腦力勞動者。

頸椎退行性改變

頸椎關節在人們的日常生活中活動度很大，具有屈身旋轉的功能，由於大量活動勞損的積累，長此以往即形成慢性損害。在頸椎病中，頸椎間盤出現退行性改變是普遍的原因，也是發病的基礎。

外傷因素

在椎間盤退變的基礎上，進行不協調的或者劇烈的活動，如急性頸椎外傷或慢性頸椎損傷等。

·治療護理

推拿按摩

早期輕度頸椎病患者可以採取這種方法治療，用兩手掌大魚際肌或大拇指指腹輪流作螺旋形按摩頸部 20～30 次，然後再按壓兩側風池穴、阿是穴、天宗穴等，再用雙手大拇指第 1 節掌面用力向上、向下按摩 30～60 次，端坐或站立，用大拇指及四指的合力提捏頸後部肌肉，由上向下，反覆進行 6～10 次，可以有效緩解頸椎疼痛、僵硬不適。

熱敷治療

頸椎病患者可以用熱敷的辦法來治療，如用熱毛巾、熱水袋，或者是中藥包外敷於頸椎疼痛部位，每天一次，每次 20 分鐘，很有療效。但急性疼痛者不要熱敷。

頸椎病患者在日常生活中要注意以下幾點。

保持正確的睡眠姿勢

科學的睡眠姿勢應該是枕頭墊在頸部下方，頭稍微有點向後仰。在睡眠時選擇合適的枕頭也是很關鍵的一步，枕頭不宜過高或過低，一般枕頭以 10 公分的高度為宜。注意避免頸部的劇烈轉動。

注意正確的工作姿勢

長期伏案工作者，要注意每工作一小時就要適當的活動頸部，以消除頸部肌肉、韌帶的疲勞，防止勞損。可以

經常聳肩，頭正直，兩臂垂於體側，兩肩同時儘量向上聳起，停一秒鐘，再將兩肩放下，一聳一沉為一次，也可以很好地鍛鍊頸部。此外，平時還要注意保暖，防止頸部受寒受涼。

合理搭配飲食結構

頸椎病患者在飲食方面要注意均衡飲食，不可單一偏食。要多吃一些清淡、易消化的食物，對油膩以及辛辣食物要合理控制。

營養為主

患者要多攝取一些富含鈣、蛋白質、B 群維生素、維生素 C 和維生素 E 的食物。如豆製品、動物肝臟、蛋類與肉類食品，以及新鮮蔬菜與水果等。

·藥膳食療

1. 黃芪桂圓粥

黃芪120 克，桂圓肉 20 克，粳米 50 克，白糖適量。黃芪切片洗淨，加 500 毫升水煎取汁，粳米水洗淨，取黃芪汁並加水適量煮沸，再放入桂圓肉熬煮，加糖適量即成。每日服用 1 次。具有補氣養血的作用，適用於頸椎病氣血不足型患者。

2. 枸杞豬骨湯

枸杞子 50 克，豬骨 300 克，花生油、蔥、薑、鹽各適量。枸杞子洗淨，豬骨洗淨敲成碎塊，置鍋內加清水 1200 毫升，蔥薑適量，慢火燉至 250 毫升湯汁後。加花生油、鹽即可。每日服用 1 次。具有補益肝腎的作用。適用於頸椎病肝腎不足型。

頭部顫動

身體異常

頭部顫動，是指腦袋不自主地搖晃或顫抖。

這種症狀多見於帕金森症。

帕金森症又稱為震顫麻痹症，主要是腦幹色素神經細胞叢的變性，以致於黑質附近腦區的多巴胺能神經細胞出現明顯的萎縮，結果導致多巴胺與乙酰膽鹼之間的重要神經遞質的失衡。由於多巴胺分泌的大幅度減少，導致軀體各部位出現嚴重的障礙，所以，會不由自主地產生肢體的震顫和軀體平衡能力的喪失。

引發帕金森症的原因可能是由於大腦動脈血管硬化，以致黑質神經細胞逐漸壞死所導致的。也可以是由於腦炎、抗精神病藥物所致。

·臨床表現

早期症狀

帕金森症在早期時會不由自主地出現震顫，以上肢表現最為明顯，如頭不自主地搖晃、雙臂搖晃等，這種症狀多在靜坐時出現，面部肌肉運動減少，大都是面無表情。

中期症狀

帕金森症在中期時會出現震顫症狀，而且會由上肢擴展到雙手、雙腳、延及全身，且出現吞食困難，流口水、

上下床都比較費勁等症狀。

晚期症狀

帕金森症在晚期時屬於比較嚴重的狀態，表現在走路時無法邁開腳步，沒有辨認的意識，但神志還清醒。到了嚴重晚期時，患者會出現完全沒有行動能力。必須長期臥床，而且還會引起很多併發症，最後導致死亡。

· 治療護理

針灸治療

施行一些針灸治療可以減輕帕金森症患者的肌肉僵硬、疼痛以及不平衡的症狀，但是，進行針灸治療時必須要請有經驗的針灸醫師治療。

手術治療

1. 經核團毀損術

如丘腦、蒼白球切開術等。目前國內有一些醫院還在開展這種手術，但這種手術有一定的副作用，併發症較多。

2. 腦深部電刺激術

又稱腦起搏器，是指在腦內特定的神經核團植入電極，釋放高頻電刺激，抑制了這些因多巴胺神經元減少而過度興奮的神經元的電衝動，減低了其過度興奮的狀態，從而緩解帕金森症震顫、僵直和運動遲緩等主要症狀，尤其對起步和翻身困難等症狀有很好的改善。腦起搏器是一套小巧的微電子裝置，部件均植入體內。

體　療

肌肉按摩可以伸展僵硬肌肉之間的粘連組織，解除肌

肉痙攣，使活動更加自如。按摩也可以改善關節運動，使僵硬的肌肉組織鬆軟，刺激淋巴循環。

除上述治療方法以外，帕金森症患者在日常生活中還要注意以下幾點。

加強鍛鍊

加強肢體功能鍛鍊對病情的恢復有很大的幫助：本病早期應堅持一定的體力活動，主動進行肢體功能鍛鍊，四肢各關節做最大範圍的屈伸、旋轉等活動，以預防肢體攣縮、關節僵直的發生。晚期病人做被動肢體活動和肌肉、關節的按摩，以促進肢體的血液循環。

飲食調節

患者要注意膳食和營養，要根據自身的年齡、活動量給予足夠的總熱量，膳食中注意滿足糖、蛋白質的供應，以植物油為主，少進食動物脂肪。適量進食海鮮類，能夠提供優質蛋白質和不飽和脂肪酸。多攝取一些新鮮蔬菜和水果，能夠提供多種維生素，並能促進腸蠕動，防治大便秘結。患者出汗多，應注意補充水分。

積極預防

患者要積極預防併發症，注意居室的溫度、濕度、通風及採光等。根據不同季節、氣候、天氣等情況增減衣服，決定室外活動的方式、強度，這樣可以有效地預防感冒。

對於晚期的臥床患者，家屬要為其按時翻身，做好皮膚護理，防止尿便浸漬和褥瘡的發生。加強肌肉、關節按摩，對防止和延緩骨關節併發症的發生有積極意義。

頭偏向一側，扭轉困難

◀身體異常▶

當頭偏向一側，並且扭轉困難時，這種症狀多屬扭傷，亦偶爾見於癭瘤、癧或疽。

・臨床表現

扭　傷

由於扭傷引起的頭偏向一側，一般不需做特殊處理，經過自行調整可自癒。

癭　瘤

癭瘤是生在皮膚、肌肉、筋骨等處的腫塊，多生於頸部，按之較軟，始終不潰；瘤遍體可生，腫塊界限比較分明，按之較硬，有可能潰破。

根據引發癭瘤的不同原因，癭瘤可分為五癭，即筋癭、血癭、肉癭、氣癭、石癭。六瘤即筋瘤、血瘤、肉瘤、氣瘤、骨瘤、脂瘤等。

・治療護理

1. 火針療法

患者要請比較有經驗的針灸醫師來操作，主穴是阿是穴，要以中粗火針速刺局部，散刺法，點刺不留針。進針達腫物的 2／3。這種治療方法，可以起到理氣化痰，疏肝解鬱，滋陰清熱的功效。對病情恢復有很大的幫助。

2. 中藥治療

可選取黨參 15 克，白朮 15 克，首烏 15 克，千斤拔 18 克，昆布 15 克，海藻 15 克，黃藥子 18 克，重樓 18 克，夏枯草 12 克，桔梗 6 克，山豆根 12 克，白花 18 克，蛇舌草 18 克。用水煎服。對治療瘻瘤有很好的療效。

瘻瘤患者除以上治療方法以外，在日常生活中也要注意以下幾點。

1. 飲食調理

飲食要多以清淡為主，不宜吃辛辣、油膩等食物，可以多攝取一些新鮮蔬菜與水果。在這裏特別提醒瘻瘤患者，可以多吃一些柿子，因為它對治療瘻瘤有極大的幫助，生吃柿子有潤肺去痰、健脾、止咳、止血、解毒的作用。用鮮柿搗爛取汁，每日溫水沖服 15～30 毫升，連飲數週，可有效治療瘻瘤。

2. 調節情緒

中醫上講忿鬱惱怒或憂愁思慮日久，使肝氣失於條達，氣機鬱滯，則津液不得正常輸布，易於凝聚成痰，氣滯痰凝，壅結頸前，則形成瘻病。因此，瘻瘤患者要特別注意情緒的調節，儘量避免情緒偏激，肝火旺盛也是引起這種疾病的主要原因之一。保持平和的心態，可以有效避免瘻瘤的產生。

癰

癰是由於感染毒邪，氣血壅塞不通而致的局部化膿性疾病。發病迅速，易膿，易潰，易斂。癰發於肌肉，紅腫高大，多屬於陽症。

主要症狀為初起時局部光軟無頭，很快結塊，表皮發

紅腫脹、疼痛，逐漸擴大高腫而硬，觸之灼熱。

如果屬於這種情況，患者可以採用以下的治療方法：

炎症初期患者以服用清熱解毒，和營消腫的藥物為主。可服清血解毒丸、解毒消炎丸、梅花點舌丹等，當出現潰膿時，患者應服用清血內消丸、癰疽消毒丸等。外用二寶丹、金黃膏。對潰膿會有所控制，當患部即將痊癒時，可以停止內服藥物，用些外敷藥物即可，如白玉膏摻生肌散等。

此外，在日常生活中可採取以下護理方法。

1. 清淡飲食

患者飲食要以素淨清淡、易於消化為主。可以多吃一些綠豆芽、西瓜皮、菊花腦、陳小麥粉等清涼食物。瘡口破潰宜食蛋花湯、豬肝湯、藕粉、綠豆粥等，以增加營養。高熱時應多飲開水和藥茶。忌食魚腥、辛辣刺激性食物以及甜膩食物、菸酒等。

2. 衛生護理

患者要特別注意衛生，保持皮膚清潔，特別是瘡口皮膚更應保持清潔，可用淡鹽水洗滌。同時切忌擠壓。癰患在上肢者宜以三角巾懸吊；在下肢者宜抬高，並減少行動。唇癰患者應少講話。高熱時應臥床休息。注意防止摔倒，以免碰傷患部。

疽

疽是毒邪阻滯而致的化膿性疾病。疽發於骨之上，平塌色暗多屬於陰症。疽初起時如栗，不發熱脹痛，易向四周擴大。潰爛之後，狀如蜂窩，發於肌肉之間，凡皮膚厚而堅韌的地方都可發生，但多發於頸後及背部。

患者在日常生活中可以採取以下治療方法。

1. 中藥治療

取生甘草 3 克，黃連 6 克，竹葉心 6 克，牡丹皮 9 克，黃芩 9 克，生梔子 9 克，玄參 9 克，赤芍 9 克，麥冬 12 克，金銀花 15 克，連翹 15 克，鮮生地黃 30 克，紫花地丁 30 克。

用水煎服，每日早晚各一劑。

2. 中成藥治療

患者可選用牛黃清心丸與新雪丹等中成藥治療，早晚各一次，牛黃清心丸每次 2 丸，新雪丹每次 1.5～3 克，每日溫開水送服。

疽患者注意事項如下。

1. 注意休息

患者應臥床休息，要特別注意不要讓胸腹部受涼，如果出現頭昏煩躁，可以用冰袋敷頭頸部，儘量避免下床走動。

2. 飲食調節

患者要以清淡為主，不要吃太硬或者難以消化的食物，忌食葷腥發物及甜膩之物。在口渴時，大多數患者喜歡喝冷飲，可以適當給予西瓜汁或者菊花葉汁加涼開水沖飲。

大　頭

身體異常

大頭是指頭顱均勻增大，顱縫開裂，頭皮靜脈變粗，多見於先天性腦積水。多由於炎症、腦發育畸形、顱內腫瘤等原因所致。

·臨床表現

腦積水是因腦脊液循環障礙，分泌過多或吸收不良所致腦脊液容量增加，顱內壓增高的一種疾病。

腦積水臨床上分為梗阻性腦積水和交通性腦積水兩大類。

梗阻性腦積水見於腦脊液通路受阻，在受阻以上腦室系統擴大而無蛛網膜下腔的擴張。多見於先天性畸形，有的嬰兒出生後數週或數月後頭顱快速、進行性增大。正常的嬰兒在最初六個月頭圍增加每月 1.2～1.3 公分，本症則為其 2～3 倍，頭顱呈圓形，額部前突，頭穹窿部異常增大，前囟擴大隆起，顱縫分離，顱骨變薄，甚至透明，叩診可出現「破壺聲」的特徵。

·治療護理

手術治療

1. 解除腦室梗阻病因手術

如大腦導水管形成術或擴張術，正中孔切開術及顱內

占位病變摘除術等。

2. 腦脊液分流手術

手術目的是建立腦脊液循環通路，解除腦脊液的積蓄，兼用於交通性或非交通腦積水。

針灸治療

患者可以請經驗豐富的針灸醫師進行治療，針灸、敷貼療法對治療腦積水都有一定的療效，對恢復健康有明顯的效果。

中醫治療

中醫學認為，腦積水是由於先天不足，氣血虧損，或外感時邪、鬱阻經絡等原因造成的。此外，頭部外傷瘀血亦可導致本病。因此，在臨床上應根據標本緩急，進行辨證施治，其治療原則是急則治其標，多祛濕利水；緩則治其本，溫補脾腎是其關鍵。

腦積水患者注意事項：

腦積水患者在日常飲食中要以流食為主，因為舌肌運動麻痹致使攪拌失靈，因此，不能將食物送至上、下齒之間，也不能將食物向咽部推動，但患者吞咽反射尚在，可將食物送到其舌根部，引起吞咽反射將食物吞下。因此，儘量讓患者吃一些鬆軟易消化的食物。

飯後要餵水沖洗口腔的殘渣，或用棉球擦洗口腔，特別要注意洗淨癱瘓側頰部以防口腔炎症，減輕口臭，增強食慾，促進消化功能。

此外，還要為患者樹立戰勝疾病的自信心，對於正在恢復期的患者要以鼓勵為主，這樣可以使患者有一個好的精神面貌去面對疾病，對恢復病情也有很大的幫助。

身體部位二
眼 睛

眼瞼內翻

身體異常

眼瞼內翻是指由於種種原因導致瞼緣後捲，睫毛部分或全部倒向眼球。本病屬中醫「倒睫」。正常人的眼瞼有前緣和後緣，前緣成鈍角並有睫毛生長，正常的睫毛應斜向外而不接觸眼球的角膜；後緣成銳角貼著眼球表面，協助淚液起清潔和潤滑作用。

打個比方說，眼瞼像汽車前擋風玻璃上的雨刷器，淚液像雨水，人的角膜就像擋風玻璃。人的每次眨眼活動就像下雨時雨刷器在玻璃上掃一次，目的在於清潔和潤滑角膜而能看清物體。如果同時合併睫毛角度的改變而刺到眼球，就叫倒睫。

· 臨床表現

由於年齡不同，眼瞼內翻形成的原因也各不相同。

老年人眼瞼內翻

老年人的瞼內翻是由於年紀大，皮膚及眼眶部的肌肉（使眼瞼緊貼眼球的眼輪匝肌）鬆弛所致，臨床上稱老年性瞼內翻，應進行加強相應皮膚和肌肉張力的手術。

還有瘢痕性瞼內翻，是瞼板變形造成的，而瞼板變形往往是眼化學傷、熱燒傷或長期反覆的結膜炎症（尤其是沙眼）的結果。

對這類瞼內翻的治療是手術矯正變形的瞼板。

幼兒眼瞼內翻

一部分小孩因鼻根部發育不良和雙眼內側眼角皮膚的垂直張力過強而造成先天性瞼內翻，這一類瞼內翻一般會隨年齡的增長而得到改善，但如果發現眼睛異物感、眼刺痛時則可能需要進行手術矯正瞼內翻。

臨床還有稱痙攣性瞼內翻的，是因為眼睛的急性炎症，眼周圍的肌肉（眼輪匝肌）不自主地收縮使眼瞼朝眼球方向翻轉。此類瞼內翻的治療是控制眼睛的炎症，一旦炎症消退，瞼內翻也自然會消失。

・治療護理

飲食合理

眼瞼內翻患者要注意多攝取一些蛋白質與維生素，還可以多吃一些新鮮水果和蔬菜，飲食要以清淡為主，可以攝取一些動物的肝臟，要避免油膩與辛辣刺激食物使眼睛「上火」。

加強鍛鍊

眼瞼內翻患者要注意身體的鍛鍊，可以每天早晚各做一次眼保健操，對緩解眼部疲勞有很好的效果。在眼睛乾澀時還可以用熱毛巾敷一下或者滴一點潤眼液，這樣會讓眼睛濕潤一些。眼睛可以多看一些綠色植物，對保護眼睛有好處。

用眼衛生

眼睛是全身最柔弱的地方，用眼衛生卻往往被人們所忽略，在眼睛癢時切不可用手去揉搓，要用乾淨的手帕或濕紙巾輕輕的擦拭。

看書或者工作時，要隔一個小時，閉眼休息一會，這樣有利於放鬆眼部緊張的肌肉。

睡眠充足

保持充足的睡眠對眼睛很重要，儘量克服熬夜的不良習慣，經常熬夜會讓眼睛處於乾澀無神的狀態，而且還會出現黑眼圈。只有按時睡覺，保持正常的生活規律，才可以保證眼睛的明亮有神。

以上這些都是對眼瞼內翻提出的治療以及護理方法，如果患有眼瞼內翻，一定不要忽視，及時到醫院進行診治，積極配合醫生治療，切不可麻痹大意，耽誤治療。

上眼瞼下垂

身體異常

上眼瞼下垂是指提上瞼肌的功能不全或喪失，以致上瞼呈現部分或者全部下垂、瞼裂變窄的異常狀態，可以單側或者雙側發病，中醫稱為「上胞下垂」。

上眼瞼下垂雖然不是多麼嚴重的疾病，卻讓人看似睡眼惺忪。上眼瞼下垂一般是眼睛直望時上眼瞼眼線邊緣位置不正常地往下掉。

上眼瞼下垂是一個獨立的症候，很多人容易被混淆，例如，年長者上眼瞼比較鬆弛，或者因為其他原因另外一隻眼睛眼瞼過大地向上拉，就錯覺認為原先那隻眼睛好像有上瞼下垂跡象。

・臨床表現

上瞼下垂既可以是先天形成的，也可以是後天形成的。先天上瞼下垂包括肌原性、瞼裂狹小和格恩氏綜合症等；後天上瞼下垂包括神經原性、肌原性、腱膜及機械性等。

先天性上瞼下垂

主要病因是動眼神經核或提瞼肌發育不全所致。多為雙側，有遺傳性。可伴上直肌發育不全及小瞼裂等先天異常。先天的上瞼下垂於嬰兒剛出世時便可察覺到，但未必一定都是遺傳的。

先天性的肌原性上瞼下垂，是指嬰兒出生時已被發覺一邊或雙眼都出現上瞼下垂，原因大都與上瞼提肌纖維化有關，而使得上瞼提肌將上眼瞼提起，使眼睛張開的能力大大降低，導致眼睛無法正常張大；瞼裂狹小是一個遺傳的症候，一般在懷孕三個月時眼球發育不理想，令瞼裂不正常地變小，而且兩邊的上瞼提肌發展不成熟導致雙眼上瞼下垂。

另外一種先天性的上瞼下垂是格恩氏綜合症，患者會有單側的上瞼下垂，但當咀嚼時，受影響的眼瞼會向上提起，當患者進食時便讓人覺得進食時眼睛在閃動。上眼瞼下垂比較嚴重的病人常需借助額肌之牽引而睜眼視物，日久則額部皺褶，眉毛高聳，嚴重影響美容。

後天性上瞼下垂

後天性上眼瞼下垂可分為以下幾類。

1. 動眼神經麻痺性上瞼下垂：

由動眼神經麻痺所引起，多為單側常伴發受動眼神經

支配的其他眼外肌麻痹，可出現複視。

2. 交感神經麻痹性上瞼下垂：

為苗勒肌的功能障礙或因頸交感神經受損所致。通常為單側。如伴患側下瞼較健側高，瞳孔縮小，眼球內陷，患皮膚潮紅、側面部無汗、溫度升高等症狀，稱為霍納綜合症。

3. AJL 源性上瞼下垂：

多見於重症肌無力患者，常伴全身隨意肌易疲勞的現象。具有上瞼下垂的程度隨疲勞加重，休息後好轉；連續瞬目加重；下午較好早晨較重等特點。

4. 機械性上瞼下垂：

由於眼瞼重量加重所致。見於重症沙眼、腫瘤、外傷等。

5. 其他：

如癔症性、老年肌病性上瞼下垂等。多見於女性，且為雙側發病。

中國傳統醫學又認為，先天性眼瞼下垂多由於先天稟賦不足，脾腎兩虛所致；後天性眼瞼下垂，每因脾虛氣弱，氣血不和，脈絡失養，血不榮筋而致眼肌鬆弛下垂；或因脾失健運，聚濕成痰，外夾風邪，風痰阻塞經絡以致筋脈失養而成。治療以疏通經絡、調和氣血為原則，先天不足者補腎健脾；後天失調者宜益氣升陽。

·治療護理

正容湯

羌活 10 克，防風 10 克，膽南星 6 克，半夏 12 克，秦

芁 10 克，白附子 10 克，僵蠶 10 克，木瓜 10 克，松節 10克，生薑 6 克，甘草 6 克。每日一劑。

羌活、防風祛風逐邪，通暢目絡；膽南星、半夏助祛風邪；木瓜、松節舒筋通絡；生薑、甘草緩急和中。整個藥方具有驅風通絡化痰的功效。

適用於上下垂瞼屬於風痰阻絡者，症見單眼驟然起病，上瞼垂閉，或伴眼球偏斜，轉動失靈，視一為二，苔厚膩，脈弦滑。

補中益氣湯

黃芪30 克，黨參 15 克，白朮 15 克，炙甘草 10 克，陳皮 10 克，當歸 10 克，升麻 6 克，柴胡 6 克。每日一劑。

黃芪補中益氣，黨參、白朮、炙甘草益氣健脾；陳皮理氣和胃；當歸養血；升麻、柴胡升陽舉陷。各種藥物合用，使脾胃強健，中氣充足而病自癒。

適用於上瞼下垂屬於脾虛氣陷者，症見眼瞼提取無力或晨輕暮重，或伴眼球轉動不靈，視一為二；兼見疲倦乏力，吞咽困難，舌淡，苔薄白，脈搏虛弱無力。

眼疲勞

身體異常

眼睛疲勞稱為視力疲勞，是因為眼睛持續看遠處，睫狀肌長期緊張的結果。

·臨床表現

眼疲勞在臨床上表現如下：眼球和眼眶周圍脹痛、視覺模糊、有時看東西有雙重影子、怕光、怕熱等，有些則表現為眼睛乾澀，嚴重者可出現噁心，嘔吐等症狀。

引起眼疲勞的原因有以下幾種。

1. 有近視、遠視、散光，而未配戴或者戴的眼鏡不合適引起的屈光性眼疲勞。

2. 外隱斜視、輕度外斜或者垂直隱斜視的肌性眼疲勞。

3. 隱斜、斜視、眼外肌麻痺等引起的眼肌性疲勞。

4. 隨著年齡的增長、視力的下降而出現的老花眼或「眼花」。與工作和環境有關係，從事精細產品的工作、長期使用電腦的工作者以及在照明不足的環境下更容易發生眼疲勞。

5. 全身病：如身體虛弱、貧血、內分泌紊亂、更年期綜合症等都會引起眼疲勞。

·治療護理

一旦出現了眼疲勞，應該及時尋找原因，如屈光性眼疲勞，選配一副合適的眼鏡並且經常配戴即可解決。肌性眼疲勞，可以經由眼外肌的訓練或者配戴三棱鏡眼鏡也可以解除。

眼疲勞者在日常生活中需要注意以下細節。

合理調節膳食

合理健康的飲食對於保護眼睛有重要作用。眼疲勞患

者可以多吃一些蛋白質。因為眼球視網膜上的視紫質由蛋白質組成，蛋白質缺乏，可導致視紫質合成不足，進而出現視力障礙。因此，平時要給眼睛多「吃」些含蛋白質較高的食物，如瘦肉、魚、乳、蛋和大豆製品。

保證睡眠充足

在感覺眼睛疲倦的時候，要趕緊閉上眼睛休息一下，即使是短短幾分鐘，眼球肌肉停止轉動，也能讓眼睛獲得充分休息的機會。每天要保持 8 小時睡眠，這樣眼睛才不會感到疲倦。

注意用眼衛生

看書或看電視時，要注意保持適當的距離，看電視時必須保持 1 公尺以上，看書時要保持 40 公分以上，因為距離太近的話，眼睛四周的肌肉就會長期處於緊張狀態，容易造成眼睛疲勞。

採取防護方法

眼睛疲勞時，可以把毛巾放到茶裏，用來敷眼睛，堅持 10～15 分鐘就可以消除眼睛的疲勞感。還可以將雙手擦熱，再蓋住眼睛，深呼吸，也可以預防眼疲勞。

除此之外，不要長時間近距離工作；選一個時間不停地眨眼三百下，有助於清潔眼睛，可以達到按摩效果。改善工作環境，保持愉快心情，這樣對緩解眼疲勞也很重要。同時也可以多做一些眼保健操，或者看一些綠化植物等，這樣都可以有效緩解眼部疲勞。

眼瞼水腫

身體異常

眼瞼的皮下組織中有過量的液體積聚，稱為眼瞼水腫。眼瞼皮膚非常薄，皮下組織疏鬆，是眼瞼容易發生水腫的原因。

·臨床表現

眼瞼水腫基本上可分為兩大類：一類是由眼睛及鄰近組織的疾病引起，如眼瞼膿腫、結膜炎、皮炎、急性青光眼等症狀，多為單側眼瞼水腫。另一類是眼瞼水腫伴有全身水腫。引起眼瞼和全身都出現水腫的疾病很多。顯而易見，僅見眼瞼水腫時，非腎臟病的因素更多，病情一般相對要輕一些。

眼瞼水腫的發病原因及症狀，由於年齡差異而有所分別。

幼 兒

有的小孩起床後眼瞼有明顯的水腫現象，這種現象最常見於腎臟疾病。眼瞼水腫最早出現，然後全身其他部位很快就會出現水腫，這時如伴尿色發紅，就可能是出現了血尿，應該馬上帶孩子去醫院。若小孩有心慌、氣短的感覺，而且下肢比眼瞼先出現水腫的話，說明水腫多半是由心臟疾病所引起。

如果有小孩患百日咳、支原體肺炎、夜間劇烈咳嗽的

話，也會引起眼瞼甚至面部水腫，有時還可見眼瞼周圍皮膚有小出血點，這是長期劇烈咳嗽使胸腔內壓升高，導致毛細血管破裂所致。因睡眠不當，過度疲勞而睡眠不足的話，次日早晨也會出現眼瞼水腫。有些孩子可因過敏引起突然嚴重的眼瞼水腫或一條縫。可見，眼瞼水腫並不是只有患腎臟疾病的小孩才會出現，其他很多因素均可引起眼瞼水腫。

女　性

有些 20 歲至 40 歲的女性，早晨起床後，眼瞼及顏面常出現輕度水腫，下肢有凹陷性水腫或緊繃感。隨著活動逐漸減輕消退。多數學者認為與神經精神因素及自主神經功能紊亂有關，這種眼瞼水腫被稱為特發性水腫。

有些女性在經前期水腫，有些健康的女性在月經來潮前一週或半個月內，也會出現眼瞼、手背、腳踝甚至雙下肢輕度水腫，以及煩躁、失眠、疲乏、頭痛等症狀。月經來潮時，水腫及其他症狀可逐漸消退。

老　人

老年人下眼瞼水腫，又稱「老年性眼袋」，屬於老年人生理性眼形改變。由於年齡的原因，一些老年人的眼睛已經不像年輕時那樣有神，隨之而來的就是視野的模糊與眼睛的渾濁，有些老人的眼睛因為眼睛內部瞳孔的乾澀，慢慢開始衰老，所以老年性眼袋就成為眼形改變的開始。假如眼瞼腫久不消退，並伴有其他不適，那就是疾病的徵象了。

・治療護理

如果患有眼瞼水腫的話，在日常生活中可採取以下辦

法進行護理。

1. 睡前用無名指在眼睛中央位置輕壓 10 次，每晚持之以恆，以舒緩眼部水腫的問題。

2. 按時合理使用一些眼霜以幫助增加眼部肌膚的彈性及結實度，保持眼周皮膚水分平衡。

3. 多攝取魚類，胡蘿蔔、番茄、馬鈴薯、動物肝臟、豆類等富含維生素 A 和維生素 B_2 等有益於眼睛保護的食物。

4. 閒時多做眼保健操，多按摩眼睛周邊穴位，以增加其血液循環，從而引起眼部周圍血細胞活躍的目的。

除了以上幾點以外，還要保持充足睡眠，睡前喝些白開水，保持精神愉悅，生活有規律，眼睛水腫就自然會消退。

黑眼圈

身體異常

眼部周圍的皮膚不但最薄，而且充滿了靜脈血管，當因循環因素不暢而缺氧時，就變成了藍紫色，即「黑眼圈」。

・臨床表現

日常生活中，我們常會看到有些人眼圈發黑，這就是醫學上所謂的黑眼圈。

引起黑眼圈的原因很多，比如睡眠不足、先天遺傳、

後天性眼皮色素沉著增加、眼皮老化鬆弛、皮膚皺在一起造成外觀膚色加深以及眼袋出現、眼皮靜脈血流滯留等，都是造成黑眼圈的因素。

・治療護理

一旦出現黑眼圈，不僅會影響美觀，而且是某些疾病的徵象。在日常生活中，可以按照以下方法進行科學防護。

保證睡眠充足

平時要注意多休息，保證充足的睡眠。不要長時間用眼，定期做眼保健操，可以先用熱水敷 10 分鐘再用冷水敷十分鐘。

注意眼部衛生

眼部要清潔乾淨、徹底，以免留下污垢，使眼部長期殘留化妝品而導致黑眼圈。使用適當的眼部卸妝用品，徹底卸除所有眼部化妝，包括防水睫毛液。誤用不當的卸妝用品可能會導致雙眸敏感不適。

注意眼部美觀

使用成分過重的眼霜會令你在清晨起來時雙眼顯得水腫，所以，應選擇配方較為輕柔的眼霜或啫喱。用幾片黃瓜或冷藏過的茶包敷在眼睛周圍，可以起到快捷消腫的作用。

很多人在眼部四周塗上遮瑕用品時，都會因一時手重弄得糊成一片。

解決方法是將遮瑕用品混合眼霜，令它變得較為柔滑滋潤，再用遮瑕掃或唇掃掃勻，效果會自然一點。

合理調節飲食

每天喝一杯紅棗水或蘿蔔汁，其中所含的胡蘿蔔素具有消除眼睛疲勞的功用。而紅棗有助於加速血氣運行，減少瘀血積聚，亦可減低因貧血而患黑眼圈的機會。保證每天補充充足的水分也可以減少黑眼圈。在平日裏還應多攝取一些含維生素和蛋白質方面豐富的營養美食，如豬肝、菠菜、番茄等食物。還可以採用以下食療方法。

1. 馬蹄蓮藕汁

把馬蹄蓮藕洗淨，刮皮，然後將馬蹄蓮藕切碎，將材料放入榨汁機，再加兩杯水攪拌，將水隔渣，然後敷眼十分鐘，水可以飲用。此方可以大大減少黑眼圈出現的機會。

2. 黑木耳豬肝湯

黑木耳 20 克，豬肝 250 克，生薑 10 克，紅棗 10 克，鹽適量。把黑木耳洗淨泡發，備用。豬肝洗淨後切片、紅棗去核、生薑刮皮備用。在鍋內加入適量水，先用大火燒至水沸，隨後放入黑木耳、生薑和紅棗，繼續用中火熬一小時左右，加入豬肝，等豬肝熟透，便可以加鹽調味服用。此湯對於預防黑眼圈療效顯著。

眼皮無規律地跳動

身體異常

眼皮不自主地抽搐或無規律地跳動，在醫學上叫眼瞼痙攣或眼輪匝肌痙攣。這種症狀多是由於夜晚睡眠不充足、精神壓力大、屈光不正或慢性炎症刺激支配眼瞼的神

經等引起的。

·臨床表現

我們常說的「眼皮跳」，其實就是由控制眼皮肌肉的神經不正常興奮所引起的，也就是部分眼輪匝肌纖維在短時間內不能自主地持續收縮，以致牽動其上皮膚，醫學上叫做眼輪匝肌的「肌肉小顫動症」。

眼皮無規律跳動是疲乏的徵兆，可能會合併引發眼肌麻痹、上瞼下垂等眼部疾病。

引起眼皮跳的原因主要有以下三點。

用眼過度，身體不適

當用眼過度，身體不適時，眼部肌肉會不由自主地抽動，就會引起「眼跳」。這種抽動往往是由於局部支配眼部肌肉的神經纖維緊張性增高而引起。這種原因引起的「眼跳」常常是偶發性的，一天一次或兩三次，每次幾下，持續一秒到兩秒鐘。一般不需要用藥，適當休息之後，症狀就會減輕或消失。

眼部炎症

除短暫性的眼皮跳動之外，如果長時間跳動可伴有眼睛磨、眼睛紅等症狀。這是由於眼部炎症，如結膜炎、沙眼等引起的。可用利福平滴眼液、氧氟沙星等藥物治療，症狀會逐漸消失。

支配眼部肌肉的神經纖維受到炎症刺激或壓迫

這種情況比較少見，每次眼跳會持續幾秒鐘，病情有階段性加重趨勢，反覆發作，或緊張時容易誘發，這需要到醫院檢查就診。

·治療護理

一般來說，眼睛每次跳幾秒鐘到幾分鐘都屬於正常情況，過一段時間便會自然恢復。也可閉上眼睛休息一下，或是用熱毛巾敷一下眼睛，眼皮跳動就會消失。

患者也可以自行按摩眼瞼跳動處。以此來緩解眼睛的不適應。對於持續不緩解者可點消炎眼藥水，或者口服鎮靜劑，如果還沒有辦法停止，最好到醫院進行針刺療法，都可以停止這種無規律的跳動。

人們常說「右眼跳財，左眼跳災」，以至於有些人在眼皮跳的時候總會有這樣或那樣的心理壓力。其實這些都毫無科學依據的。

醫學專家解釋說，眼皮跳動與禍福沒有關係，只是一種生理疾病。對於眼皮跳動，在中醫看來，則是因為病過勞損傷心脾而造成的，因此，在眼皮跳動的時候，不要胡亂猜疑，避免給精神增加壓力。如果您身邊有人也發生了這樣的症狀，千萬不要恐慌，認為是什麼不好的徵兆，只要保證睡眠充足，合理用眼，避免用眼過度，就不會出現這樣的情況。另外，可以照照鏡子，看有沒有明顯的萎縮處，如果跳動持續一週的話，就應該到專業的醫院進行診治。

眼球震顫

身體異常

有些人的眼球總是有節律地出現不自主擺動，這種情

況在醫學上稱作眼球震顫。中醫屬於「轆轤轉關」的範疇。這是由於視覺傳入缺陷，黃斑部成像不清，引起回饋紊亂，造成正常固視反射的發育障礙，使正常維持目標於黃斑中心凹的微細運動系統功能丟失，結果形成眼球震顫。

• 臨床表現

這種疾病常見於高度屈光不正、角膜營養不良、先天性青光眼、先天性或外傷性白內障、全色盲、白化病、無虹膜、黃斑部發育不良等。由於病人在某個方向注視時可使視力改善，因此，也可引起看東西時，頭、臉轉向某一側的代償頭位。

眼球震顫可分為以下幾種類型。

先天性眼球震顫

表現為持續性鐘擺狀水平型顫動與眼源性眼震顫相似，但中心視力一般尚好，沒有眼部病變。

眼源性震顫

大多數中心視力損害嚴重，並有某種眼病，如先天性白內障、角膜白斑或葡萄腫等，多為鐘擺狀水平型震顫。

迷路性眼球震顫

主要為中耳和內耳疾患所致，呈水平型，同時伴有眩暈、聽力減退、平衡失調。

礦工性眼球震顫

由於成年人長期在昏暗的環境中工作，人眼視網膜上的兩種感光細胞中，只有杆體細胞能夠發揮作用，而黃斑部錐體細胞功能處於抑制狀態，中心視力逐漸下降，導致引起眼球震顫。

中樞性眼球震顫

主要是小腦病變以及腦幹病變，如炎症、腫瘤、血管性病變等引起的。

·治療護理

眼球震顫，可採取以下辦法進行矯治。

戴鏡矯正

屈光不正者，應儘量矯正；有弱視者應該努力提高視力。

配戴三棱鏡

醫科配戴底向外的三棱鏡，使輻輳加強。減輕眼震。

手術治療

對先天性眼球震顫，可以考慮手術，目的在於矯正代償性頭位，轉變眼位，減輕眼球震顫，提高視力。

治療是解決病因的前提，保養就成為根治病因的重點，這些患者平時要多注意休息，少用眼睛，儘量不要看一些刺眼的光線，日光，電視等都會對眼睛造成視覺疲勞。同時也要注意用眼衛生，不要用手去揉搓，看電視時間儘量不要超過兩個小時等，以免對眼睛造成傷害。堅持每天早晚做眼保健操，對恢復視力也有很大的幫助。

眼球偏斜

身體異常

眼球偏斜是指兩眼視軸不能同時注視同一目標的現

象。由於中樞的知覺或運動的障礙導致兩眼視軸不能保持平行。在注視目標時，一眼視軸正對目標，另一眼視軸偏於另一側。

・臨床表現

引起眼球偏斜的因素較多，大致如下：

1. 先天性異常，如先天性眼外肌肉麻痺或缺失；

2. 眼眶內和顱內炎症，如眼眶蜂窩組織炎、腦炎；

3. 肌源性疾病，如重症肌無力、眼外肌炎、甲狀腺相關眼病；

4. 眼眶部或頭部外傷如外傷性眶壁骨折造成眼外肌嵌頓，使其活動受限；顱內出血，顱底骨折傷及支配眼外肌的神經；

5. 精神性因素，見於癔病或因長時間進行精細工作而產生視覺疲勞時；

6. 中毒，如白喉、破傷風抗毒素及一氧化碳引起的急性中毒；

7. 代謝性疾病，如糖尿病，可引起動眼神經或外展神經麻痺；

8. 眼眶內和顱內及鼻咽部的腫瘤，這些腫瘤可直接壓迫或浸潤支配眼外肌的神經或眼外肌本身；

9. 血管性疾病，如眼眶內或顱內的急性出血、血栓形成壓迫支配眼外肌的神經或眼外肌本身的病變。

・治療護理

治療眼球偏斜的關鍵是搞清楚原發病因，因為原發病

因不同，治療方法也不盡相同，可能會涉及到多個科室，所以這裏難以列舉。

但是如果及時瞭解病因治療，隨著原發病的治癒或控制，相當一部分病人症狀會隨著消除。如果症狀還不能完全消除，可根據情況做斜視矯正手術。

眼球偏斜的飲食調理方法：

眼睛出現問題，除了是先天因素或是外傷因素以外，與飲食也有關係，有的是因為維生素缺乏而導致眼病，對於一些因缺乏維生素而導致眼病的患者來說，可以多攝取一些動物肝臟，蛋黃、胡蘿蔔等，對眼睛都有所幫助。對於一些老年眼疾患者來說，應多吃一些水果，由於水果中含有很多維生素 C、維生素 D、維生素 E，在抗氧化和抗老化方面有很好的作用。

中醫認為，枸杞也是一種護眼的補品，它具有養肝明目的作用，長期服用對眼睛保健也是有好處的。

結膜蒼白

身體異常

結膜是覆蓋在上下眼瞼內面和鞏膜前部的一層黏膜，在眼瞼內面稱瞼結膜，在鞏膜前部稱球結膜，在兩部之間的移行區稱結膜穹隆。結膜具有保護和便於眼球移動的作用。在正常人體中，結膜表現為紅潤，透過結膜可以觀察到其深面的毛細血管；如果結膜變淺或變蒼白也預示著不同程度貧血。

·臨床表現

結膜蒼白一般多發現於中老年婦女貧血者，這類人群要及時進行檢查，看血壓的穩定情況，以此判斷是否因腎臟疾病所致。因為一部分 40 歲以上的女性貧血患者是由腎臟疾患引起的，其中多為尿毒症，而且貧血常常成為患者求醫的第一病因。

症狀常表現為面部、耳廓、口唇黏膜、眼結膜蒼白等，舌質色淡，心悸氣短、表情疲憊乏力。

·治療護理

加強營養

結膜蒼白患者應該注意加強營養，經常食用一些補血的藥品和食物，醫學專家建議結膜蒼白患者多補充一些維生素 C，人眼中維生素 C 的含量比血液中高出 30 倍。

隨著年齡增長，維生素 C 含量明顯下降，晶狀體營養不良，久而久之會引起晶狀體變性。當然，蔬菜、水果也是補充維生素的佳品，它們都含有豐富的營養。我們可以自備家用果漿機，製造鮮果汁飲用更好，既補充了水分，又補充了維生素。這些都是參與包括視神經在內的神經細胞代謝的重要物質，並有保護眼瞼、結膜和角膜的作用，對改善自身的造血細胞有很大幫助。

增強體質

患者可以根據自身的體質，選擇一些適合自己的體育運動，增強機體的免疫力，才可以有效改善自身的病情。但也不要忽略了去醫院檢查，在不舒服的時候，切不可麻

療大意，要提高警惕，以免耽誤病情。

結膜充血

身體異常

眼睛發紅是充血的表現。眼球充血分為淺層和深層兩種，前者呈鮮紅色，稱為結膜充血；後者稱睫狀充血。

結膜充血是結膜炎的其中一種，表現為結膜表層血管的擴張，分為彌散性充血與局部充血，充血的顏色越鮮紅，向穹隆區充血的狀況也就越明顯，當向角膜緣部充血減輕、不伴明顯水腫時，推動結膜血管可隨之移動，並無觸痛。結膜表面滴用 0.1%腎上腺素後，結膜血管充血明顯消失。

・臨床表現

結膜充血多半是由結膜炎引起的，主要是以下兩種情況。

彌漫充血性結膜炎

包括急性細菌性結膜炎、急性流行性出血性結膜炎、過敏性結膜炎、急性濾泡性結膜炎、沙眼急性感染、電光性眼炎等。

侷限充血性結膜炎

包括泡性結膜炎、疱疹性結膜炎、損傷性結膜炎、刺激性結膜炎（如異物、倒睫）、皆角性結膜炎、結節性結膜炎等。

一般遇到結膜充血時，首先要考慮的就是紅眼病，醫學上稱做「急性結膜炎」，是由病毒或細菌感染引起的。這種病傳染性很強，游泳池是最容易傳播紅眼病的地方。這種病常表現為眼結膜充血，眼睛發紅、怕光、流淚，睜不開眼，會影響視力。

用過多種眼藥水後仍有反覆發作，而且眼結膜還有濾泡，就應該考慮是否是「沙眼」。沙眼是由沙眼衣原體感染引起的另一種傳染性結膜炎，如果發現的話應該立刻去眼科專科醫院確認和治療。

・治療護理

以下是對結膜充血者提出的幾點預防建議：

1. 注意個人衛生，不要用髒手揉擦眼睛；

2. 洗臉毛巾、臉盆等要專人專用，不要用結膜炎患者的洗臉用具；

3. 夏季儘量不要到人多的地方游泳，儘量少接觸公用物品，養成勤洗手的良好習慣；

4. 用魚腥草滴眼液、熊膽滴眼液來緩解眼部的疼痛；

5. 用大青葉、金銀花、蒲公英、野菊花等煎水，紗布過濾，用來洗眼，也會有很好的療效。

視網膜充血

身體異常

視網膜是大腦向外延伸的神經末梢組織，也是我們眼

睛中重要的組成部分之一，它的結構複雜、精細、脆弱且代謝旺盛。其血管屬於終末血管系統，任何病理性的破壞和血管梗阻等引起的組織缺氧，均能導致組織壞死，喪失其感受和傳導光刺激的功能。

·臨床表現

眼球表面毛細血管發生的紅腫和充血，是由於眼睛表面的角膜和其他組織供氧不足所引起。而視網膜充血可以分為兩種，即動脈性充血和靜脈性充血。

動脈性充血

動脈性充血為主動性充血。可見視網膜動脈充盈和彎曲，由於毛細血管充血，因此視乳頭顏色呈現出鮮紅色，邊緣顯模糊。

引起動脈性充血既有全身原因，如血壓上升，又有局部原因，如視網膜或膜絡膜發炎等。

靜脈性充血

靜脈性充血為被動性充血，日常生活中這類患者比較常見，而且容易認識。靜脈擴張和彎曲的程度要比動脈變化顯著，這是由於靜脈血流受到阻礙的結果。

引起靜脈性充血，既有全身原因，如心臟功能不全、縱隔腫瘤、咳嗽或癲癇、肺氣腫等，又有局部原因，如眼眶內腫瘤或炎症、顱內壓增高壓迫視神經乳頭致使視乳頭水腫、視網膜中央靜脈血栓等。

·治療護理

補充營養對眼睛很重要。以下從飲食方面推薦幾類對

視網膜有益的食物。

菠菜等綠葉蔬菜

菠菜保護視力的關鍵是類胡蘿蔔素，這種化合物存在於綠葉蔬菜中，可防止太陽光對視網膜的損害。醫學專家建議，每週吃 2～4 次菠菜，可降低視網膜退化的危險。

蛋白質含量較高的食物

眼睛視網膜上的視紫質由蛋白質合成，蛋白質缺乏，可導致視紫質合成不足，進而出現視力障礙。平時要給眼睛多「吃」些含蛋白質較高的食物，如瘦肉、魚、乳、蛋和大豆製品等，增強眼睛的抵抗力。

維生素含量豐富的食物

維生素缺乏時，會出現眼睛乾澀、結膜充血、眼瞼發炎、畏光、視力模糊、易疲勞等症狀，甚至發生視神經炎。含維生素比較豐富的食物包括米糠、粗糧、豆類及花生等。因此，選擇主食不必過精，淘米次數不宜過多。

另外，視網膜發紺者眼底可見靜脈高度充血和彎曲，血液在靜脈內顏色發暗，而動脈則與正常靜脈注射相似。也有少量出血，視網膜呈彌漫性紫紅色。這種症狀病因多為先天性心臟病或紅細胞增多症。必須對這些症狀引起足夠的重視。

鞏膜發黃

身體異常

醫學上的鞏膜是指眼球中的白色部分。正常的鞏膜不

是透明的，因為血管少，所以呈現出瓷白色。由觀察鞏膜顏色的異常，可以判斷某些疾病的發生。

·臨床表現

鞏膜發黃，好像有黃色素附在鞏膜上，這屬於膽汁代謝障礙或是膽汁外溢。鞏膜發黃這種症狀多見於急性黃疸性傳染性肝炎，膽囊、膽道炎症，結石，蛔蟲，腫瘤等。

專家指出，不要盲目地把鞏膜的脂肪沉著誤診為黃疸。因為脂肪沉著多見於中年以後，眼睛有黃色隆起的斑塊，在眼裂部是最為明顯的。而如果是黃疸，它顯示在鞏膜周圍是均勻的黃色，在眼球周圍也非常明顯，所以應注意辨別，不要誤診。

·治療護理

導致鞏膜發黃的原因主要是環境因素和飲食因素。

環境因素

眼球看起來局部位置會有不規則的黃色（或者淡棕色），而眼睛並沒有不舒服的感覺，這也許是環境導致鞏膜發黃的原因，一些地區由於風沙太多，而自己眼睛大且睫毛不是很長，以至於風沙吹入眼睛的機會比較多，還有就是現代人的工作環境與以往都大不相同，現代人都開始用電腦來工作，一天的大部分時間都趴在電腦上，長時間地對著電腦，也會使得眼睛很疲倦，所以有些人就會不自主地揉搓眼睛，這樣也就造成了眼球的受傷。

眼睛是比較嬌嫩的，如果有沙塵飛入眼睛，可請人吹吹或用乾淨的手帕、紗布輕輕捂住眼睛，使眼睛流些淚水

帶出沙塵。或閉著眼睛休息一會。儘量不要用手揉搓眼睛。

同時，我們建議您，如果在風沙大時出門，可以戴一副平光眼鏡，防止沙粒吹入眼睛。在電腦前操作 1～2 小時後，讓眼睛休息一會兒，或者在電腦桌上擺放一個仙人掌，使用明目護眼液，同樣可以有保護眼睛的作用。

飲食因素

眼球發黃除了環境影響以外，能引起這種症狀的原因就是由於每天營養不能很好地被吸收。這就說明了加強營養的重要性。以下是專家為我們提出的幾點營養建議。

1. 每天喝一杯牛奶。

2. 平時多吃一些動物肝臟。

3. 綠色蔬菜中要多吃海帶、菠菜。

4. 補充人體所需的蛋白質。

5. 每天適當地補充維生素的攝取。

此外，還應保證充分的睡眠，保持心情愉快、堅持運動、戒煙戒酒，都是保護眼睛的一些積極有效措施。

鞏膜發藍

身體異常

鞏膜發藍是指在正常自然光度下，眼睛鞏膜呈淺藍色。其實，這種鞏膜發藍是缺鐵性貧血的早期信號。

·臨床表現

眼科專家提出，人的鞏膜是由膠原組織所組成，而體

內的鐵元素又是合成膠原的重要輔助因子。如果體內缺鐵的話，膠原合成會不足，鞏膜就會變薄，無法有效遮掩眼球內棕黑色的脈絡膜，在自然陽光下看去，就呈淺藍色了。

這種症狀發生在兒童身上比較集中。兒童缺鐵性貧血主要表現為：臉色蒼白、指甲發白、疲勞、眼前發黑、耳鳴、食慾減退，嚴重者會表現為抗寒能力降低、心力衰竭、舌苔發白、供血不足，造成免疫功能低下，感染增多等。

·治療護理

對鞏膜發藍的治療，最重要的是糾正其缺鐵性貧血。除藥物治療外，更重要的是在飲食中給予補鐵。

服用維生素 C

維生素 C 可以促進鐵的吸收。治療貧血者每天攝入維生素 C 的量為 50～100 毫克，可使鐵的吸收率增加 2～4 倍。

高蛋白飲食

蛋白質是合成血紅蛋白的原料，應注意膳食的補充，每日應適當的補充，可以選用動物肝臟、瘦肉以及豆製品等優質蛋白質食物。

多吃含鐵豐富的食物

多吃含鐵豐富的食物能提高體內血清鐵的含量，達到治療的目的。含鐵豐富的食物有海帶、紫菜、菠菜、香菇等。

經常使用鐵鍋

世界衛生組織推薦使用鐵鍋，認為鐵鍋溶解在飯菜裏

的鐵屬於無機鐵，非常有利於人體吸收，也是一個良好的鐵的來源。

總之，對於鞏膜發藍的患者應該加強飲食方面的營養攝取。這樣才能有效地改善缺鐵性貧血，使身體更加健康。

瞳孔變白

身體異常

瞳孔的顏色看起來猶如井水一般，幽黑清澈，波光閃動。當瞳孔顏色出現異常時，往往預示著一些疾病。所以，人們應該多多注視自己的眼睛，防止疾病的發生。

·臨床表現

瞳孔變白，多見於白內障、虹膜睫狀體炎、青光眼、高度近視以及全身性疾病患者，如糖尿病、手足抽搐等併發症，也可因外傷所致。更多見的是老年性白內障與青光眼患者。

50歲以上的老年人由於生理性變化，晶狀體營養和代謝障礙、遺傳因素、生活環境與自然環境的影響，原本透明的晶狀體可能產生渾濁而變白，這就是老年性白內障。

·治療護理

白內障的手術方法很多，應根據白內障的類型、患者的年齡、眼部情況和全身情況選擇手術方式，以此來制定

手術的方案。

白內障現代囊外摘除術

該手術方式是保留晶狀體後囊膜，將囊膜內渾濁的核和皮質摘除掉，因而可以減少手術後併發症，有利於術後視力的恢復，是目前眼科醫生普遍應用的一種手術方法。

超聲乳化白內障摘除術

該手術切口縮小，而且具有併發症少、恢復快等優點。但該手術所用儀器設備價格昂貴，目前只有醫療條件好的城市或醫院應用這種方式。

白內障囊內摘除術

該手術不遺留囊膜和皮質，術後視力恢復較好，但因手術切口較大，容易發生玻璃體脫出等併發症，而且不便於人工晶狀體植入。所以，一些基層醫院仍在沿用該手術方式進行治療。

白內障患者可以透過角膜發現瞳孔裏出現白色，這是由於晶狀體發生渾濁的緣故。

對白內障患者的飲食建議。

補充維生素

維生素 C 具有防止白內障形成的作用，它可減少光線和氧對晶狀體的損害。如果維生素 C 攝入不足，易於引起晶狀體變性。因此，平時應多吃些富含維生素 C 的食物，如番茄、菠菜、洋蔥、大白菜、四季豆等新鮮蔬菜和草莓、橘子、柚、橙等水果。

多吃含硒、鋅等微量元素的食物

如瘦肉、青魚、沙丁魚、牡蠣、蝦、動物肝臟等。另外蝦皮、蝦米、海帶、骨頭湯、豆腐及各種豆製品等食物

也含有豐富的鈣質。

增加飲水量及飲茶

老年人體內一旦缺少水分，很容易引起體液正常代謝的紊亂，也容易產生某些異常的化學物質，對晶狀體造成損害。因此，老人即使不感覺口渴，也應該多補充水分，適量飲茶對晶狀體也具有一定的保護作用。

青光眼的症狀及預防

青光眼是常見於中老年人的一種眼病，它是由於眼內壓力急劇升高致使眼內房水流出受到阻礙而導致的疾病。長期的眼內壓力增高，會壓迫視神經造成視神經萎縮並導致失明。

這種病的症狀主要表現為：一種是急性發作的眼脹、眼紅，嚴重者伴有頭痛、眼睛充血等症狀；另外一種是這種病人沒有前一種厲害，眼睛不紅，但是視力明顯減弱。常被誤診為白內障。

青光眼在嚴重時可以使病人失明，所以預防是很重要的。

1. 保持心情愉快。因為這種病症和情緒的好壞有直接的關係。

2. 避免喝濃茶和咖啡。

3. 在光線暗的地方也不宜過長，以免引起青光眼。

4. 保證充足的睡眠。

5. 保證大便通暢也可以有效的預防青光眼。

此外，應注意積極的預防只是保養的一部分，如果有症狀，還是應該去醫院就診，確診後要積極治療，不要亂吃藥、亂投醫。

瞳孔變黃

身體異常

瞳孔變黃一般多見於眼內腫瘤，用手電筒光或者燈光照射瞳孔，可以看見眼底深處發出一種像夜間貓的黃光反射，醫生通常把這種病症叫做「黑蒙貓眼」。

這種病多見於七八歲以下的兒童，有家族遺傳性，危害很大，如果不及時治療會危及生命。有時也是眼內化膿所致。

眼球內惡性腫瘤發生於視網膜核層，這種疾病容易發生顱內轉移以及遠處轉移，而且具有家族遺傳傾向，多發生於 5 歲以下，可單眼、雙眼先後或同時罹患，常危及幼兒的生命，因此早期發現、早期診斷及早期治療是提高治癒率、降低死亡率的關鍵。

・臨床表現

眼內腫瘤開始在眼內生長時外眼正常，但因為幼兒年齡小，無法表達有無視力的能力，因此，這種病在早期總會被家長忽視。當腫瘤增殖突入到玻璃體或接近晶體時，瞳孔區將出現黃光反射，此時由於視力障礙而致使瞳孔散大、白瞳症或斜視而被家長發現。但是，腫瘤已經擴散到整個瞳孔，使治療工作不能很好地展開，耽誤幼兒的病情。因此，家長一定要注意觀察幼兒的眼睛，如果有變化，要儘早的進行檢查。

就治療效果來說，手術仍是目前較好的一個。

·治療護理

放　療

如腫瘤已在眼球外部，而且比較大，可以先採納放療，使腫瘤縮小後再行眶內容剜除術，手術後繼續進行放療。

如雙眼均有腫瘤時，除了對較嚴重的一眼進行手術外，較輕的一眼儘量爭取做放療和／或化療。

冷凍療法

對於較小的腫瘤，可採取冷凝術，溫度在–90～–100℃，冷凍至腫瘤變為冰球，1分鐘完全融化，立即再凍，每點重複三次。一般治療後2～3週腫瘤消失，脈絡膜萎縮，視網膜色素沉著，有時有鈣化斑塊。

患者在日常生活中要注意以下的細節。

用眼衛生

患者一定要注意眼部衛生，平時不要用手去揉搓，如有沙塵粒飛入眼睛時，要用乾淨的紙巾或者以流眼淚來解決。看書或者看電視時，儘量保持一定的距離，不要在光線暗的地方用眼睛。這些都是保護眼睛不受疾病侵襲的一些方法。此外，堅持做眼保健操，也是保護眼睛的一種方法。

飲食注意

患者要特別注意飲食的調理，避免辛辣刺激以及油膩食物，尤其是在眼睛生病期間，更不可以吃一些蒜、蔥等容易發的食物。飲食宜清淡，可以多攝取一些動物肝臟。

對眼睛有益處。也可以服用一些新鮮的水果。在喝水時可以加幾顆枸杞子進去，中醫理論認為長時間服用枸杞對眼睛有好處。

瞳孔呈橢圓形

身體異常

正常的瞳孔應該是兩邊等大的正圓形。如果瞳孔出現橢圓形，可能是與眼內有腫瘤或青光眼有關。如雙側瞳孔擴大、雙側瞳孔縮小、左右瞳孔大小不等。

此外，瞳孔的大小除了隨光線的強弱變化外，還與人的年齡大小、屈光、生理狀態等因素息息相關。

・臨床表現

雙側瞳孔擴大

一般來說，老年人瞳孔較小，而成年人及幼兒的瞳孔較大，尤其是處於青春期時青少年瞳孔最大。而近視眼患者的瞳孔也大於遠視眼患者。由於情緒緊張或者激動時瞳孔也會開大，還有如頸交感神經刺激、眼球外傷、視神經萎縮、顱腦外傷、大腦炎、腦溢血、青光眼等，或使用了阿托品、新福林、腎上腺素等藥物時，都是造成雙側瞳孔放大的原因。

雙側瞳孔縮小

人在深呼吸或從事腦力勞動以及睡眠時瞳孔又會縮小。患某些疾病或使用某些藥物也會造成瞳孔縮小，如酒

精中毒、安眠藥中毒、腫瘤、有機磷中毒、虹膜睫狀體炎等，或使用了匹羅卡品、嗎啡、還有某些藥物中毒或虹膜炎症所致。這種情況的出現常提示有腦外傷、腦腫瘤等顱內病變的存在。

左右瞳孔大小不等

當左右瞳孔大小不等而且變化不定時，則為顱內病變的表徵，如腦腫瘤、腦外傷、腦疝、中樞神經梅毒等症狀。也可能是中樞神經系統受到障礙。

常見於脊髓結核、腦脊髓梅毒，這種腦脊髓梅毒在比較開放的地區應該當作性病來治療，其中的神經性梅毒也會造成瞳孔大小不一，甚至差別較大，需引起重視。

·治療護理

眼睛可以透視疾病，透過對眼睛的觀察可以及時發現問題並解決問題。以下幾點需要我們提高警惕。當有如下症狀出現時，切不可麻痹大意。要立即上醫院進行診治。

瞳孔的形狀和位置偏離縱向軸心，則可能是腦血管方面出了問題。

瞳孔不正常地收縮或擴張，則有可能是視神經紊亂造成的。

眼睛上的紅色斑點很可能是血液流通不暢的症狀。

瞳孔上有白色黏液可能是白內障的初期症狀。

眼睛下面出現小污點很可能患有腎結石。

眼睛下方出現棕色或紫色可能患有腎結石或說明身體新陳代謝的功能較差。

身體部位三

耳 朵

耳朵色澤異常

身體異常

耳朵的正常顏色是微黃而紅潤，與面部膚色大體一致。如果顏色發生異常，極有可能是某種疾病的前兆。

・臨床表現

耳朵呈白色

耳廓淡白無血色，是虛寒的表現，可見於感受風寒，或氣血虧虛等證。多見於貧血、失血症及慢性消耗性疾病。

耳朵呈紅色

耳朵呈紅色，屬於熱症，在耳朵局部區域呈點狀、片狀或不規則紅潤，如果顏色鮮紅則屬於急性病症、痛症疾病。如果顏色暗紅或淡紅，則屬於疾病的恢復期或病史較長的疾病。此外，耳朵顏色發紅，說明體內循環系統不好。耳背上見到紅色脈絡，並伴耳根發涼多為麻疹先兆。

耳朵呈黑色

耳朵呈黑色是腎虛的表現，常常伴有聽力下降、耳鳴頭暈。如果是男性，通常會伴有遺精、早洩等症狀。

・治療護理

中醫認為腎開竅於耳，所以耳朵顏色出現異常時，除了到醫院接受治療，在日常生活中可以採取以下防治措施。

1. 少飲酒，少吃精細食物，少吃糖。

2. 經常運動，以促進體內循環系統的功能。

3. 每晚臨睡前，做一次耳部的按摩，不要只按耳廓，耳周圍也應一一按到，一直延伸到頸部。按摩時從上至下，用力不要太大。

耳　鳴

身體異常

耳鳴是指在沒有外界聲源刺激的情況下耳內鳴響的一種主觀感覺。耳鳴聲是一種具有一定音調和響度的無意義純音和雜訊。患者可感覺到發生在單耳或者雙耳內。可間接出現或持續存在。耳鳴多可為一般人耐受或受外界環境聲掩蔽而不受重視，持續而嚴重的耳鳴會令患者非常苦惱，程度遠甚於耳聾。

·臨床表現

一般來說，耳鳴可分為以下幾種：

突發性耳鳴

表現為耳朵內脹悶閉塞，耳心疼痛，鼓膜充血，鼻塞涕多者，多是由於外邪侵犯，如耳鳴突發轟轟響時，出現耳內堵塞脹痛等。

持續性耳鳴

表現為聽力障礙，鼓膜失澤，頭暈目眩，疲倦乏力，形體消瘦，腹脹便溏者多為脾胃虛弱。聽力減退，鼓膜增

厚，或者鈣質沉著，活動度差，舌尖有瘀點者，多為血行不暢，瘀血內阻。

如蟬聲耳鳴

表現為聽力減退，耳鳴聲細如蟬，鼓膜渾濁，舌紫暗或有瘀斑，多為瘀血內阻，若聽力驟減，或者失聰。舌邊有瘀點，心煩氣燥者，多為氣滯血瘀。

耳鳴不是獨立的疾病，多由綜合因素引起，如：

年齡因素

耳鳴多見於中、老年人，由於對聽器官有害因素的增多及老年性聾的出現和加重，耳鳴發生率也明顯增高。

精神因素

疲勞、失眠、緊張、焦慮、神經衰弱、癔症等都是引發或加重耳鳴的因素。

生活習慣因素

生活中嗜好菸、酒，喜飲咖啡等不良的生活習慣也是誘發耳鳴的根本原因之一。

環境因素

自然環境中聲響刺激，尤其是雜訊污染短時接觸超過安全標準的雜訊，可誘發短時耳鳴及一過性聽力減退。如果長期在雜訊嚴重的環境中生活或工作也是造成耳鳴的主要原因之一。

·治療護理

生活態度要樂觀

耳鳴患者不要過度緊張，也不要有抵觸情緒，這樣不利於病情的恢復。應及時接受醫生的診治。在診治過程

中，積極配合治療，多參加一些業餘活動，來分散自己對病情的關注，調整自己的生活節奏，多培養一些興趣點。

避免接觸噪音

儘量不要在強雜訊環境下長時間逗留或過多地接觸噪音，避免使用或謹慎地使用耳毒性藥物，少吸菸、少飲酒，生活作息要有規律，睡眠時間不宜過長。

要對自己有信心

耳鳴是一種起病較慢、病程較長的疾病，所以治療也需要較長時間，如耳鳴鬆弛療法、掩蔽療法等至少要完成為期一個月的療程，才可以看到治療效果。因此，病人在配合治療的過程中要持之以恆，不要輕言放棄。

中醫治療耳鳴的方法

女貞子 20 克，麥冬、生地黃、白芍各 15 克。水煎 2次，取液 200 毫升。每日 1 劑，分 2 次溫服。隨症加減：陰虛陽亢加珍珠母、牡蠣各 15 克。氣虛加太子參 15 克。服藥 5～10 劑，耳鳴症狀會逐漸消除。

西醫治療耳鳴的方法

心痛定 10 毫克。舌下含服，每日 3 次，10 天為 1 個療程，低血壓者不宜服用。服用 1 個療程後，可以擴張全身血管，改善內耳微循環障礙，副作用少。

耳朵形態異常

身體異常

健康人的耳朵應該是耳廓紅潤，耳輪光滑，耳垂豐

滿。中醫認為，耳主腎，腎開竅於耳，心氣也通於耳。如果耳朵形態出現異常，則表明身體的某處出現了某種疾病。

・臨床表現

耳廓形狀的改變

在耳廓部位出現高於皮膚周圍的點狀隆起，而且伴有水疱樣丘疹，俗語稱為「雞蛋疙瘩」，顏色有紅有白，這種症狀常見於急／慢性支氣管炎、急／慢性腸炎、膀胱炎、急／慢性腎炎等疾病。

耳面形態的改變

耳面皮膚血管充盈容易顯現，這種症狀經常見於支氣管擴張、冠心病、高血壓、心肌梗塞等疾病。

耳垂形態的改變

耳垂上有一條自前上至後下的明顯皺褶的斜線紋，常見於冠心病患者，另外，耳垂皺紋不僅與冠心病有關係，而且還和動脈硬化有關。

耳垂經常潮紅，多為體質虛弱者，由於受寒，耳垂變為紫紅色，就會腫脹發展為潰瘍，還容易生痂皮。耳垂呈青色時，是房事過多的表現。

耳背形態改變

耳背下突然長出一個小包塊，雖然沒有不適的感覺，但隨著時間的推移，這個小包塊會慢慢長大，疑似為耳腫瘤。應提高警惕及時去醫院檢查。

此外，當耳背上見到紅色脈絡，並伴耳根發涼時，這種症狀屬於麻疹先兆。

耳朵萎縮、無力

耳朵萎縮無力是心臟衰弱的表現。

耳朵紅腫

為少陽相火上攻，或為肝膽濕熱火毒上蒸，也可以是中耳炎或癤腫、凍瘡所致。

・治療護理

如果耳廓形狀發生改變，除了要去醫院接受積極的診治，配合醫生的治療之外，還要注意飲食規律以及生活作息時間規律等，避免菸酒的刺激，保持良好的心態也很重要。

如果耳面形態發生改變，在日常生活中，飲食上要多攝取一些清淡食物，避免油膩，少吃脂肪含量高的食物，合理安排作息時間。參加一些適當的體育運動，對病情的恢復也會有好處。

對於耳垂形態的改變，除了積極地接受治療外，在日常生活中注意生活的調理，參加適當的體力勞動和運動，避免受風寒引發感冒，有規律地安排工作和生活，儘量做到不吸菸、不喝酒。這樣才可以有效地防止疾病的發生。

如屬耳背形態改變的患者，要及時到醫院就診，根據醫生的治療來控制病情，在日常生活中要注意積極參加鍛鍊，提高抗病的能力，注意個人以及環境衛生，注意耳朵的清潔。還有就是要多喝水，在飲食上要注意營養均衡。

耳朵萎縮、無力，要及時到醫院進行診治，在接受醫生治療的同時，日常生活中的飲食也要注意，建議這種患者多吃一些魚，因為營養專家指明，長期規律地吃魚對於

心臟病人的好處，遠比吃心臟病藥還要好。長期吃魚類對於心血管疾病患者有保護作用，可以有效預防心臟血管疾病，降低血膽固醇，而且沒有副作用。

耳朵紅腫者，要多吃一些清熱解毒的藥物，或者苦味食物。應該忌肥甘厚膩、辛辣及菸酒，儘量不要吃滋補性藥品。以清淡易消化飲食為宜。

外耳濕疹

身體異常

外耳濕疹是一種常見於外耳的皮膚病。多見於嬰幼兒，分為急性、慢性兩種，以瘙癢及容易復發為其主要特徵。濕疹性反應，主要為淋巴細胞浸潤而非多形核白細胞浸潤，無膿而有水疱形成，因而與通常的化膿性炎症反應不同。

·臨床表現

外耳濕疹可以從以下幾個方面加以診斷。

1. 局部瘙癢。嬰幼兒有抓頭撓耳的搔癢動作，表現有情緒煩躁不安、愛哭等症狀。

2. 急性期可見耳廓、外耳道皮膚有散在粟粒狀小丘疹及半透明小水疱，若繼發感染可形成小膿疱。水疱破潰後可流出黃色水樣物，然後形成黃色痂皮，膿疱破後可形成潰瘍。急性濕疹極癢，常伴有燒灼感，多見於嬰幼兒。外耳皮膚紅腫，伴有小水疱，潰破後可流出黃水樣分泌物，

表皮糜爛，有時為黃色痂皮覆蓋。

3. 慢性乾燥型者以皮膚皸裂為主，外耳道表皮脫屑、結痂和增厚，可出現外耳道狹窄。鼓膜也可充血、增厚，有些患者可有耳鳴、聽力減退。慢性濕疹除瘙癢外，外耳皮膚增厚，表面粗糙不平，可致外耳道狹窄；有時表皮脫屑、皸裂、結痂，局部顏色加深。鼓膜表面受累者，可有輕度傳導性聾及耳鳴。

·治療護理

如果患有外耳濕疹，可採取以下防治措施。

1. 避免接觸過敏物質，注意調節飲食，減少外界刺激。如：對濕、熱、毛織品、噴髮劑、牛奶、首飾、錶鏈、鏡架、魚蝦、貝類、動物皮毛等過敏的人應採取不接觸的方法；飲食上要注意避免吃海鮮與辛辣類食物，以及應注意對菸酒的控制等。這些都是對疾病的不利因素。

2. 抗過敏治療。口服抗過敏藥，如異丙嗪、苯海拉明、氯雷他定等，補充鈣劑和維生素，症狀重者可靜脈注射葡萄糖酸鈣，還可酌情使用糖皮質激素，但小兒最好不用，因為這幾種藥物有抑制生長的作用。

3. 保持局部的清潔，不要撓抓患處，避免用熱水和肥皂水清洗，避免刺激性藥物塗患處，以免加重損傷或者感染邪毒。

4. 注意耳部衛生，經常觀察與清洗耳部，勿讓汗浸漬，以免引發病因。

突發性耳聾

身體異常

突發性耳聾是指突然發生的感音性神經性聾，可能與病毒感染或前庭窗膜破裂、內耳血管功能障礙有關，大約50%的患者可以達到不同程度的恢復。

・臨床表現

1. 耳聾，發病之前沒有先兆，少部分患者會有輕度的感冒。耳聾發生突然，或在數小時或數日內聽力明顯減退，直到全聾。一部分患者在早晨或午睡起床時發病，如發病急驟者可聽到耳內有「呼」或「卡嗒」一聲後即感耳聾。耳聾多為單一側；

2. 眩暈，少數的患者在短時間內會有不同程度的頭暈。而且伴有噁心、嘔吐，隨即會有長達 6 週輕度眩暈。這一症狀，可與耳聾同時出現，或於耳聾發生前後出現；

3. 耳鳴，常和耳聾同時發生，為高音調耳鳴。70%以上的患者會在耳聾時出現耳鳴，但耳鳴也可發生於耳聾之後。耳聾程度重者，在熟睡時可因此而驚醒。少數患者可有耳周圍沉重感、麻木感。

・治療護理

1. 降低血液黏滯度，改善微循環。及時進行治療，發病後接受治療越早，恢復的可能性就越大；

2. 應用血管擴張劑和神經營養藥物，如丹參、維生素，以及三磷酸腺苷等；

3. 注意勿過度勞累，做到起居有時，飲食定量。本病多發於中年人，因此中年人更應注意這一點；

4. 突發性耳聾的病人應在家安心靜養，尤其應避免接觸噪音或過大的聲音。保持家庭環境整潔，病人心情舒暢，才有利於疾病恢復；

5. 預防感冒，有一部分突發性耳聾的病人可能與感冒有間接關係，所以預防感冒可減少發病因素；

6. 促進局部代謝；

7. 情緒穩定，忌暴怒狂喜，因為這些均可使人體內神經體液調節失去平衡，造成耳部血循環障礙，發生耳聾；

8. 中藥療法。

方一：

麻黃 10 克，杏仁 10 克，甘草 10 克，防風 10 克，僵蠶 10 克，葛根 20 克，石菖蒲 10 克。具有疏風宜肺，祛邪通竅的功效，適用於突發性感音神經性耳聾，伴頭痛、鼻塞、身體不適等症狀。

方二：

法半夏 10 克，陳皮 6 克，茯苓 10 克，甘草 6 克，黃芩 10 克，竹茹 10 克，枳實 10 克，鬱金 10 克，石菖蒲 10 克，路路通 10 克。具有清熱化痰，開鬱通竅的功效，適用於治療耳鳴耳聾，音感模糊，鳴聲宏而粗，伴有頭昏頭重，胸腹痞滿，大便不暢，小便赤黃，舌質紅胖，苔或黃膩，脈滑數或弦滑等。

耳廓凍瘡

身體異常

凍瘡是冬天極為常見的皮膚病。是由於冬季氣候寒冷，外露的皮膚受到冷凍的刺激，時間一長，皮下小動脈發生痙攣收縮，產生血液瘀滯，使局部組織缺氧，而導致組織細胞受到損害。凍瘡可以在身體各個部位出現，耳廓凍瘡就是其中的一種。

耳廓凍瘡是因外界氣溫驟降，耳廓局部遭受寒冷刺激，使氣血凝滯，運行不暢所致。

·臨床表現

這種症狀多見於兒童和末梢血運不良者，常反覆發作。耳廓暴露在外，受寒冷侵襲機會較多，與軟骨組織連接緊密，皮下脂肪少，對寒冷的耐受力差；耳廓血管表淺，局部血液循環差，不易保溫。

凍瘡出現時表現為腫脹性紫紅色斑塊，局部溫度變低，按壓時可褪色，壓力除去後，紅色逐漸恢復；病情嚴重時可出現水疱、大疱，後者破潰後形成糜爛、潰瘍，癒後留有色素沉著或萎縮性瘢痕。盤狀紅斑狼瘡、系統性紅斑狼瘡和冷球蛋白血症患者也常出現凍瘡樣皮損。

·治療護理

1. 冬日外出時，要戴耳罩或圍巾等，使耳廓處於溫暖

狀態。平時也要注意勤鍛鍊身體，增強體質，提高機體對寒冷的耐受能力。當耳廓有寒冷感覺時，應用手掌輕輕摩擦，增加局部血液循環，但注意不要用力過大或過猛，以免擦傷皮膚繼發感染。

2. 凍瘡初期，可局部熱敷，對凍瘡部位出現嚴重紅腫或水疱時，要塗用凍瘡膏。較嚴重的凍傷部位有滲出時，可選用抗生素軟膏，如複方青黴素軟膏等。

3. 每天清晨起床前在床上行耳廓自我按摩，具體手法為抹拉法，即雙手拇指指尖向上、指腹貼於耳廓背面，食指彎曲，指腹側貼於耳廓前面，然後由耳廓上部沿耳輪對耳輪、耳甲腔、耳舟向下抹拉至耳垂。力量適度，用於預防凍瘡有很好的療效。已有破潰者應避開破潰處，如此反覆做，每日早晚各一次，如能配合適當的全身運動則療效更佳。

4. 搽藥法。在耳廓未潰爛時，取生薑汁、蔥汁、辣椒汁，酒液之類塗於患處，每日數次，也可以用桑白皮、杏仁、榆白皮、甘草等適量煎汁塗於患處，會有很好的療效。

5. 藥膳食療。當歸 10 克，桂枝 10 克，白芍 15 克，細辛 3 克，炙甘草 10 克，木通 6 克，大棗 5 枚，雞血藤 30 克，黃芪30 克，薑草 12 克。

具有疏經通脈，散寒活血之功效。可治耳廓因凍瘡而呈侷限性紫暗腫脹，灼熱痛癢，患處或有潰爛、溢水或結痂等。加減：癢甚加防風、白芷袪風止癢；局部色紫而腫脹重者，加桃仁、紅花活血化淤；破潰溢膿加銀化、蒲公英、皂角刺解毒排膿。

耳硬化症

身體異常

耳硬化症為一種骨迷路原發性病變，在骨迷路內形成的侷限性海綿狀新骨灶代替正常骨質，故又稱耳海綿化症，此後骨化變硬故可稱耳硬化症。侷限於骨迷路的病灶，不向骨壁範圍之外擴展引起鐙骨固定，患者呈進行性傳導性聾，臨床上稱為耳硬化症。

·臨床表現

1. 多在青春期後不久發病，發病率女性多於男性，發病年齡一般在 20～40 歲之間，多伴有家族史。妊娠常誘發本病或促使病情加重；

2. 聽力減退：呈漸進性、傳導性或混合性聽力減退；

3. 耳鳴：約 80%的患者伴有這種症狀，可發生於聽力開始減退之前或之後，或與聽力減退同時發生；

4. 眩暈：少數患者可有不同程度的眩暈症狀。嚴重者還伴有噁心、嘔吐等症狀；

5. 耳部檢查：典型者外耳道寬大，感覺遲鈍，耵聹少，鼓膜多為正常，也有變薄；

6. 電測聽：早期氣導聽力曲線以低貝聽力下降為主，中期曲線平坦，均為傳導性聾。

·治療護理

藥物治療

早期診斷耳硬化症，可每天用氟化鈉 40～60 毫克，以促進新骨的生成和控制骨的吸收；葡萄糖酸鈣，每天 3 次，每次 0.5 克。

佩戴助聽器

對局部、全身情況不適，拒絕手術或手術禁忌者均應佩戴助聽器。凡手術後效果不佳，即使仍有中等感音神經性聾者，佩戴助聽器後其語言解析度也令人滿意。

手術治療

可採取鐙骨切除和人工鐙骨術；鐙骨後腳移位術；底板鑽孔活塞法；內耳開窗術。

飲食調理

維持身體血液及體液之穩定容量，以避免因為體液量之波動而影響內耳淋巴液水腫；加重內耳不平衡之症。

每天要保持充足的飲水，以喝開水、牛奶、低糖果汁為主；而要儘量避免喝咖啡、濃茶、汽水。當大熱天或運動前，預計身體會流失體液時，應該預先多補些水分。

避免吃太鹹或太甜的食物，因為會造成內耳液體壓力的波動。另外，要多吃新鮮的蔬菜水果及全麥食物。

控制菸酒，因為酒精也會改變內耳液體壓力之波動。

中藥療法

熟地 15 克，山藥 15 克，枸杞 12 克，山茱萸 10 克，牛膝 10 克，菟絲子 10 克，鹿角膠 10 克，龜板 10 克，丹參 20 克，骨碎補 10 克，杜仲 10 克，雞血藤 15 克，牡蠣

15 克。具有補腎壯骨、益氣活血的功效，適用於雙耳呈漸進性聽力下降，伴耳鳴；腰膝酸軟，倦怠乏力，舌淡紅，脈細弱者。

梅尼埃病

身體異常

梅尼埃病又稱為膜迷路積水，是由於內耳膜迷路水腫而以發作性眩暈、波動性耳聾和耳鳴為主要表現的內耳疾病。一般為單耳發病，青壯年多見。

病因不很明確，可能與先天性內耳異常、自主神經功能紊亂、內分泌紊亂、病毒感染、變應性、鹽和水代謝失調等有關。目前醫學界普遍認為內淋巴回流受阻或吸收障礙是主要的致病原因。

·臨床表現

耳　鳴

絕大部分患者在眩暈以前已有耳鳴，但往往未被注意。耳鳴多為低頻性，多有波動，輕重不同，會持續性發作。一般在眩暈發作時耳鳴也會隨之加劇。

眩　暈

這是一種突發眩暈，患者會感到自身或周圍物體旋轉，或感到身體在搖晃、升降、漂浮，失去自身在空間的真實位置感覺，但神志比較清楚。在眩暈發作高潮時還伴有眼球震顫及噁心嘔吐，面色蒼白，出冷汗。數小時後或

數天後眩暈感會慢慢減退逐漸消失。也有頻頻發作或長期不得徹底緩解者。一般在一星期之內所有症狀均會完全消失。

耳　聾

早期常會有不自覺的耳聾，一般在發作數次後方感耳聾明顯，多為一側性。患者雖有耳聾但對高頻音又覺刺耳，甚至聽到巨大聲音則會感到十分刺耳。隔一段時間聽力會漸漸恢復，但當再次發作時聽力又有下降，即出現一種特殊的聽力波動現象。晚期時，聽力可無波動而呈現出神經性耳聾。

・治療護理

中藥療法

梅尼埃病屬於中醫「耳眩暈」一病的範圍。中醫認為眩暈一證，虛者居其八九。再有，肝火上擾，痰濕內停也可引起眩暈。所以，從治療方法上應該遵循以虛則補之，實則泄之的原則。

方一：

龍膽草 10 克，梔子 10 克，黃芩 10 克，澤瀉 10 克，車前子 10 克，生地黃 12 克，當歸 6 克，甘草 6 克，木通 6 克，柴胡 6 克。有清肝瀉火，定暈止眩的功效。可治療眩暈，急躁易怒，頭痛，口苦咽乾，兩脇脹痛，小便赤黃等症。大便乾結者可以加決明子、大黃瀉火通便；兼痰火者，可以加代赭石、膽南星、竹茹。

方二：

半夏 10 克，白朮 10 克，天麻 10 克，茯苓 12 克，橘

紅 10 克，甘草 6 克，生薑 5 片，大棗 5 枚。可治療眩暈突發，頭腦脹重，胸悶不舒，噁心重，有健脾燥濕，滌痰息風等作用。嘔吐重者，可以加藿香、佩蘭；頭脹重，嘔吐痰涎多者，倍半夏，加澤瀉、車前；眩暈重，酌加南星、僵蠶、白芥子；兼陽氣不足者，要酌情加入黃芪、黨參，或加附子；舌紅、苔黃膩者，加黃芩、竹茹。

手術治療

對各種治療無效、眩暈嚴重反覆發作者，可以採取保留聽力手術或破壞性手術，以此防止眩暈。

針灸治療

取百會穴，艾條溫和灸 30～60 分鐘，至局部灼熱、知痛，每天一次，或者用細花生米粒大小艾炷直接灸 50 次左右，每次灸至患者第三次報痛時，以竹製壓舌板將灸火壓滅。除去艾灰，新艾炷再灸，或隔薑片灸。

日常調理

1. 禁止抽菸喝酒，不宜過飲濃茶或吃過鹹飲食。注意合理的膳食，多吃一些清淡的食物。

2. 積極治療全身其他慢性病，適當鍛鍊身體，增強機體的免疫能力。

3. 勞逸結合，尤其中年人，在生活和工作中適當調節精神，保持樂觀向上的情緒。忌情緒暴怒，或喜怒無常，在日常生活中儘量保持心平氣和，情緒平穩。

4. 眩暈發作時注意臥床休息，注意防止起立活動時因眩暈加重而跌倒。居室內光線宜暗，盡力安慰病人，切不要使病人產生恐懼感。保持室內空氣通暢、新鮮及安靜。

在此先明確一點，本病雖發作時症狀嚴重，但無生命

危險。

中耳炎

身體異常

中耳炎是中耳部分或全部黏膜的炎症性病變，在臨床上分為非化膿性和化膿性兩大類，每一類又分為急性與慢性兩種。化膿性中耳炎較為常見。化膿性中耳炎是中耳黏膜的化膿性炎症，常是由許多肺炎雙球菌或變形桿菌等感染所引起。多由上呼吸道疾病、急性傳染病、外傷或全身慢性疾病所誘發。

・臨床表現

急性化膿性中耳炎在臨床上表現如下：

主要有畏寒、持續高燒、有劇烈的搏動性耳痛等症狀，幼兒持續高燒時，常出現嘔吐，腹瀉等，聽力也明顯下降，常伴有耳鳴。

・治療護理

手術治療

患者可以進行鼓膜切開術，使引流暢通，炎症控制以後再到醫院進行鼓膜修補術。

西醫治療

中耳炎患者可以服用一些消炎藥，如阿莫西林，它是治療細菌性中耳炎的抗生素，它與青黴素及其衍生物相

比，極少引起過敏反應，連續服用 7 至 10 天，有很好的療效。

中醫治療

醫生一般採用草藥來輔助抗感染並打開耳通道，合劑可能包括美黃芩屬植物澤瀉，水生車前草，車前草，甘草。然後按醫生的囑咐進行煎製。

除了以上治療方法以外，患者在日常生活中要注意以下幾點。

加強鍛鍊

患者要經常鍛鍊，增強機體免疫力。對預防感冒有好處。要持之以恆，可以選擇跑步、打球等運動。

加強營養

多攝取一些維生素、胡蘿蔔素等營養物質，可以有效預防中耳炎。加強營養，飲食要保持清淡，要注意勞逸結合，防止精神創傷，戒菸酒，治療全身其他慢性病，少吃油炸煎炒辛辣食品。

預防為主

患者可以在家中用熱毛巾來敷耳部，這樣可以緩解耳部感染。用鹽水漱口可以幫助減輕咽部症狀以及清潔咽鼓管。如果在服用抗組胺藥物使身體水分喪失，以至於讓咽喉和呼吸道乾燥的話，可以多喝水來補充丟掉的液體。此外，保持頭部垂直也可以幫助中耳引流。

身體部位四

鼻 子

鼻梁皮膚出現褐色斑塊或斑點

身體異常

鼻梁皮膚出現褐色斑塊或斑點，很可能是日曬或黑熱病等所引起的色素沉著。

以黑熱病為例，黑熱病又稱內臟利什曼病，是由杜氏利什曼原蟲引起、經白蛉傳播的慢性地方性傳染病。

·臨床表現

長期不規則發熱、脾臟部位呈進行性腫大、消瘦、貧血、鼻梁部位出現褐色的斑點、白細胞減少及血漿球蛋白增高為特徵。這種病潛伏期長短不一，平均 3～6 個月。也可長達 9 年的隱藏期。

黑熱病在早期以發熱為主，起病緩慢，症狀輕而不典型，長期不規則發熱。在一天內體溫會有兩次升高。

中期患者在病後 3～6 個月逐漸顯現出典型症狀，長期不規則發熱，鼻部出現褐色的斑點，乏力、消瘦和咳嗽等。脾臟呈進行性腫大，在 2～3 週病即可觸及，質地柔軟，以後隨病期延長脾腫逐漸明顯且變硬，在 6 個月時可平於臍，到一年時可達盆腔。若脾內栓塞或出血，則可引起脾區疼痛和壓痛，有時可聞及摩擦音。肝臟腫大稍晚。

晚期患者在發病 1～2 年後，可因長期發熱營養不良，極度消瘦，以致產生發育障礙。

・治療護理

中醫治療黑熱病提倡以提高免疫力為主，多食用一些補氣的食物，如蘿蔔、大棗、排骨湯等都是補氣的食品。還可以攝取一些清熱解毒、健脾舒肝、養胃滋陰的藥膳等。

如果是在野外或山區旅遊，一定要注意個人防護，避免被白蛉叮咬。如果不小心感染上了黑熱病，出現不規則發燒、脾臟腫大等症狀，請及時到衛生防疫部門檢查治療。

鼻黑如煙燻

身體異常

鼻黑如煙燻常見於胃病。胃病是指許多病的統稱，它們有相似的症狀，如飯後飽脹、噯氣、返酸，食慾減退，上腹胃脘部不適、疼痛，甚至噁心、嘔吐，有時還會伴有腹瀉等。這些都是胃病的表現。

・臨床表現

臨床上常見的胃病有急性胃炎、慢性胃炎、胃潰瘍、十二指腸潰瘍等，以及胃黏膜脫垂症、急性胃擴張、幽門梗阻等。儘管胃病的種類較多，致病因素也比較複雜，但胃病的起因往往與飲食關係最為密切。

引起胃病的原因表現為飲食上的不注意。很多人不注

重飲食控制，工作忙時一天只吃一頓，閒暇時又開始暴飲暴食，還有的人不注意對飲酒的控制，無節制地飲酒，只會對胃造成更大的傷害。因為酒對胃刺激最大，會使潰瘍病加重或惡化。儘量在睡前兩小時內不要吃東西。因為經常在睡覺前兩小時內吃東西，容易致使括約肌鬆弛，導致胃酸倒流入食道的情況發生。有的人還習慣吃夜宵，這樣更容易使胃酸倒流。胃病患者不可以吃含酸量多的水果。特別是胃酸分泌過多的病人，要避免吃楊梅、青梅、李子等這些含酸量較多的水果。否則，可使病情加重，並嚴重妨礙潰瘍的正常癒合。

·治療護理

保持健康心理

醫學研究表明，胃病與人的心理、情緒緊密相關，因此，作為胃病患者首先就是要善於調節自己的心理情緒，讓自己經常保持精神愉快、樂觀豁達，要知足常樂，尤其要避免焦慮、恐懼、緊張、憂傷等不良因素的刺激，還要注意勞逸結合，保證充足睡眠，防止過度疲勞。

增強體質鍛鍊

好的體質是抵抗疾病的保證。因此，不同體質、不同年齡、不同職業的人，要根據各自的愛好和興趣，積極參加各種體育活動，對改善胃腸的血液循環非常有利，透過增強人體素質，提高對氣候變化的適應能力，減少發病的機會。

合理的飲食調養

對於胃病患者來說，最重要的就是飲食。應以溫軟淡

素為宜，做到少食多餐、定時定量，進食時要細嚼慢嚥，有利於消化吸收，減輕胃腸負擔。

不亂服用藥物

現在藥物中都含有一些激素，對比較嬌嫩的胃來說很難適應，是藥三分毒的道理，每個人都懂，如果一味地吃藥，不但會使病情加重，甚至會引起出血等。因此，應禁服激素類藥物等對胃黏膜有強烈刺激性的藥物。

避免腹部受涼

腹部與胃的關係十分密切，因此，對腹部要引起足夠的重視。當氣候變化較大，晝夜溫差的懸殊時，要根據氣候的變化，適時增減衣服，尤其是夜間睡覺時要蓋好被子，以防腹部著涼，導致胃病復發。

• 藥膳食療

1. 山藥百合大棗粥

將山藥 90 克，百合 40 克，大棗 15 枚、薏苡仁 30 克及大米適量共煮粥。每日 2 次服食。這種粥特別適合胃病患者，尤其是對胃脘隱痛、饑不欲食、口乾咽燥、形體消瘦者療效顯著。在此藥膳中，山藥具有補脾和胃之功能，百合清熱潤燥；大棗、薏苡仁健脾和胃，這幾種藥合在一起具有滋陰養胃、清熱潤燥的作用。

2. 木耳炒肉片

將黑木耳乾品 15 克用溫水發好、洗淨，豬瘦肉 60 克切片放入油鍋中炒兩分鐘後，加入發好的黑木耳同炒，再加食鹽適量，清湯少許，燜燒 5 分鐘即可服食。每週 3 次。這道菜特別適合因為情志不暢所致的胃病患者，尤其

對於疼痛連及胸脇、噯氣反酸，每因情志因素而發，苔薄白者有很好的療效，其中黑木耳具有調理中氣、益胃滋腎的作用，再與豬瘦肉合用，可達到補益脾胃、調理中氣的功效。

鼻子顏色蒼白

身體異常

鼻子顏色蒼白多見於貧血。貧血是指血液中血紅蛋白濃度、紅細胞計數和紅細胞壓積低於同年齡、同性別正常人的最低值。它不是獨立的疾病，而是一組症狀，貧血的臨床表現與貧血的程度、年齡、體質以及貧血的發展速度等有關。

·臨床表現

貧血是一種發生比較緩慢的疾病，發病早期可沒有症狀或症狀很輕，在臨床上一般表現為面色蒼白、四肢乏力、心悸氣短、頭暈目眩等症狀。有些特殊神經系統症狀如容易興奮、激動、煩躁、頭痛等在兒童多見。而部分貧血較重者可出現口角炎、舌乳頭萎縮、胃酸缺乏等，也可有皮膚乾燥皺縮，毛髮沒有光澤，容易脫髮，指甲變薄等症狀。

·治療護理

減少戶外行動

根據貧血的程度及臨床表現，貧血患者應儘量減少行

動，適當休息。嚴重貧血患者，要絕對臥床，以減輕組織
耗氧，改善臨床症狀。必要時給予氧氣吸入。

注意口腔清潔

由於貧血患者容易發生口腔炎、舌炎及口腔潰瘍等，
應定時督促漱口、刷牙，忌用硬毛牙刷，必要時給予口腔
護理。

患貧血的病人往往有食慾不佳和消化不良，因此，要
特別注意飲食的色、香、味、形，以引起患者的食慾。事
實上，烹調良好的菜餚，對胃酸分泌也有促進作用。

攝取營養

飲食營養的缺乏也是引起貧血的原因，對於貧血患者
要多注意飲食的搭配，蛋白質與維生素都是貧血患者所缺
乏的。蛋白質是構成血紅蛋白的重要原料，貧血病人應食
用足夠的蛋白質，如牛奶、瘦肉、魚類、蛋類、黃豆及豆
製品等。也可以適當多補充一些維生素 C，它可促進鐵質
的吸收和利用。如果缺少它，食物中鐵質再多也無濟於
事，因此，為了促進鐵質的吸收，應食入含維生素 C 豐富
的食物。攝取如下一些新鮮的果蔬。如：

1. 胡蘿蔔

胡蘿蔔含有很高的維生素，同時又含有一種特別的營
養素——胡蘿蔔素，對補血極有益。用胡蘿蔔煮肉湯，是
很好的補血湯飲。不過許多人不愛吃胡蘿蔔，但是可以用
胡蘿蔔榨汁，加入蜂蜜當飲料喝。

2. 菠菜

菠菜是所有蔬菜中最普通的一種，也是有名的補血食
物，因為菠菜內含有豐富的鐵質胡蘿蔔素，所以，菠菜可

以算是補血蔬菜中的重要食物。

3. 龍眼肉

龍眼肉就是平時所講的桂圓肉，它除了含豐富的鐵質外還含有維生素 A、B 族維生素和葡萄糖、蔗糖等。補血的同時還能治療健忘、心悸、神經衰弱和失眠症。龍眼湯、龍眼膠也都是很好的補血食物。

同時可以嘗試下面幾種食療方法。

1. 紅棗木耳湯

紅棗 30 枚，黑木耳 25 克。先將黑木耳揀雜，用冷水泡發，清洗乾淨，撕成小朵狀，放入砂鍋，加水適量，大火煮沸，改用小火燉煮 30 分鐘，待黑木耳熟爛時，放入紅棗和紅糖，煨煮至沸，紅糖完全溶化即成。對於治療主治貧血引起的面色蒼白或萎黃，口唇、體虛無力，心悸失眠，頭暈目眩者有很好的補血養血功效。

2. 豬血粥

豬血 100 克，菠菜 250 克，粳米 50 克。將豬血放入開水中稍煮片刻，撈出切成小塊；再將新鮮菠菜洗淨放入開水中燙 3 分鐘，撈出切成小段；把豬血塊與菠菜及粳米放入鍋中，加適量清水煮粥，粥熟後放入適量食鹽、味精、蔥、薑調味即可。對於治療貧血及痔瘡便血、老年便秘等症有很好的療效。

3. 韭菜炒豬肝

豬肝 100 克，韭菜 50 克，洋蔥 80 克，沙拉油 1 大匙。將洗淨豬肝切成 5 毫米厚的薄片，先下鍋煮至七成熟，然後與新鮮韭菜、洋蔥同炒，並調好味。對於血虛萎黃、貧血等患者具有益血補肝、明目的功效。

鼻子棕色

身體異常

當鼻子出現棕色時可能是肝臟出現了問題。人體內，除了我們熟知的心臟、肺、胃及腎臟外，還有一個最大的消化腺，即肝臟，這些臟器就是我們常說的「五臟」。肝臟位於腹腔右上部並佔據了上腹的一部分。

·臨床表現

肝臟疾病的臨床表現多種多樣，特別重要的有黃疸、膽汁瘀積、肝大、門靜脈高壓、腹水、肝性腦病和肝衰竭。醫生進行肝臟疾病診斷時，常考慮病人主訴並進行物理檢查。

·治療護理

合理進餐

肝病患者要儘量多吃一些含蛋白質與維生素豐富的食物，對延緩肝臟組織老化，加速肝細胞修復有很大的益處。要改變暴飲暴食的習慣，避免造成肝臟的負擔。選擇對肝臟有益的食品，如蛋類、魚類和新鮮的蔬菜等。儘量選購農藥污染輕或不用農藥的蔬菜水果，並多用清水清洗。

保持水分的充足

多喝白開水，白開水可增加循環血量，增強肝細胞活

力，有利於代謝廢物的排除，這會起到護肝之效。白開水要保持新鮮。

控制菸酒

對於肝病患者要儘量戒菸限酒，因為菸中含有多種有害物質，可降低肝細胞的解毒功能，以不吸為好。酒精可直接損傷肝細胞，引起肝細胞變性、水腫與壞死，應嚴格限制飲酒量，若肝臟已有病變則以滴酒不沾為好。

禁止隨便用藥

在人們用藥過程中，尤其是口服藥，幾乎都是經由肝臟去處理。即使是營養藥或補藥，也應在醫生的指導下服用，以免增加肝臟的負擔。

勤於鍛鍊

經常鍛鍊可以促進氣體交換，加快血液循環，保障肝臟能得到更多的氧氣與養料。鍛鍊應以體操、散步、慢跑等比較溫和的運動為宜。因為，適度鍛鍊不但可以削減超標體重、防止肥胖，而且還可以有效防止脂肪對肝臟的危害。

避免焦慮情緒

情緒緊張對肝臟和心臟都非常不利，消除緊張情緒，可以選擇到郊外逛逛，把自己置身於大自然生機勃勃的環境之中。工作壓力大時，可以緩慢地深呼吸三至五下，這樣會減輕心中的焦慮，身心也會感到舒暢。

及時舒緩眼腫

當肝臟壓力大時，它會增添眼部的疲倦感，使眼部容易出現腫脹。尤其對於那些必須近距離面對電腦螢幕工作的人士而言，更要減輕眼腫，可以試試這個按摩法：合掌

互相摩擦，直至你感覺到灼熱的能量湧向掌心。然後，將手掌及手指輕輕地在閉上的雙眼上滑動，由鼻子的上端一直按向太陽穴，隨後輕按緊閉的眼球。這樣對緩解眼睛腫脹很有幫助。

・藥膳食療

1. 山楂大棗湯

山楂 50 克，大棗 10 枚，用水煎服加紅糖調味，每日一劑。

2. 兩豆車前湯

綠豆、黑豆、車前子各 50 克，大蒜頭 1 個，共煎湯服食，每日一劑，7 天為一個療程，對肝硬化腹水消退有明顯效果。

3. 紅棗粥

取紅棗 15 枚，粳米 100 克，放入鍋中一起煮。由於紅棗有保護肝臟的作用，因而對於慢性肝炎患者來說，經常吃一些紅棗粥，也是一種很好的食療方法。

酒渣鼻

身體異常

酒渣鼻又稱酒糟鼻，是發於鼻部的一種慢性炎症性皮膚病，多發生在中年人。

酒渣鼻表現為鼻尖部位發紅，這是由於血管明顯擴張的結果。由於局部皮脂腺分泌旺盛，鼻子顯得又紅又亮；

病情擴展時，皮膚可增厚，甚至長出皮疹或小膿瘡，外觀粗糙不平，類似酒糟樣，所以叫做酒糟鼻。

引發本病的主要原因是毛囊蟎蟲感染，此外，精神緊張和情緒激動，胃腸功能紊亂，病灶感染，酗酒，嗜食辛辣食物，冷風及高溫刺激都是造成發病的因素。

·臨床表現

這種疾病多發於中年人，而且女性占大多數，但男性患者病情較重，皮損好發於面部中央，對稱分佈。常見於鼻部，兩頰，眉間，頦部。按它的發展過程分為三種。

1. 損害初發為暫時性紅斑，繼而持久不退，並有毛細血管擴張。此後在紅斑基礎上成批出現丘疹，有的變為膿疱、膿性丘疱疹及結節。嚴重者局部組織肥厚，形成鼻贅。

2. 皮損發生於面部，特別是鼻部及其兩側。

3. 刺激性食物，胃腸功能紊亂和內分泌障礙可誘發本病。

·治療護理

酒渣鼻是一種影響外在美觀的疾病，在日常生活中可以採取正確的護理方法來避免這種疾病。

飲食療法

在飲食上要注意多以清淡為主，多攝取一些水果蔬菜的營養，對緩解皮膚有好處，禁食刺激性食物，尤其是辛辣以及油膩食物，還有一些碳酸飲料，這些都會造成皮膚色素的沉著，既影響美觀又影響健康。此外，就是要矯正

便秘，保持大便的通暢。

避免蟎蟲的感染

如果有蟎蟲的感染，可以選擇使用一些殺蟎藥物，如硫黃軟膏、洗液和新膚蟎靈霜等。甲硝唑軟膏對於殺蟎蟲消炎也有一定的作用，此外這些藥物也可以減少出油。

正確處理鼻部炎症

當鼻子上有紅包或者有一些小紅疙瘩時，千萬不要隨便擠壓或用手去摳，因為手上有很多細菌，如用手直接處理的話，會導致炎症感染，不利於恢復。可以口服甲硝唑或美滿黴素等消炎藥物，隨後炎症會慢慢消除。

血鼻涕

身體異常

所謂鼻涕帶血，並不是從鼻腔中流出鮮紅的血液，而是在鼻涕中帶有極少量或明或暗的血絲。

·臨床表現

血鼻涕一般可由以下原因引起。

鼻腔的炎症

鼻竇炎、萎縮性鼻炎、急性鼻炎等鼻腔及鼻竇非特異性炎症為血鼻涕的常見病因。在傷風感冒時，由於鼻黏膜充血腫脹，加上繼發性感染，擦鼻時出現血鼻涕，是因毛細血管破裂所致，隨著鼻炎的治癒和鼻通氣功能的改善而自行消失。

以下是對鼻腔炎症的預防和日常護理方法。

全身病因

凝血功能障礙或血管脆性改變的全身疾病，也可引起鼻涕中帶血，如白血病、再生障礙性貧血、高血壓、肺源性心臟病、維生素缺乏、風濕熱等慢性疾病、急性傳染病等。營養障礙或維生素 C 缺乏及血液病等都是引起血鼻涕的原因。

某些特異性炎症

如結核、梅毒、惡性肉芽腫等感染，可引起鼻腔小血管擴張或鼻黏膜糜爛，造成鼻涕中帶血。

鼻咽癌

主要是因腫瘤表面破潰引起出血，出血量一般不多，倒吸涕中帶血或擤出帶血鼻涕，以早晨起床時多見。由於出血少，時有時無，常被患者忽視，或被誤認為呼吸道炎症進行治療。

·治療護理

保證鼻腔的濕潤

儘量保持鼻腔濕潤，多喝水，要保持房間內的空氣濕度；在鼻腔乾燥時，可以倒一杯熱開水，讓水蒸氣燻一燻鼻腔，或者可以用棉簽蘸點香油或橄欖油塗抹乾燥部，對緩解鼻腔乾燥有很好的功效。

保持飲食的清淡

在飲食上可以多補充蓮藕、白蘿蔔、鴨梨、番茄、銀耳等果蔬。這些對鼻腔濕潤有幫助，都具有清熱解毒的功效。少吃或不吃含亞硝胺類的食品，如醃製的鹹魚、鹹酸

菜、鹹肉和某些含亞硝胺類的罐頭食品。

增強鼻部鍛鍊

一年四季都可用冷水洗鼻，尤其是早上洗臉時，用冷水洗幾次鼻腔，這樣可以改善鼻黏膜的血液循環，增強鼻子對天氣的適應能力，有效預防感冒及呼吸道其他疾患。

正確處理鼻腔分泌物

鼻腔內有分泌物時不要用力擦鼻或者用力摳鼻，應堵塞一側鼻孔擤淨鼻腔分泌物，再堵塞另一側鼻孔擤淨鼻腔分泌物。要及時、徹底地治療鼻腔的急性炎症和矯正鼻腔畸型，治療慢性鼻炎。

鼻尖紅腫

身體異常

如果一個人的鼻尖發腫，則表明他的心臟可能也腫或正在擴大。心臟病除常見的心悸、心前區疼痛等人們熟知的症狀外，常常還有一些體表徵兆。注意觀察這些先兆症狀，就能早期發現，早期治療。

心臟病是心臟疾病的總稱，如先天性心臟病、風濕性心臟病。另外一些高危人群，如高血壓病患者、糖尿病患者都是這類疾病的高發人群。

·臨床表現

心　悸

心悸是心臟病患者中最常見的一種，患者自覺心跳或

心慌，伴有心前區不適應，當心率緩慢或者心跳加快時，可感到心臟跳動強烈。各種心臟病都會有這樣的表現。

疲　勞

疲勞也是心臟病的常見表現，當血液循環不暢，新陳代謝物積聚在體內時，也會令人產生疲勞感。疲勞感可輕可重，輕的不必在意，重的也會影響工作。但是，心臟病的疲勞是沒有特殊性的，它與其他疾病所導致的疲勞很難區分。

暈　厥

暈厥是由於一過性廣泛的腦缺血、缺氧而引起的。

·治療護理

多吃清淡食物

心臟病患者應多吃一些清淡食物，避免一切辛辣刺激性的食物，如酸辣、過冷，過燙、蔥蒜、豆類等脹氣食物，以及粗糧和富含渣滓的食物等。凡是能促使胃酸分泌較多的肉湯、雞湯等鮮湯，濃茶均不宜飲用。做菜時最好不要用油煎，而選用煮、蒸、烤等易於去除脂肪的方式；減少鹽的攝入量，採取少吃多餐方式以中和胃酸，並減少胃部的過重負擔。儘量不要暴飲暴食，因為它是導致心臟病最重要的原因，無節制的飲食只會一味加重心臟的負擔。

多吃新鮮果蔬

醫學專家建議，心臟病患者要多吃水果和蔬菜與各種穀物；選擇低脂或脫脂食品；選擇人造黃油、葵花子油、玉米油、葡萄籽油和橄欖油，減少使用黃油及其他動物油脂；多吃魚類、豆類、瘦肉。要多吃一些保護性食品，如

洋蔥、大蒜、紫花、苜蓿、木耳、海帶、香菇、紫菜等。研究人員發現大蒜和洋蔥含有精油，這是防治動脈粥樣硬化的有效成分。精油是一種含硫化合物的混合物，可以起到預防冠心病的作用。

適量飲茶

適當的飲茶可以防治冠心病。因為茶葉具有抗凝血和促進纖維蛋白溶解的作用。茶葉中的茶多酚可有效改善微血管壁的滲透性，能有效地增強心肌和血管壁的彈性和抵抗力，減輕動脈粥樣硬化的程度。茶葉中的咖啡因和茶鹼可直接興奮心臟，擴張冠狀動脈，增強心肌功能。

禁止菸酒

心臟病患者應該忌菸酒和高脂肪、高膽固醇食物。冠心病患者應當戒菸，減少飲酒量，當合併高脂血症時，應避免飲酒。尤其對高血壓患者更為重要；要防止過量酒精的攝入量對心臟造成傷害。

樹立健康的飲水觀念

許多人都不懂得健康的飲水觀念。尤其是人們在運動中及運動後，總是毫無顧忌地開懷暢飲，這時如果拼命飲水，口渴感是解除了，但由於血管仍在擴張增氧，外來的水給心臟的壓力急劇增大，喝下的水越多，心臟壓力越大，得心臟病的比例也越高。而且這種暴飲方式最易患上心臟病。

保持健康的心態

由於自身疾病的原因，內心要比常人脆弱許多，因此，對病人的情緒要尤為關注，要經常鼓勵病人，使病人樹立戰勝病魔的信心。要讓他們有足夠的勇氣面對疾病，

面對生活。

注意保暖，避免受涼感冒

因為呼吸道感染不僅使心臟負擔加重，而且往往是風濕熱、病毒性心肌炎的前奏，也是引起感染性心內膜炎的禍根，一旦發生感染應儘快治療。這對預防風濕的復發很有價值。

勞逸結合

避免強體力勞動和劇烈運動，因為過度勞累會增加心臟負擔，甚至誘發心力衰竭。一些病情較輕的患者可適當做一些力所能及的活動和鍛鍊，可以有效地改善和增強心功能。一旦出現心功能不全症狀，則應臥床休息，直至症狀改善。

鼻孔外緣紅

身體異常

鼻孔外緣紅是腸內疾病的徵兆。腸道包括小腸和大腸。小腸又分為十二指腸、空腸和回腸三部分，起自胃的幽門口，下至回腸末端的回盲部。大腸分為盲腸、結腸和直腸三部分，上接回腸末端，下至肛門。腸道是盤曲於腹腔內的消化道，其長度有較大的個體差異，平均小腸約 3 公尺，大腸約 1.5 公尺。腸內疾病一般是由於飲食不衛生或者日常生活習慣不注意致使腸道受感染而引起。

腸道疾病是一種常見疾病，它不僅原發於腸道，也可繼發於其他系統的疾病中。

・臨床表現

噁心、嘔吐

高位腸阻或腸內運動功能異常時，常伴有嘔吐症狀。但噁心嘔吐症狀也發生於多種不同的疾病。

食慾不振

這種原因是可能是由於腸道的消化、吸收或者運動功能發生障礙的緣故。不過引起食慾減退的原因很多，除了胃腸道疾病以外，也會因精神因素、藥物反應等或其他臟器疾病所致。

腹　瀉

急性腹瀉多是因為腸道細菌感染，細菌毒素或者其他有害物質損傷腸黏膜的結果。小腸疾病所致的慢性腹瀉常伴有吸收不良。

腹　痛

腸道炎症，腸梗阻、腸穿孔等都可以出現急性腹痛。腸道腫瘤或者慢性炎症常會有持續性腹痛。

・治療護理

注意個人衛生

養成飯前便後洗手的良好習慣，保持手部乾淨，經常用肥皂清洗手的各個部位，同時保持室內清潔，並經常通風。消滅蒼蠅、蟑螂，做好環境衛生可減少腸道傳染病的發生。

營養與睡眠要保證

保證充足的睡眠和豐富的營養可以增強人體抵抗力，

也有助於預防腸道傳染病，同時還應積極鍛鍊，多飲水，良好的體能也可以幫助人們很好地預防疾病。

飲水要衛生

飲用水一定要乾淨衛生，尤其是腸胃不好的人，一定要飲用煮沸後的水，杜絕喝生水，因為喝下生水中的致病微生物會引起消化道疾病。所以，一定要保證飲用水的品質。

飲食衛生

要講究食品衛生。尤其是夏季要儘量少吃涼拌菜，特別是涼拌生菜。儘量不要光顧無證食店及熟食小販的不合衛生要求的食物，腸病患者尤其避免吃生冷的食物。因為食物沒有經過高溫加工會滋生出很多的細菌，從而引起腸胃生病。

培養防病意識

患有腸道疾病的人要儘量減少與腹瀉病人的接觸，尤其是不要與其共用餐飲用具。防止傳染。如果患病後要主動就醫，積極配合醫生治療，同時要有報病意識，對吐瀉病人及時報告，防止疾病的蔓延。

・藥膳食療

1. 魚腥草飲

取鮮魚腥草 120 克，洗淨搗爛，然後用乾淨紗布過濾取汁，加入適量白糖，溫開水沖服，每 6 小時 1 次，連服 3 次。

2. 止瀉茶

地錦草、鳳眼草各 50 克，洗淨置鍋中，加 1000 毫升

清水，武火煮沸，文火再煎 20 分鐘，濾出藥汁，代茶服用，不受時間限制，每日 1～2 劑。

鼻子上長黑頭瘡

身體異常

鼻子上長出一個或多個黑頭瘡。鼻子上長黑頭瘡可能是攝食脂肪類和油膩食物太多所致。過多地攝食脂肪與油膩食物會讓鼻子周圍的皮膚「營養過剩」，因此，鼻子出現黑頭痤瘡也是與飲食有很密切關係的。

・治療護理

選擇適合自己的潔面乳

患者要選擇適合自己皮膚性質的潔面乳，可以用潔面乳徹底清除皮膚表面油垢及細菌，同時具有消炎殺菌、消斑抗皺、護膚美容的功效。

中藥面膜

患者可以選擇一些中藥面膜，來清除毛囊口處油垢，抑菌殺菌，使毛孔保持通暢。同時由皮膚對中藥各種營養物質的吸收，改善皮膚代謝，增加皮膚的抗病能力，兼而得到美容之效果。

痤瘡霜的選用

黑頭痤瘡比較嚴重的患者可以使用痤瘡霜，目的是殺滅殘存的細菌並防止細菌再滋生。儘量採用純中藥水溶性基質的痤瘡霜，使用時不黏膩，滲透力強，可滲入毛孔，

對毛孔不會造成新的阻塞。一般情況下不加入抗生素，僅用中藥清熱解毒之品，就可取得滿意的效果。醫學研究表明，痤瘡霜有明顯的抗毛囊角化作用，對毛囊角化造成的粉刺也有明顯療效，短期的應用即可使粉刺消失或減輕。

藥物治療

黑頭痤瘡嚴重的患者及病程較長的患者可以口服中西藥物，透過藥物消滅進入毛囊深層的細菌，同時對內分泌的調節亦起到一定的作用。對嚴重聚合性痤瘡已形成膿腫者，有時需要靜脈輸入抗生素治療。

避免高熱量食物

糖以及上面的脂肪類、油膩類也屬於高熱量食物，多攝取一些維生素含量多的蔬菜、水果，儘量不要吸菸。因為香菸中的尼古丁會收縮微血管管壁，使血液和淋巴中的毒素堆積、皮膚細胞的吸氧率降低，因而使皮膚的癒合能力減弱，容易引發鼻部毛囊的感染。

避免刺激性食物

少吃辛辣、油炸、高熱量的食物。雖然，這些食物並不會直接造成青春痘的形成，但卻會「惡化」青春痘的狀況。因為這些食物會增加心臟的負荷能力，並使血液中的維生素的品質降低，間接誘發青春痘的形成。因此，克服飲食上的不良習慣，才可以有效預防黑頭痤瘡的產生。

日常護理

要想控制住痤瘡不再出現，正確的日常護理就成為重要的環節，良好的生活習慣是避免痤瘡出現的最好辦法。可以多喝些菊花茶，清肺解毒；平時少跟人生氣打架，心平氣和；多吃素菜，最好以素食為主。如果是上火引起的

座瘡，可以適當喝點枇杷膏。注意生活規律，要保證睡眠的充足。堅持用冷水洗臉，不但可以使皮膚光滑有彈性，而且還可以預防感冒。可以適當地做面膜，這樣慢慢調節，座瘡自然就不會出現了。

鼻子發生腫塊

身體異常

如果鼻子發生腫塊，則表示人的胰臟和腎臟出現了問題。在日常生活中，腎臟疾病比較常見。

腎臟疾病是一種嚴重危害人體健康的泌尿系統疾病，治癒難度比較大，而且極容易反覆發作，特別是當腎臟疾病發展到腎功能衰竭階段時，人體各個系統都極易發生病變，心臟病、消化道症狀、貧血、高血壓等併發症都會接踵而至，從而增加了腎臟疾病的治療難度。

腎臟疾病很容易被人忽視。一般來說，在腎臟疾病發生惡化之前，人體就會有一些信號傳遞出來，這就需要我們密切關注。如水腫，它的特點是晨起眼瞼或顏面部水腫，在午後慢慢消退，勞累時加重，休息後減輕。患者如出現面部水腫、顏色加深、腎區疼痛、尿液泡沫增多等症狀，就應及時到醫院進行諮詢。確診後積極配合醫生診治。

·臨床表現

尿量異常

少尿與無尿：這種症狀多數與腎功能衰竭有關。

多尿：原因有水攝入過多、腎小管及腎間質病變、腎臟排水增加和體內某些物質從尿中排泄過多等。

夜尿：指夜間尿量超過全天尿量的一半。大多與腎功能不全有關，心功能不全的患者有些也會夜尿增多，某些精神因素也會引起夜尿。

排尿異常

尿頻：尿頻指排尿次數增加。

尿急：一有尿意即要排尿或剛排完尿又急著要排，常常急而不能自控。

尿痛：排尿時尿道產生疼痛或燒灼感。尿頻、尿急、尿痛這三個症狀並存是泌尿系統炎症的特徵性表現。

尿失禁：指尿液不自主地從尿道溢出。

腰　痛

腎絞痛：疼痛突然發作，常向下腹、外陰及大腿內側等部位放射，呈間歇性劇烈絞痛。常由輸尿管內結石、血塊或壞死組織阻塞所致。

腎周疾病所致腰痛：如腎周圍膿腫、腎梗塞併發腎周圍炎、腎囊腫破裂及腎周血腫等。但是，許多腰痛是由脊柱及脊柱旁軟組織疾病引起，胰、膽、胃部疼痛也常放射到腰部。

・治療護理

增強免疫力

要控制引起腎病的因素，如感冒、扁桃體炎、糖尿病、高血壓病等，或勞累導致的免疫力下降、吸菸、藥物中毒等危險因素，進行及時有效的控制。尤其不可輕視防

感冒。感冒屬全身性疾病，能使機體免疫功能下降，常繼發感染。據報導，感冒會使近 40%的慢性腎炎症狀加重，而慢性腎炎是慢性腎功能衰竭第一位的原發性疾病。故在日常生活中應十分重視預防感冒。

預防爲主

腎病患者要及時發現、及時治療。如果有疑似腎病者，要及時到正規醫院做尿常規、腎功能等檢查。這樣可以及時進行控制治療，切不可隨便用藥。

有些藥物對腎臟有毒性作用，而慢性腎功能衰竭患者中，有一部分病例是與腎毒性藥物有關，因此，病人不能自己隨意服用消炎藥、鎮痛藥等。

飲食注意

腎病患者適合吃清淡易消化食物，忌吃海鮮、牛肉、羊肉、辛辣刺激性食物，另外應控制菸酒。多吃一些新鮮蔬菜和適量水果，不要盲目的亂補。需要注意的是，腎病患者要限制豆腐、豆製品等植物蛋白的攝入，因為它們會增加腎臟負擔，加重腎功能惡化。

醫生建議每天可以喝一杯奶，腎病患者蛋白質攝入少，所以，並不過分限制熱量的攝入。牛奶中的脂肪含量約為 2%～3.2%，含有豐富的能量，且極易消化吸收，很適合腎病患者。

精神調節

腎病患者由於疾病的原因，很容易會有抵觸情緒，這樣對病情恢復有極大的影響，因此，對於患者自身來說要保持良好的心態，要有戰勝疾病的信心。要用樂觀的態度去和病魔抗爭，積極配合醫生的治療。

鼻翼和鼻尖部發紅
並有小丘疹或小膿瘡

身體異常

鼻翼和鼻尖部發紅並有小丘疹或小膿瘡是日常性痤瘡的徵兆。痤瘡是青春期常見的一種毛囊皮脂腺慢性炎症性皮膚疾病，是青春期青年人常見的皮膚病，主要以粉刺、丘疹、膿瘡、結節、囊腫及瘢痕為其主要特徵，常常伴有皮脂溢出，也稱「粉刺」、「青春痘」，中醫稱「面瘡」。好發於面部、背部、胸部，有的形成黑頭等，多發於 15～30 歲青年。

・臨床表現

毛囊性丘疹

鼻中央出現黑點的地方，稱為黑頭粉刺；鼻子周圍呈紅色，且在擠壓時有米粒樣白色脂栓排出，另有無黑頭、成灰白色的小丘疹，稱白頭粉刺。

若鼻子周圍發生炎症，粉刺發紅，頂部發生小膿疱，則會影響到容貌。如果用手擠破，等痊癒後，會出現色素沉著或有輕度凹陷的瘢痕，有的形成結節、膿腫、囊腫及瘢痕等多種形態的傷害，甚至破潰後形成多個竇道和瘢痕，嚴重者呈橘皮臉。往往同時存在油性皮脂溢出而併發頭面部脂溢性皮炎，此時面部經常會出現油膩發亮，還可發生成片的紅斑，很難再恢復到原來的皮膚。

發病部位面部較多

發病部位以顏面為多，在胸背上部及肩胛處也會有，胸前、頸後、臀部等處也有毛囊性丘疹發生。自覺可稍有瘙癢或疼痛，病程緩慢，往往此起彼伏，新疹不斷繼發，有的可遷延數年或十餘年。

聚合性痤瘡

聚合性痤瘡病程長，多發於男性，常可見到丘疹、結節、囊腫、膿腫、竇道、瘢痕等多種損害混合在一起。此痤瘡分佈廣泛。

另外，由於面部終年暴露在外，面部最容易滋生各種細菌、微生物，如果面部皮膚代謝活力下降，就會造成細菌除不掉，死皮掉不淨，如果細菌、毒素排不出，皮膚必然會出現痤瘡。

·治療護理

保證生活規律

患者首先需要調整自己的作息時間。要堅持做到早睡早起，保證充分睡眠。晚飯後不喝咖啡、茶等使人興奮的飲料，入睡前不收看緊張刺激的電視、影碟；失眠者避免在白天小睡；不依賴催眠安定類藥品；不抽菸、不喝酒，因為這些都是造成皮膚暗化的原因。

調節心理壓力

現代人心理壓力隨著社會的快速發展而逐漸增大，很多年輕人都有不同程度的情緒焦躁、失眠。釋放壓力需要根據個人心理適應能力做相應的調整。可以多和朋友傾訴。可以聽音樂緩解內心的苦悶等。有關資料證明，內向

型人很容易引起痤瘡，因為內向型人們通常把很多的感受放在心底，不善於與人溝通，情緒與人的膚色有直接關係，所以一定要調整好自己的心理。培養寬廣的胸懷，也會預防痤瘡的發生。

積極參加活動

適當參加娛樂活動。可以有效提升情緒和平撫情緒。比如旅行、唱歌等都是幫助調整情緒的良好方式。有了好的心情，自然而然皮膚也會恢復光彩。

改變飲食習慣

痤瘡患者在飲食上要做到少吃辛辣食物與油膩食物。辛辣食物會讓皮膚受刺激，從而引起皮膚「上火」；而油膩食品會使皮脂過量分泌，加重粉刺的生長。

多吃些清淡食物。對於菸酒、生蔥、生蒜、辣椒、芥末、咖啡等儘量不吃，因這些食物有刺激皮脂腺分泌皮脂的作用，從而使痤瘡加重。對於清淡食物如玉米、黃瓜、白菜、芹菜、胡蘿蔔、蘿蔔等應多吃。儘量少吃海鮮等類食物，如蝦、蟹類等及豆類、牛奶，這些食物往往會加重痤瘡的反應，使皮膚刺癢。

·藥膳食療

1. 海帶綠豆杏仁湯

海帶 15 克，綠豆 10 克，甜杏仁 9 克，玫瑰花 6 克（布包），紅糖適量。以上原料一起放鍋中煮，煮熟後把玫瑰花去掉即可。喝湯，連同綠豆、海帶、甜杏仁一起吃，每日一劑。此方有解瘀散結的療效。

2. 蘿蔔粥

新鮮白蘿蔔一根，粳米 100 克。把白蘿蔔洗淨切為薄片，榨汁，每次取 100 毫升左右，或用鮮蘿蔔適量，洗淨切碎亦可。與粳米加水如常法煮成稀粥即可。早、晚溫熱服食。對治療痤瘡有很好的效果。

鼻部成蛙狀

身體異常

鼻部呈蛙狀多見於鼻息肉患者。鼻息肉是鼻部常見病，是由於極度水腫的鼻腔鼻竇黏膜在重力作用下逐漸下垂而形成的。

・臨床表現

鼻　塞

持續性鼻阻塞，大型息肉有嗅覺減退或者消失，阻塞性鼻音，打鼾；鼻息肉突入咽部可致耳咽管咽口受壓，出現耳悶，聽力下降，或伴發鼻竇炎、分泌性中耳炎。

鼻分泌物

當鼻息肉出現時分泌物中會有黏性或膿性的鼻涕，也會伴有噴嚏。隨即會出現頭昏、記憶力減退等症狀。

鼻外形改變

鼻根部增寬，雙眼內眥間距過大，形成「蛙鼻」。

黏液性息肉

頗似剝皮葡萄狀或鮮荔枝肉狀，表面光滑半透明，呈

粉紅色，有細帶多來自中鼻道，觸之柔軟活動。

· 治療護理

類固醇激素療法

小型鼻息肉用糖皮質激素氣霧噴入鼻腔及內服片劑，連續服用 2 個星期後切除鼻息肉組織，手術後糖皮質激素氣霧噴入鼻腔每天 1 至 2 次，可持續一段時間。

手術切除

對疑似鼻息肉患者，應在藥物配合下，儘早行鼻內鏡功能性鼻竇手術，在鼻內鏡下切除鼻腔息肉，開放鼻竇，擴大鼻竇自然開口，盡可能清除鼻腔及鼻竇內病變黏膜。

塗藥法

用硇沙散，以麻油或水調和，放於棉片上，敷於鼻息肉根部或者表面，每天一次，7～14 天為一個療程；或於息肉摘除，手術後塗於創面，以減少復發。也可以取丁香，甘遂各 18 克，青黛、草烏、枯礬各 3 克，共研末，每用少許吹息肉處。

淋浴法

鼻息肉患者經常會遇到鼻塞，鼻塞會抑制黏膜腫脹和形成息肉，因此，可以嘗試淋浴，或嘗試蒸汽吸入：使非常熱的水在洗滌槽中流動，直到產生蒸汽。隨著水的流動，傾斜洗滌槽，並在頭上披蓋一條毛巾以捕獲蒸汽。用口和鼻深呼吸 5～10 分鐘。一天重複 7 次。可以有效改善鼻塞的症狀。

泡浴法

患者也可以在每次溫浴中加 2 滴茶油、核樹劑和薄荷

浸泡 15 分鐘或以上，也可以在需要時深深吸入使鼻子通暢，緩解鼻塞。

• 藥膳食療

鼻息肉患者在飲食上要注意多攝取一些清淡食物，儘量避免辛辣與油膩食物，保持良好的心理狀態，樹立戰勝疾病的信心，才可以使病情儘早恢復。特別要注意的是，不要用手指去摳鼻孔，以免把手中的細菌帶到鼻腔裏去。可以嘗試著用鹽水洗鼻腔，可以減少鼻腔內細菌的滋生。

1. 紅豆燉豬唇

紅豆 120 克，豬嘴唇 1 個。將兩者加水燉煮至熟食之。可以治鼻息肉，對鼻出血也有療效。

2. 西瓜藤湯

西瓜藤 30 克，將用料加水煎煮成湯，飲湯即可。可以有效預防鼻息肉的發生。

鼻部成馬鞍狀

身體異常

鼻部呈馬鞍狀是先天性梅毒的表現。梅毒是由梅毒螺旋體引起的性傳播疾病，先天性梅毒是梅毒螺旋體由母體經過胎盤進入胎兒血循環所引起的使胎兒受感染而發生的胎傳梅毒。

·臨床表現

死　產

胎兒全身各臟器含有大量梅毒螺旋體，但此種類型在臨床上比較少見。

脾臟問題

嬰兒出生時或出生後 4 週內出現肝脾腫大、皮疹、黃疸、貧血等症狀，這種患兒死亡率較高。

關節問題

是嬰兒出生時或新生兒期表現正常，在生後數月至數年出現症狀，如關節腫脹、假性肢體麻痺等。

·治療護理

皮膚的護理

先天性梅毒患者多為嬰幼兒，皮膚比較嬌嫩，因此應該加強對皮膚的護理，儘量每天都為患兒擦浴一次，病情輕者可改淋浴，要隨時保持皮膚清潔，衣物及尿布應柔軟，床單應保持平整、清潔、無異物，每天更換一次，尿濕隨時更換，便後用溫水洗淨臀部後用油性軟膏外塗保護皮膚。患兒穿過的衣服或被褥要及時清洗，儘量拿到陽光下去曬。可以起到殺菌的作用。

加強翻身

要鍛鍊患兒的翻身能力，這樣可以防止長期壓迫皮膚形成褥瘡或加重皮損引起感染。也可以使患兒的體能鍛鍊有所增強。

觀察體溫

先天性梅毒患兒應每 2 小時測體溫一次，高熱時應當洗溫水浴，鬆解衣服等，可以緩解體溫下降。要及時觀察患兒小便量及皮膚彈性等是否有脫水現象，因為患兒液體不足不利於降溫，因此應保持靜脈通道暢通。

要及時清除口鼻分泌物

患兒鼻腔、口腔分泌物較多，父母應該及時清除，防止堵塞引起呼吸困難。

治療先天性梅毒一定要在專業醫生指導下進行，青黴素 G 是首選的，用藥要系統、足量。對於個人或配偶有性濫史或可疑的梅毒表現時，應該積極與醫生配合，做好檢查和治療。

常規作血清學檢查，如果對孕婦的梅毒有良好治療的話，可使先天性梅毒發病率從 90%降至 2%以下，並能很好地保護胎兒不受梅毒的感染。

中藥療法

方一：

朱砂 6 克，冰片 0.3 克，黃連 1.5 克，廣丹 3 克，銀珠 1.5 克，把這些藥物都研成細末，用棉紙捲條分成 5 段，每日用火點燃以鼻孔吸入菸氣為準，每天燻 1 段。可以有效治療梅毒、馬鞍鼻。

方二：

鐘乳石 60 克，琥珀 18 克，朱砂 12 克，冰片 3 克，土茯苓 100 克，將前四位藥研成粉末後分成四包，每次服用一包，每日兩次，用 25 克土茯苓煎水送服。可以達到清熱利濕，益腎解毒、適用於梅毒患者。

鼻子出血

身體異常

鼻腔黏膜中的微細血管分佈很密，而且極其敏感脆弱，很容易破裂導致鼻出血。鼻子出血有局部的原因，也有全身的原因。對於鼻出血，不僅僅大量出血需要引起注意，小量的出血更應提高警惕。

在發現有小量鼻出血時，必須仔細查找出血原因。至於全身性原因，主要見於全身性疾病。有不少的全身性疾病會引起鼻出血，如血管硬化、高血壓、維生素不足、血液病、血小板減少等。

·臨床表現

少量鼻出血可無全身症狀。大量鼻出血或反覆鼻出血可有休克或貧血症狀。出血可為一側性或雙側性，出血可自前鼻孔流出或流入咽部自口中吐出。特發性鼻出血以鼻中隔前下方最常見，少數可來自鼻腔後部。前者檢查可見局部有血管擴張，黏膜潰瘍或出血點，後者局部可無任何發現。全身性疾病繼發出血者，尚有原發病症狀和體徵。

引起鼻子出血常見於以下原因。

空氣乾燥

空氣乾燥，鼻黏膜變幹變脆弱，很容易出血。鼻黏膜破裂後需要一定時間修復，在它未痊癒前，稍遇外力或其他原因，就會流血。

感　冒

感冒會使得鼻黏膜的抵抗力降低，加上感冒時會有鼻塞、流鼻水、鼻膿等症狀，人有時會做出一些直接傷害到鼻黏膜的動作，如用力擤鼻涕、挖鼻孔等，也是造成流鼻血的原因。

一般家裏可常備一些感冒藥。除了常備藥物外，還應注意休息，做到勤洗手、多喝水，若確知已患感冒則務必及早就醫，在醫生指導下正確用藥。

過　敏

鼻子是比較敏感的部位，有時會因為對某種香水或者花粉香等特殊的氣味過敏而無法接受，以至於鼻子出現發癢、流鼻水、鼻塞等症狀，人會不由自主地去挖鼻子，因而使得鼻黏膜經常受傷而流血。

用手摳挖鼻孔

人身各個部位中，手是最容易傳播病毒的部位，因為它每天會接觸不同的物品，細菌也就會隨之增多，所以經常摳挖鼻孔，會讓鼻子等入口處及鼻前庭反覆受傷，結痂，再沾上鼻屎，往往人更會情不自禁地摳挖，如此惡性循環，久而久之，鼻子入口處及前庭部就會產生潰爛，而容易流血。

·治療護理

鼻子出血時可以採取以下止血方法。

捏住鼻子

當鼻子流血不止時，可以用拇指及食指將鼻孔捏在一起，持續壓緊 5～7 分鐘。假使仍未止血，再重複捏鼻子的

動作，繼續壓 5～7 分鐘。這樣應可收到止血功效。

用冰冷敷

當鼻子流血不止時，可以用碎冰或冰毛巾冷敷鼻子、頸部及臉頰。因為冰冷能促使血管收縮及減少流血。也可以快速止血。

擤出血塊

止血之前，先將血塊擤出。因為堵在血管內的血塊使血管無法閉合。血管內有彈性纖維，當去除血塊後這些彈性纖維才有辦法收縮，使流血的開口關閉。有時候，擤完鼻子，用手稍微捏緊鼻子，這樣也可以止血。

·藥膳食療

1. 蘿蔔冰糖露

白蘿蔔 500 克，洗淨切塊榨汁，加冰糖適量調勻分 2～3 次服，每日 1 劑。此方法具有寬中下氣、清宣肺胃之熱的功效。

2. 黃花菜瘦肉湯

黃花菜 30 克，浸泡洗淨，瘦豬肉 100 克，蜜棗 2 枚，放入鍋中加水適量慢火 1 小時，以鹽調味後食用。此方法具有清熱平肝、潤燥、止鼻血的效果。

3. 麥冬汁飲

麥冬 15 克，荸薺 250 克，白蘿蔔 250 克，雪梨 250 克，洗淨榨汁，或加白糖適量，分 2～3 次服，每日 1 劑。此方具有清熱降火、消除內熱以及止血之功效。

鼻部腫大

身體異常

　　鼻部腫大常見於風濕病患者。風濕病指主要侵犯關節、肌肉、骨骼及關節周圍的軟組織，如滑囊、筋膜、肌腱、韌帶等部位的疾病。

　　風濕病最常見的疾病如小兒類風濕病、類風濕性關節炎、血管炎、系統性紅斑狼瘡、多發性肌炎、乾燥綜合症等。

・臨床表現

發　熱

　　發熱是風濕病的常見症狀，可為低熱也可為高熱，往往表現為不規則發熱，一般無寒顫，抗生素治療無效，同時血沉快，如系統性紅斑狼瘡、急性嗜中性發熱性皮病、脂膜炎等都是風濕性疾病的首發症狀。

疼　痛

　　疼痛是風濕病的主要症狀，也是導致功能障礙的重要原因。在風濕病的疼痛中，起源於關節及其附屬結構的疼痛最為常見，然而肢體和軀幹部位的疼痛也可見於內臟和神經系統病變。風濕病的主要表現往往是關節痛、頸肩痛、腰背痛、足跟痛，同時還伴有關節的腫脹。

皮膚性疾病

　　皮膚黏膜症狀：系統性紅斑狼瘡、皮肌炎、白塞病、

脂膜炎、乾燥綜合徵可有皮疹、光敏感、口腔潰瘍、外陰潰瘍、眼部症狀、網狀青紫、皮膚潰瘍等。

・治療護理

日常護理

風濕病患者最怕風冷、潮濕的環境，因此患者居住的房屋最好朝陽，室內環境儘量保持通風、空氣新鮮，床鋪要平整，被褥輕暖乾燥，經常洗曬，床鋪不要安放在風口處，防止睡中受涼。洗臉洗手都要用溫水，晚上洗腳時，熱水以能浸至踝關節以上為好，這樣可以起到促進下肢血液流暢的作用。對四肢功能基本消失且長期臥床者，要幫助其經常更換體位，以防止褥瘡的發生。

對手指關節畸形，或肘關節屈伸不利，或者行走不方便的患者，要及時給予細心的照顧。

有些風濕病患者由於出現肢體麻木、酸痛、屈伸不利、僵硬等症狀，總會採取種種不正確的姿態和體位，以圖減輕疼痛。但是這些姿態的異常變成習慣以後，會影響患者今後的生活與工作。因此，在護理風濕病患者時，要注意患者的坐、立、行走、睡眠等姿態，要注意觀察，如有懶散鬆弛的姿態要及時糾正，避免對以後的生活與工作造成不良影響。

飲食護理

對於風濕病患者，飲食也是調整病情的關鍵。風濕病患者應該多吃一些高蛋白、高熱量、易消化的食物，避免吃辛辣與油膩等刺激性食物。補充蛋白質與維生素可以提高患者自身的抗病能力。對病情的恢復有很好的效果。

　　風濕病患者在進行藥物治療的同時，切勿忽視「對症進食」，特別是減少動物脂肪的攝入量，醫學專家建議，風濕病患者儘量不要吃雞蛋和動物內臟類的食品，因為，動物脂肪的食物會加重患者病情。

　　可以多攝取一些低脂牛奶和魚肉，特別是魚肉，它對緩解風濕病人由於關節腫脹帶來的疼痛感有很好的療效。

鼻翼翕張

身體異常

　　鼻翼翕張即吸氣時鼻孔開大，呼氣時鼻孔回縮，見於呼吸困難的高熱性疾病，如大葉性肺炎，以及支氣管哮喘和心源性哮喘發作。這種病人多半鼻小而鼻孔大，或鼻高肉薄。鼻部膨大變形，可能是鼻咽癌發出的黃牌警告。鼻翼翕張日常生活中多見於支氣管哮喘。

　　支氣管哮喘，簡稱哮喘，是由多種細胞特別是肥大細胞、嗜酸性粒細胞和 T 淋巴細胞參與的慢性氣道炎症；在易感者中此種炎症可引起反覆發作的喘息、氣促、胸悶或咳嗽等症狀，多在夜間或凌晨發生；此類症狀常伴有廣泛而多變的呼氣流速受限，但可部分地自然緩解或經治療緩解；此種症狀還伴有氣道對多種刺激因數反應性增高。

　　與哮喘相關的症狀有咳嗽、呼吸困難、胸悶、咳痰等。典型症狀表現為發作性伴有哮鳴音的呼氣性呼吸困難。嚴重者可被迫採取坐位或呈端坐呼吸，乾咳或咳大量白色泡沫痰，甚至出現紫紺等。哮喘症狀可在數分鐘內發

作，經數小時至數天，用支氣管擴張藥或自行緩解。早期或輕症的患者多數以發作性咳嗽和胸悶為主要表現。這些表現缺乏特徵性。

·臨床表現

哮喘的發病有以下特徵：

季節性：經常在秋冬季節發作或加重。

發作性：在遇到感冒或者鼻竇炎等誘發因素時呈發作性加重。

時間節律性：經常在夜間及凌晨發作或加重。

緩解期可無異常體徵。發作期在胸廓部位會有膨隆聲，叩診呈過清音，多數有廣泛的呼氣相為主的哮鳴音，呼氣延長。嚴重哮喘發作時常有呼吸費力、大汗淋漓、胸腹反常運動、心率增快、奇脈等體徵。

·治療護理

禁食刺激性食物

支氣管哮喘患者禁食辣椒、蔥、蒜、酒等辛辣刺激性食物，因為這些食物會刺激氣管黏膜，加重咳嗽、氣喘等症狀，從而引發哮喘。患者可以多補一些蛋白質和鐵。飲食中應多吃瘦肉、動物肝臟、豆腐、豆漿等。這些食品不僅富含優質蛋白質和鐵元素，而且可以清熱祛痰，可以增強病人體質，提高抗病力，促進損傷組織的修復。

禁食海腥油膩之品

支氣管哮喘患者在吃魚時，儘量吃清蒸魚，非清蒸做出的魚由於用油量過大，容易引起上火。

此外，有過敏體質的人以及血尿酸高的人也應少吃油量大的黃魚、帶魚、蝦、蟹以及肥肉等，以免助火生痰。哮喘患者應該多吃含有維生素 A、維生素 C 及鈣質的食物。

含維生素 A 的食物如豬肝、蛋黃、魚肝油、南瓜、杏等；有潤肺、保護氣管之功效，含維生素 C 的食物有抗炎、抗癌、防感冒的功能，如大棗、柚、番茄、青椒等；含鈣食物能增強氣管抗過敏能力，如豬骨、青菜、豆腐、芝麻醬等。

禁止吸菸

抽菸為支氣管炎發生發展的「禍根」之一，尼古丁對肺的危害也是很大的，它是造成肺心病以及肺氣腫的直接原因，對哮喘性支氣管炎也是極為不利，應絕對禁止。哮喘患者應增加液體攝入量。保證每天飲水充足，對痰液稀釋與氣管通暢也很有幫助，每天飲水量至少為 2000 毫升，其中包括食物中的水分。

注意氣候、環境的影響

在秋冬季節，哮喘患者要做好防寒保暖，免受冷空氣的侵襲而引起感冒。居住環境要保持空氣新鮮，病人要避免炒菜的油味和辣味等刺激，減少煙霧吸入。避免接觸灰塵、花粉、油漆等過敏原。

保持平和的心態

患者平素要保持心情舒暢，避免情緒過激，防止過度疲勞。要樹立戰勝疾病的信心，伴發過敏性鼻炎或鼻竇炎者，要抓緊時間治療，注意防治呼吸道感染病灶如扁桃體炎、支氣管炎等，可以控制或減少哮喘發作。

‧藥膳食療

1. 山藥柿餅粥

山藥 60 克，薏苡仁 60 克，柿餅 30 克，先將薏苡仁煮爛煮熟，山藥搗碎，柿餅切小塊，同煮成粥，隨意服用。對哮喘有很好的療效。

2. 燉豆腐

取豆腐 500 克，麥芽糖 100 克，生蘿蔔汁 250 克。將豆腐洗淨切塊放入鍋中，加入麥芽糖和生蘿蔔汁，先用旺火煮沸，再用小火慢燉。日服 2 次。具有平喘止咳的功效。

3. 桃仁蜜

取核桃仁 1000 克，蜂蜜 1000 克。將核桃仁放入沸水中浸泡後取出，剝去外衣，洗淨瀝乾，搗爛，與蜂蜜和勻，用瓷瓶裝好。日服 2 次，每服 10 克，開水沖服。具有溫補肺腎、潤腸的功效。

身體部位五

口 腔

口腔黏膜潰瘍

身體異常

口腔黏膜潰瘍是指口腔黏膜發生缺損。本病多具有反覆發作的特點。可發生於口腔黏膜的任何部位，潰瘍大小不等，數目不定，有劇烈疼痛感和自癒性。

・臨床表現

1. 好發於黏膜無角化或角化較差的區域，如唇內側、舌尖、舌緣、頰部、軟腭、腭弓等部位，多反覆發作。

2. 病變為針尖大小或更大些的充血區，以後形成小潰瘍，數目不等，大小不等，圓形或橢圓形。潰瘍呈淺的凹陷，上面蓋有灰黃色或黃白色纖維素膜，邊緣整齊，周圍有紅暈，基部不硬。

3. 局部先有燒灼感，以後有劇烈的燒灼痛，在遇酸、鹹、熱及咀嚼時疼痛加劇。病程多在 7～10 天癒合，不留瘢痕，潰瘍大、深者可一個月左右癒合。

・治療護理

勤刷牙齒
保持口腔的清潔，避免損傷口腔黏膜。

保持心情舒暢
患者在患病期間要注意自我精神的調節，要保持平和的心態，避免情緒緊張、焦躁。

保證生活規律

患者要做到起居有時，不熬夜，不貪睡，積極鍛鍊身體，也可以鍛鍊體質，提高機體對疾病的抵抗力。做到戒菸戒酒。也是控制疾病的一種方法。

禁食刺激性食物

患者要避免食用刺激性物質，這樣可以減少對潰瘍的傷害，咖啡、辣椒、橙類水果等，都儘量避免在發病時食用。以免使病情難以恢復。

禁食可引起潰瘍的食物

患者要少吃油煎食物和粗糙堅硬的食物，如炸排骨、炸雞腿之類。油膩食物也會引起潰瘍的復發，應該避免。

多吃易消化的食物

患者要多吃易消化的食物，如豆製品、雞蛋等，在潰瘍發作期間還要注意少食多餐，千萬不要因為怕痛而少吃甚至不吃。每次進食後，要養成立即漱口的良好習慣，可用鹽開水、生理鹽水，也可用藥物漱口液，防止因食物殘渣加重繼發感染。

保持營養攝取

醫學專家建議口腔黏膜潰瘍患者每天可吃酸乳酪，每天吃 4 湯匙的原味酸乳酪，有益於預防口腔黏膜潰瘍。

另外，也要保持均衡飲食，除堅持每天食用魚、肉等葷菜外，還必須多吃新鮮蔬菜、瓜果，補充各種營養物質。多吃洋蔥和生菜，適量的洋蔥生菜沙拉對口腔黏膜潰瘍的治療有很好的療效。

對女性的建議

婦女經期前後要注意休息，保持心情愉快，避免過度

疲勞，飲食要清淡，多吃水果，多飲水，少食或不食辛辣或刺激性食物，儘量少吃筍類、醃製品、柿子和蟹類等易引起口腔潰瘍加重的食物，上述都是防止口腔黏膜復發的方法。

‧藥膳食療

1. 綠豆粥

綠豆 100 克，小米 50 克。先將綠豆用小火燉熟，再加小米，燉得極爛，放白糖適量即可。患者早晚各喝兩碗，對治療口腔黏膜潰瘍有很好的療效。

2. 苦瓜炒肉

苦瓜 500 克，豬肉 100 克。先將豬肉炒熟，再放入新鮮苦瓜和一點點鹽或不加鹽，燉半小時即可。患者可將苦瓜炒肉同飯一起食用，用於治療口腔黏膜潰瘍以及牙齦炎，療效顯著。

3. 西瓜汁

西瓜半個，挖出瓜瓤擠汁液。患者將瓜汁含於口中，約 2～3 分鐘後嚥下，再含新瓜汁，反覆多次，這個方法具有清熱解毒、促進口腔黏膜潰瘍癒合的功效。

口腔黏膜白斑

身體異常

口腔黏膜白斑在醫學上簡稱為口腔白斑，是一種特徵為口腔黏膜發生過度角化形成灰白色或乳白色斑的常見

病。此病多發生於中老年人，男性多於女性，好發部位在唇部及兩頰黏膜、舌背和上顎等處。口腔白斑初起先有乳白色小點、條紋，以後形成網狀斑片，邊界清楚，表面光滑，日久增厚，粗糙不平或有糜爛，損傷可潰破。老年人患口腔白斑一般不易發現，在醫學上把口腔黏膜白斑分為均質狀、疣狀、顆粒狀及潰瘍性四種類型。

引發口腔黏膜白斑大致有以下因素：維生素 A 缺乏；吸菸；慢性刺激如殘根、殘冠、不合適假牙的長期刺激；嗜酒；長期吃過燙食物等。白斑一般多發於頰、唇、舌，其次為腭、牙齦及口底。

·臨床表現

大小不規則

大小不一，呈灰白或乳白色，稍高出黏膜面的斑塊。大多數人早期無不適感覺，如發生糜爛或潰瘍的話，則可出現疼痛。

形狀不統一

白斑有的表面呈針刺狀或融合成絨毛狀，也可呈不規則散在分佈的顆粒狀，高出黏膜。白斑惡變的信號為：突然快速增大增厚、周圍充血紅腫、出血、疼痛，基底形成硬結或形成彈坑狀（火山口狀）潰瘍等。

·治療護理

祛除口中刺激物

口腔黏膜白斑患者應該及時祛除口腔內一切可能的刺激物，如殘根、殘冠、不合適的假牙等，避免對口腔造成

感染。

局部可用維生素藥膜

在口腔黏膜白斑患者出現白斑的地方，可以適當用維生素藥膜及時控制白斑的擴散，對恢復病情有好處。也可以在醫生指導下口服維生素 A 及維甲酸。

控制飲食

口腔黏膜白斑患者要戒除菸酒，因為這會直接傷害到口腔內部的白斑，另外，還要少吃過燙及刺激性大的食物，尤其是要少吃辣椒、生蒜、生硬或粗糙的刺激性食物等，它們不利於病情的改善。尤其應戒菸，這樣可以避免刺激或損傷口腔白斑區，減少癌變的機會。

定期檢查

口腔黏膜白斑患者要定期到口腔科檢查，如果發現有惡變傾向者立即手術切除。避免擴散而造成對人體更大的傷害。服用以養陰、清熱及解毒為主的中藥，或西瓜霜、冰硼散等噴灑局部也有一定療效。

在醫學界對於口腔白斑有著嚴格的定義，不是指所有口腔黏膜上的白色斑塊都是白斑，即使是白斑也只有極少數會在經過一定時間後惡變。如果確診為白斑的患者，應在醫生的指導下進行治療，可根據情況採用藥物或手術的方法。

口腔白斑患者和已治癒的患者仍需每半年到 1 年復查 1 次，以防復發和便於及時治療。因此，對於白斑的患者不要太恐慌，要用積極的態度去配合醫生的診斷與治療，樹立戰勝疾病的信心。這樣才可以戰勝疾病。

口腔潰瘍

身體異常

口腔潰瘍，又稱為「口瘡」，是一種十分常見的口腔黏膜疾病。有些人反覆發生口腔潰瘍，是指上皮的侷限性組織缺損或凹陷，通常由於炎性壞死組織的腐肉脫離所致，可累及上皮全層以及下方的結締組織。

該病多數發生在 20 歲至 50 歲之間，發病時多伴有便秘、口臭等現象。這種病為病毒感染所致。當人們被感染後病毒即存於體內，藏於表皮下的血管，並在細胞核中繁殖，當身體免疫系統異常時，這些病毒會特別活躍，病情也會明顯惡化。

・臨床表現

口腔潰瘍患者在臨床上的表現為伴有疼痛感，有些潰瘍表現為時發時癒，有一定的週期性和自限性。潰瘍可為多個成簇或單個，外形規則或不規則。有的潰瘍發生後經久不癒。

・治療護理

注意口腔衛生

養成早晚刷牙、飯後即刻漱口的良好習慣，可用鹽開水、生理鹽水，也可用藥物漱口液，如用薄荷含片或1/5000 的呋喃西林液漱口。可以減少口腔細菌，防止因食

物殘渣加重對潰瘍部位的感染，從而影響恢復。

減少對黏膜的刺激

要減少對口腔黏膜的刺激和摩擦，少吃刺激性調味品如辣椒、醋、薑、蔥、咖喱等；少吃炸雞腿、炸牛排或其他太粗糙太堅硬的食物。

飽餐過度與口瘡有不解之緣，尤其是消化不良者，應限食或少量多餐進易消化、富含維生素的食品，不可偏食，多吃蔬菜水果，注意營養搭配。

注意營養搭配

多吃易消化、富含 B 群維生素的食品，不能偏食，多吃新鮮蔬菜和水果。儘量少吃筍類食物，醃製品如鹹魚、鹹肉、鹹菜等，過多鹽量的攝取會造成傷口的潰爛，還有要少吃柿子和蟹類等易引起口腔潰瘍加重的食物。可以多補充一些維生素，以提高機體的自癒能力。

養成良好的生活規律

保證充足的睡眠，避免過度操勞；培養自我心理調節能力，因為情緒因素不但影響神經系統，而且可導致消化系統功能紊亂和營養障礙，情緒不良，精神緊張，所以應該保持心情舒暢、樂觀開朗，遇到事情保持平和心態不失為一種減少口腔潰瘍復發的自我保健方法。

飲食治療

1. 木耳療法

取白木耳、黑木耳、山楂各 10 克，水煎、喝湯吃木耳，每日 1～2 次，對治療口腔潰瘍有很好的作用。

2. 蜂蜜療法

將口腔洗漱乾淨，再用消毒棉簽將蜂蜜塗於潰瘍面

上，塗搽後暫不要飲食。15 分鐘左右，可用蜂蜜連口水一起咽下，再繼續塗搽，一天可重複塗搽數遍。

3. 蘋果療法

取 1 個蘋果削成片放至容器內，加入冷水沒過要煮的蘋果，加熱至沸，待其稍涼後同酒一起含在口中片刻再食用，連用幾天即可治癒。

需要提醒的是，對於口腔潰瘍不要一概輕視，因為口腔內經久不癒的潰瘍由於經常受到咀嚼、說話的刺激，日久也有可能會發生癌變。所以如果你經常患口腔潰瘍的話就需要注意上述的問題。如有可疑就應及時到醫院檢查，必要時行病理檢查，以明確診斷，再做相應的治療，切不可粗心大意，延誤治療時機。

口腔上腭部出現蝴蝶斑

身體異常

口腔上腭出現蝴蝶斑是紅斑狼瘡的症狀。紅斑狼瘡是一種多發於青年女性的累及多臟器的自身免疫性的炎症性結締組織病。

隨著中西醫結合治療的技術應用，加上皮質類固醇和免疫抑制劑的合理應用，本病的預後有較大的改善。

紅斑狼瘡不是一種遺傳病，然而致病性是可遺傳的，致病性包含許多因素，如內分泌、環境、濾過性病毒感染和遺傳基因，數個因素的組合才會發病。家族中有病史，相對地，子女得病的概率也增加。

・臨床表現

紅斑狼瘡分為盤狀和系統性兩型。

盤狀紅斑狼瘡，多見於20～40歲女性，主要表現為皮膚損害。初起時皮膚上出現紅色或淡色斑，逐漸擴大呈環狀，皮損中心部分消退，留有淺色瘢痕及毛細血管擴張。好發於面部，頭皮，耳朵，手背，足蹠，口腔黏膜等處，特別好發於鼻梁及其兩側顴部，常對稱分佈，呈曲型的蝴蝶形。病程慢性，可多年不癒。夏季或日曬後加劇，病變也可長期處於靜止狀態，偶可發生癌變。

系統性紅斑狼瘡，除有皮疹外，尚可侵犯內臟器官，如腎、肝、心等，常伴有發熱等症狀。盤狀紅斑狼瘡可用氯化喹啉治療，也可口服六味地黃丸、大補陰丸等中成藥。外用激素軟膏或5%奎寧軟膏。系統性紅斑狼瘡可應用皮質激素（強的松）、免疫抑制劑（環磷酰胺等）治療。一般來說透過治療，大多數病人病情是可以穩定和控制的，少數病人預後較差。

・治療護理

對疾病不要恐懼

患者在經歷這種疾病時，在精神上總會產生擔憂、恐慌的狀態，應保持心情愉快。活動階段必須臥床休息，積極治療，在病情控制後完全可以適當參加一些力所能及的工作，學生在患這種病時並不會耽誤病情，女性患者在醫生的指導下還可以生育。一定要避免重體力勞動、疲勞過度，生活要有規律，保證要有充足的睡眠時間。

合理用藥

紅斑狼瘡為自身免疫性疾病，這種病的治療主要用激素和免疫抑制劑，其劑量根據疾病輕重不同而不同，千萬不可自行減停激素的藥物，致使病情復發。因此，必須定期隨訪復查，在醫師指導下用藥，完全可以控制病情。

避免日光或紫外線照射

患者平時要避免日曬和紫外線的照射，對陽光敏感者尤應如此。外出活動最好安排在早上或晚上，儘量避免上午 10 點至下午 4 點陽光強烈時外出。外出時應使用遮光劑，撐遮陽傘或戴寬邊帽，穿淺色長袖上衣和長褲。

注意保暖

患者在寒冷季節應注意保暖。冬天外出戴好帽子、口罩，避免受涼，儘量減少患感冒等傳染性疾病，因感染肯定能誘發紅斑狼瘡活動或使病情加重。在病情的穩定期還可以進行適當的保健強身活動。

禁止食用具有增強光敏感作用的食物

如無花果、紫雲英、油菜、黃泥螺以及芹菜等，如食用後應避免陽光照射。蘑菇、香菇等覃類和某些食物染料及菸草也有誘發紅斑狼瘡的潛在作用，也儘量不要食用或少食用。

合理飲食

由於患者活動少，消化功能差，應儘量吃一些清淡、容易消化的食物，不宜食用含脂肪較多的油膩食物，要注意低糖飲食，因系統性紅斑狼瘡患者長期服用糖皮質激素，易引起類固醇性糖尿病及柯興綜合徵，故要適當控制飯量，少吃含糖量高的食物。要低鹽飲食，應用糖皮質激

素或有腎臟損害的患者易導致水、鈉瀦留，引起水腫，故要低鹽飲食。補充鈣質，防止糖皮質激素造成的骨質疏鬆，多食富含維生素的蔬菜和水果。

中藥療法

方一：

當歸、茯苓、炒白芍、玫瑰花、白朮、川楝子各 10 克，乾柴胡、厚朴花、陳皮各 6 克，生地黃 12 克，薄荷 3 克。以上這些料煎水服用。此方對紅斑狼瘡肝脾不和證有很好的療效。

方二：

野台參、北沙參、元參各 30 克，大生地 60 克，牡丹皮、赤芍各 9 克，當歸、廣鬱金各 6 克，桃仁、血竭各 3 克，紅花 1.5 克，生黃芪 15 克。此方適合治療紅斑狼瘡氣陰兩虛證，且有很好的療效。

牙舌長期不睦

身體異常

牙舌長期不睦是舌癌的症狀表現。舌癌是最常見的口腔癌，男性多於女性。舌癌多數為鱗癌，尤其在舌前 2/3 部位，腺癌較少見，多位於舌根部，舌根部有時也可發生淋巴上皮癌及未分化癌。舌癌多發生於舌緣，其次為舌尖、舌背及舌根等處，常為潰瘍型或浸潤型。

一般惡性程度較高，生長快，浸潤性較強，常波及舌肌，致使舌運動受限，使說話、進食及吞咽均發生困難。

舌癌還可發生遠處轉移，多轉移至肺部。

・臨床表現

1. 多見於舌緣，其次為舌尖、舌背及舌腹等處，可有局部白斑病史或慢性刺激因素。

2. 常為潰瘍型或浸潤型，生長快，疼痛明顯，浸潤性強。

3. 可有舌運動受限，進食及吞嚥困難。

4. 常早期發生頸淋巴結轉移。

・治療護理

手術治療

舌癌的治療以手術切除為主。舌癌根治術是舌頜頸聯合根治術與胸大肌皮瓣移植術。手術可致患者面部畸形和功能障礙，影響患者的生命品質，所以患者會有抵觸情緒，有絕望、恐懼、拒絕治療的心理。這就需要患者與醫生的共同配合，樹立戰勝疾病的信心。接受治療，達到康復的效果。

注意口腔衛生

患者要培養每天早、晚刷牙，飯後漱口的良好習慣。可以用生理鹽水或呋喃西林液交替沖洗，每日 2 次，沖洗管放於健側，防止傷口爆裂。

定期檢查

發現牙體、牙周病要及時治療，如有病灶更應及早去除。如果發現有齲洞應早期填補；能修補利用的殘冠、殘根要及時處理，早些恢復牙齒的正常解剖形態；難以治

癒、利用的殘冠、殘根，雖無發炎、疼痛等症狀，也要及時拔除，並按時鑲牙。發現良性病灶或癌前病變，如舌體部乳頭瘤或糜爛性扁平苔蘚等，應及時切除做活檢，或積極治療，定期觀察。

睡姿的調整

患者要去枕，平臥位、頭偏向健側、頸部制動，防止牽拉胸大肌血管蒂。術後 24 小時後可予半坐臥位，拍背、勤翻身，可防止褥瘡的發生，保持室溫 22～25℃為宜。

觀察體徵

家屬要嚴密觀察患者生命體徵的變化，尤其是呼吸，要保持呼吸道通暢，如有氣管切開，注意及時吸痰，防止阻塞致窒息，做好氣管套護理，輕輕拍背有利於痰液的咳出，指導病人有效咳痰。

注意飲食的合理

舌癌患者在飲食方面要特別注意膳食的合理搭配，主食應以饅頭、麵包、包子、餃子等軟麵食為主，也可以選用雞胸脯、裏脊等較嫩的肉做菜，魚肉、蝦肉、肝泥等都可食用，可以用肉末做成鬆軟的丸子或肉餅。

蛋類不油炸以外的各種烹調方法均可。蔬菜應切碎煮爛，不應食用拌菜或粗纖維較多的蔬菜，如芹菜、豆芽、韭菜，不食辣椒、芥末等強調味品。食用水果應去皮，香蕉、橘子、蘋果、梨等均可食用。

不食花生、杏仁、核桃等乾堅果類，但可以食花生醬、芝麻醬、杏仁酪等食品。

牙齒鬆動

身體異常

牙齒鬆動，往往伴隨著咀嚼無力、牙痛、牙齦出血、口臭，直至牙齒脫落，不僅容易導致發音和容貌異常，而且會繼發消化不良和其他疾病。

一般來說，造成牙齒鬆動的原因有以下幾種。

外　傷

當外傷直接碰撞牙齒時，若有輕度鬆動，服用一些消炎藥即可；若鬆動嚴重或脫位、移位時，就應把牙齒復位，然後結紮固定於相鄰的牙齒上，並服用消炎藥。保持口腔衛生，短期內禁用此牙等，過1～2個月此牙即可恢復正常。

用力咬硬物

個別牙咬合力量過大或咬合關係異常時出現的牙齒鬆動，一般經醫生調整咬合後，消除咬合創傷，牙槽骨能自我修復，牙齒也可恢復穩固狀態。

牙周炎

牙周炎急性發作時出現的牙齒鬆動，治療主要是控制炎症，一旦急性炎症緩解，牙齒鬆動情況也就能減輕或消失。

牙周炎是指發生在牙齦、牙周韌帶、牙骨質和牙槽骨部位的慢性炎症，多數病例由長期存在的牙齦炎發展而來，形成牙周袋和牙槽骨吸收症狀。由於病程緩慢，早期

症狀不造成明顯痛苦，因此不會引起患者注意，忽略了及時的就診時間，使支援組織的破壞逐漸加重，最終導致牙齒脫落。

牙周炎是一種感染性疾病，是細菌在牙周炎的發生、發展中起了決定性的作用。細菌附著於牙齒或軟組織，形成菌斑，且在此增殖、發展並產生許多毒性因數，引起牙齦紅腫、出血，牙周韌帶的破壞，並引起支持牙齒的牙槽骨的破壞和吸收，最終導致牙齒的鬆動和脫落。

牙周炎在臨床上表現為：牙齦出血、口臭、溢膿、嚴重者牙齒鬆動，咬合無力和持續性鈍痛。

·治療護理

積極預防

控制菌斑是牙周炎最主要的預防方法。透過口腔健康教育和指導，建立良好的口腔衛生習慣，掌握正確的刷牙方法，進行有效的口腔衛生措施。在此自我菌斑控制的基礎上，定期做口腔保健治療，對於健康牙列，每半年或一年進行一次潔治，也就是俗稱的「洗牙」，去除牙結石及菌斑，對維持牙周健康非常有效。

保持良好的口腔衛生，有利於預防牙周炎的發生。早晚刷牙，飯後漱口。多種牙膏交替使用，正確選擇牙刷並定期更換牙刷。定期去醫院做超聲波牙周潔治。可適當按摩牙齦或叩齒。

每次就餐後，刷牙之前，把洗淨的食指伸進口腔，順牙的方向把積存在牙周圍的殘留物「趕」出來，還起到按摩牙床的作用。將留在口中及牙齒上的殘留物漱掉，可用

2%～5%食鹽水。上下嗑叩牙齒 10～15 次，以運動牙根部，起到固齒作用。長期堅持，能使牙周病得到控制，使未患病的牙齒得到保護。

飲食調養

養成良好的飲食習慣是治療牙周炎的關鍵，要加強營養，增強人體機能的抗病能力。平時可經常食用粗纖維食品，充分咀嚼，刺激唾液分泌，沖刷汙物，發揮按摩作用，強健牙周組織。食物不宜過於精細鬆軟，要養成雙側咀嚼的好習慣。另外，要積極治療某些原發病，如糖尿病易引起牙周病。

另外，補充豐富的高蛋白飲食，可以增強機體抵抗力及抗炎能力，提供損傷組織修復所必需的原料。供給多種維生素，尤其是 B 群維生素、維生素 C、維生素 D、維生素 E 和葉酸等。B 群維生素有助於消化，能保護口腔組織；維生素 C 可促進牙齦出血復原。要特別注意礦物質的攝入，尤其應注意鈣、磷、鋅的攝入量及其比例關係。鋅可以抗感染，增強癒合。

牙周炎患者可採取以下三種治療方法。

基礎治療

潔治（洗牙）、根面平整術、調整咬合、拔除鬆動牙並按需要輔以抗生素治療。

牙周手術

牙齦切除術、袋壁刮治術、切除新附著術等。服用強身固齒的藥物，鞏固治療效果，修復缺失的牙齒。

定期復查

針對不同情況進行處理。總之，牙周炎治療的成功，

既需要周密的計畫及精湛的治療，也需要病人堅持良好的菌斑控制，這樣才可以防止牙齒鬆動等症狀的發生。

牙齦出血

身體異常

牙齦出血是口腔疾病的常見症狀之一，是指牙齦自發性的或由於輕微的刺激，如吸吮、刷牙等症狀而引起的少量流血或唾液中帶血。

牙齦出血在臨床上主要表現為以下幾種。

牙齦出血輕者

輕度牙齦出血者量少，僅在吸吮、刷牙、咬硬食物時唾液中帶有血絲。

牙齦出血重者

重度牙齦出血者在牙齦受到輕微刺激時即出血較多，更嚴重者可自發性出血，血流不止，除牙齦局部陽性體徵外，多伴有全身其他症狀。

引起牙齦出血的疾病有很多種，如牙齦炎、長期缺乏維生素 C、牙周病、生長在牙齦上的腫瘤等，少數因患全身出血性疾病而引起牙齦出血，如血友病、血小板減少等。概括來說，引起牙齦出血的原因可分為局部性和全身性兩種。

局部原因

局部原因引起的牙齦出血，常見的是患牙齦炎和牙周炎。這些病人由於不經常刷牙，或者是刷牙方法不正確等

都會對牙齦有刺激作用，能引起牙齦發炎、腫脹、充血。這些都是口腔疾病所致，多見於牙齦炎和牙周炎。

此外，假牙不合適、食物嵌塞、牙周損傷等，都可造成牙齦出血。有的會在牙刷上留下出血的痕跡。當遇到這種情況時，不用恐慌，因為這類出血，在刷牙完畢後，很快就會停止。

全身原因

一部分牙齦出血是由於全身性疾病所引起的，這類牙齦出血往往是全身疾病的臨床症狀之一，它對全身疾病的診斷有一定的幫助，治療也要特別小心。如壞血病，它是由於缺乏抗壞血酸（也稱維生素 C）所致的全身性出血性疾病，牙齦出血就是該病的一個突出症狀。

患壞血病的患者口腔牙齦呈暗紅色腫脹，腫脹的牙齦有時可遮蓋牙冠。但隨著生活水準提高，壞血病現在已經十分罕見。

值得注意的是，各種血液系統的疾病也可出現牙齦出血的症狀，如白血病、血友病、血小板減少性紫癜、再生障礙性貧血等，常表現為牙齦出血或拔牙後出血不止。用一般的止血方法不易止住，應該引起高度警惕。

・治療護理

避免牙石的刺激

這是因為刷牙不徹底，食物殘渣遺留，常會在牙根周圍形成堅硬的結石，引起牙根發炎、充血，應及時清除結石。

正確選擇與使用牙刷

牙齦出血患者經常是因為選擇和使用的牙刷不正確，對牙根的機械性刺激大，造成牙根出血，應選用保健牙刷，採用豎刷法，可有效地防止對牙齒造成的傷害。

良好的口腔衛生習慣，可以預防牙齦炎、牙周炎的發生。堅持做到早晚刷牙，飯後漱口，清除汙物和食物殘渣，可防止牙垢和牙結石的形成。

定期檢查口腔

經常檢查口腔，保持口腔衛生，防止牙齦出血。特別要注意由殘冠、不合適的牙套（假牙）等刺激造成黏膜糜爛和出血，要及時拔除殘冠，糾正牙套。定期到醫院進行牙周潔齒是最好的牙齒保健方法。

合理的膳食

可以適當補充維生素 C 與維生素 E。維生素 C 可促進膠原蛋白的合成，可以強健結締組織和牙齒，增強血管的彈性，預防壞血病。而維生素 E 可以起到保護血管、改善毛細血管脆性的作用。

此外，還可以多吃一些含魚蛋白的食物，因為魚蛋白有豐富的膠原蛋白，增強結締組織細胞的活力。β－胡蘿蔔素與複合維生素都是對口腔有幫助的營養成分，維生素 A 增強口腔黏膜的免疫力，維生素 D 有利於鈣的吸收，鋅促進人體膠原蛋白的合成，幫助蛋白質吸收。β－胡蘿蔔素可以強化免疫系統，維持牙齒和牙床的健康。

牙齦炎

身體異常

　牙齦炎是指發生於牙齦緣及齦乳頭的急／慢性炎症性疾病，常見於兒童與青少年，在臨床上表現為牙齦腫痛、出血等。屬中醫「牙宣」的範疇。

・臨床表現

　牙齦炎是由於牙菌斑和局部異物如牙結石、食物阻塞，充填物的懸突等長期刺激等引起的。細菌感染也是本病發生的原因，常見的細菌（如金黃色葡萄球菌、肺炎雙球菌、鏈球菌等）產生毒素使牙周組織發生炎症。

・治療護理

藥物治療

1. 抗生素

　全身疾病引起者，應以治療全身疾病為主。急性炎症期可選用螺旋黴素 0.2 克，每日 3～4 次；甲硝唑 0.4 克，每日 3 次；先鋒 5 號 0.25 克，每日 3～4 次：青黴素 80 萬單位肌內注射，每日 2 次。

2. 適當使用維生素 C、維生素 A 及維生素 D，以提高機體抵抗力和修復能力，有助於牙周組織的修復。

3. 局部用藥

　可在清除牙垢、菌斑和食物殘渣後應用。可選擇性使

用含漱藥物，如口泰含漱液、雅士潔口淨等。

手術治療

牙齦增生是牙齦炎中最常見的症狀之一。牙齦增生明顯者可進行牙齦切除術，可以有效地防止牙齦增大。

針刺穴位療法

體穴：常取合谷、頰車、下關、地倉、曲池、內庭。

太衝耳穴：常取肺、脾、胃、肝、口腔、腎上腺。

飲食調理

患者在發病期間禁食各種生硬、粗糙食物。特別是辛辣食物，會引發口腔上火，致使牙齦炎再度復發。要多吃一些清淡食物，進餐要規律，細嚼慢嚥，多食蔬菜，如胡蘿蔔、菠菜、木耳。

適量進食水果，如山楂、蘋果。多攝取一些含維生素與蛋白質多的營養食品，對恢復病情有幫助。

身體部位六

口唇乾燥

身體異常

口唇乾燥患者多見於高熱嚴重脫水、乾燥綜合徵、核黃素缺乏、有舔舌習慣者。其中以乾燥綜合徵最為常見。乾燥綜合徵是一種以侵犯淚腺、唾液腺等外分泌腺體為主的慢性自身免疫性疾病，又稱為自身免疫性外分泌腺體病。

主要表現為乾燥性角膜結膜炎、口腔乾燥症或伴發類風濕性關節炎等其他風濕性疾病，它可累及其他系統如呼吸系統、消化系統、泌尿系統、血液系統、神經系統以及肌肉、關節等，造成多系統、多器官受損。

・臨床表現

慢性自身免疫性結締組織疾病

這種病症可發生於任何年齡，但以中年後發病居多，而且女性占90%以上，該病的發生與遺傳、內分泌、病毒感染可能有關，患者表現為眼乾，口鼻乾燥，嚴重者無淚，無唾液，進食用水送，部分女性患者陰道乾燥，痛苦異常。病變常累及肺，肝，腎，胃腸，皮膚，關節及淋巴等，常繼發類風濕性關節炎，紅斑狼瘡等。

在口腔部位的表現

乾燥綜合徵患者容易有口乾思飲，嚴重者有進食困難等症狀。由於唾液少而沖洗作用減低，易發生齲齒，唾液

腺體腫大可持續存在或反覆發作，很少繼發感染。如腺體硬呈結節狀，應警惕惡性變。

　　乾燥綜合徵屬於中醫「燥症」範疇，症候表現以內燥為主，也有外燥表現。多因內熱津傷或久病精血內虧，或失血過多，或汗，吐，下後傷津液所致。因此，我們把滋陰清熱，養血潤燥作為主要治療法則。

・治療護理

口腔保健

　　由於乾燥綜合徵患者唾液分泌減少，易發生齲齒及其它口腔感染如化膿性腮腺炎、口腔潰瘍等，因此，要特別注意口腔衛生，養成飯後漱口或刷牙的良好習慣，定期作口腔檢查，這樣有助於預防口腔感染及齲齒的發生。經常濕潤口腔是緩解口腔乾燥的簡便方法，咀嚼口香糖或無糖糖果有刺激唾液腺分泌作用。

　　另外，有口腔潰瘍者，可經常用金銀花、白菊花或烏梅甘草湯等代茶頻服或漱洗口腔。

生活調養

　　乾燥綜合徵主要靠預防，患者應該從精神調養、飲食調整、加強鍛鍊等多方面去協調。

　　最主要的就是要保證飲水的充足，可以多攝取一些粥、豆漿，多吃些蘿蔔、蓮藕、荸薺、梨、蜂蜜等潤肺生津、養陰清燥的食物。

　　在水果方面可以多吃一些梨，梨有生津止渴、止咳化痰、清熱降火、養血生肌、潤肺去燥等功能，很適合有內熱患者，出現肺熱咳嗽、咽乾喉痛、大便乾結的人食用。

儘量不要吃辣椒、蔥、薑、蒜、胡椒等燥熱之品，少吃油炸、肥膩食物，以防加重乾燥症狀。

精神調養

預防乾燥綜合徵，平時應注意保持樂觀情緒，經常到空氣新鮮的地方去散步，吐故納新，以收斂「神氣」，使肺氣不受燥邪的侵害。

患者要有足夠的信心與耐心去對待自己的疾病，不要抱有悲觀的思想，要積極參加鍛鍊，增強自身的抵抗能力，同時還要定期去做檢查，配合醫生的治療，這樣才可以使自己能更快地恢復健康。

・藥膳食療

1. 梨子粥

取梨 2 個，粳米 100 克。將梨洗淨後連皮帶核切碎，加粳米煮粥。此粥具有生津潤燥、清熱化痰的功效，很適合乾燥綜合徵患者服用。

2. 芝麻粥

黑芝麻 30 克，粳米 100 克。將黑芝麻用水淘洗乾淨，曬乾後炒熟研碎，同粳米煮粥。芝麻可潤五臟、補虛氣，可有效緩解乾燥。

3. 麥門冬粥

麥門冬 30 克，粳米 100 克。用麥門冬煎湯取汁，再以粳米煮粥待半熟，加入麥門冬汁和冰糖適量同煮。麥門冬可養陰生津，對肺燥、乾咳、少痰等症狀效果較好。

口唇糜爛

身體異常

　　如果口角處發生糜爛，並伴有紅斑、水腫、滲液、脫屑等症狀，口角處可見向外輻射的皺紋，多為雙側口角同時發生，也有個別發生於單側的，這是口角炎，俗稱爛口角。

　　口角炎是一種常見的口腔疾病，俗稱爛嘴角，常發生在口角黏膜的一側或兩側。因病因不同而分為營養不良性口角炎、球菌性口角炎、真菌性口角炎。營養不良性口角炎在營養缺乏和 B 群維生素缺乏者中常有發生，以 B 群維生素缺乏引起的口角炎最常見。

·臨床表現

　　口角炎患者在臨床上表現為上下唇聯合處潮紅、充血、乾燥脫屑、皸裂糜爛、結痂、繼發感染，引起灼熱痛等。在一般情況下 1～3 週可癒合。如果是營養不良、維生素缺乏口角炎，糜爛唇面覆蓋灰黃色或黃褐色痂，多無明顯自發性疼痛。由細菌或黴菌感染口角炎，在兩側口角區出現紅色炎症，局部皮膚黏膜變厚，伴有細小橫裂紋，長期不癒。反應性口角炎，發病迅速，疼痛明顯。

·治療護理

藥物治療
　　患者可用一些油脂或防裂油塗在上面，也可以服用維

149

生素 B$_2$，每日 3 次，每次 1～2 片，局部可塗用冰硼散或雲南白藥。如已經糜爛發炎，可用 1%的龍膽紫藥水在口角上每日塗搽兩次。還可以服用複合維生素 B；局部可塗用硼砂末加蜂蜜調勻製成的藥糊。

如果出現糜爛或潰瘍，可採用局部清洗，然後用紅黴素軟膏塗搽，採用這些簡單的治療方法，口角炎也會在很短的時間內治癒。

飲食治療

口角炎患者可以多攝取一些蛋、牛奶、豆製品、胡蘿蔔、新鮮綠葉蔬菜等。蔬菜要先洗後切，切後儘快下鍋；炒菜時可適量加點醋。米中含有豐富的維生素，所以在蒸米飯時不要過度淘洗，因為 B 族維生素很容易溶解於水，會破壞其中的營養。

此外，要保持口唇的清潔衛生。進食後要注意潔淨口唇。口唇發乾時，不妨塗抹少許甘油、油膏或食用油，以防止乾裂的發生。

注意千萬不要用舌頭去舔口唇。因為唾液中的氯化鈉、澱粉酶、溶菌酶等很容易在嘴角處殘留，形成一種高滲環境，從而導致局部皮膚越發乾燥，並發生糜爛。

除以上治療方法以外，口角炎患者還可以採取外治法與中藥治療方法。

外治法

口角乾燥結痂而疼痛者，治用清熱潤燥法，可塗黃連膏或麻油，每日數次；口角濕爛者，應用解毒祛腐之品，用黃柏、野薔薇根等分為末，調敷局部，每日 1～2 次。

中藥治療

方一：

乾葛 10 克，升麻 9 克，赤芍 9 克，甘草 5 克，黃芩 9 克，麻黃 3 克，肉桂 1.5 克，生石膏 15 克，生薑 2 克，蔥白 1 根。水煎服。此方適於脾胃鬱熱，舌苔黃膩口臭者。

方二：

白朮 15 克，青皮 9 克，炮薑 6 克，製半夏 10 克，木香 3 克。水煎服。對症屬脾虛濕濁不化，舌淡苔白者，宜健脾祛濕有很好的療效。

口唇疱疹

身體異常

口唇疱疹又稱疱疹性唇炎，多見於青少年以及成年人，是由於過去患過單純疱疹的潛伏病毒所引起的，屬於復發性感染。先有灼熱瘙癢的感覺，接著會出現刺痛、紅斑，一般在 24 小時之後出現單個或成簇的小水瘡。

好發部位在唇紅部黏膜及鄰近皮膚上，有成簇水疱，發癢，破潰後結痂，有自限性及復發性。

・臨床表現

口唇疱疹主要由鼻咽部、口腔、眼部的分泌物相互傳染，也可由皮膚接觸傳染，患者用過的筷子、飯碗如未經消毒也可感染他人。新生兒、重度營養不良或有其他疾病的兒童較容易感染單純疱疹病毒。

·治療護理

生活調養

口腔疱疹患者在日常生活中要保持患部乾爽，勤換牙刷，以免牙刷上的病毒殘留，造成多重疱疹。不要將牙刷放到浴室中，因為浴室會滋生許多的細菌，患者儘量使用小條牙膏，以免牙膏的開口有細菌殘留，如果患部出現傷口，可在傷口處塗上凡士林，但切忌用手直接塗抹，應以棉花棒蘸入凡士林。作息時間要規律，儘量不熬夜，積極參加鍛鍊，加強運動。

運動有助於強化免疫系統，免疫系統愈強，愈能抵抗病毒入侵。運動也是放鬆心情的極佳方法。此外，還要避免情緒失控，因為緊張的情緒會引起單純疱疹病毒復發。高度的壓力未必是此病的禍首，主要是你如何看待它，如何處理它。擁有一個彼此關懷及照應的人際關係，是避免陷於高度壓力的最佳方法。患者要放鬆心情，當症狀出現後，你可借某些放鬆心情的運動來減輕壓力。比如，聽音樂、散步、游泳等。

飲食調養

口唇疱疹患者在飲食上要注意多喝水，尤其對於兒童來說要防止脫水。飲食方面儘量避免刺激性強的菸、酒、咖啡、濃茶等，忌辛辣魚腥及雞肉、狗肉、蝦、蟹、豬頭肉、鵝肉、甜膩品等容易復發的食物。可以多吃一些具有清熱解毒作用的清淡之品，如綠豆芽、冬瓜、黃瓜、西瓜、絲瓜、小白菜、鮮藕、馬蘭頭、薺菜、芹菜、生菜、酸乳酪，及酸性食品。

如果常患唇疱疹，應檢查是否甲狀腺功能不足。

中藥療法

方一：

魚腥草、生山楂各 15 克。水煎。魚腥草具有抗病毒、抗病菌的作用，山楂具有消積化滯、收斂止痢、活血化瘀等功效，這些對口唇疱疹有很好的治療效果。

方二：

綠豆衣、金銀花、馬齒莧各 30 克。泡水代茶飲。

此外，可用馬齒莧 30 克，煎水待涼，用紗布疊 5～6 層；浸透作濕敷，每次 20 分鐘，每日 2～3 次。對預防口唇疱疹復發有很好的作用。

口唇肥厚增大

身體異常

口唇肥厚增大見於克汀病、黏液性水腫，以及肢端肥大症等。其中肢端肥大症最為常見。肢端肥大症為垂體前葉機能亢進症之一，發生於青春期後。巨人症常繼續發展為肢端肥大症。分泌生長激素旺盛。病因不明。起病緩慢，一般自 20～30 歲起病，表現為手足粗大，顏面皮膚粗厚，耳、鼻、唇、舌肥大，前額眉弓隆起，顴骨突出，下頜部伸長，面容醜陋。脊背常後突。發音低沉而粗大。

此外，還可有性慾和其他內分泌功能失調的現象。常有糖尿病的症候群。若腦垂體腫瘤較大，可引起頭痛、視力下降等症狀。

·治療護理

藥物治療

對於肢端肥大症治療效果比較好的藥物有兩種：一是溴隱亭，這種藥可以有效抑制腫瘤分泌生長激素，降低血液中生長激素濃度，但是價格高，需要量較大，停藥後生長激素又會上升，很難根治；二是人工合成的長效生長激素釋放抑制激素，能有效地抑制腫瘤細胞分泌生長激素，血液生長激素濃度明顯下降，甚至腫瘤也能縮小。

其缺點是停藥後生長激素很快上升，需皮下注射，長期治療不方便，還有一些副作用，而且這種藥目前正在研究階段，市場上並無出售。

放射治療

如果患者全身情況較差，手術危險性大，或病人堅持不願手術者，可作放射治療。手術未能全部切除腫瘤者術後也應放射治療，以增強療效。單純作放射治療，起效慢，生長激素水準逐步下降，1～3 年後生長激素水準可以明顯下降，療效可持續 7～8 年，甚至更久。最終約 36% 的病人生長激素水準降到正常或接近正常。是一種比較可取的治療方法。

手術治療

如果患者自身條件能夠耐受手術，應首先考慮手術治療。對腫瘤向上生長壓迫視交叉，影響視力、視野者更應及早手術，以挽救視力，避免失明。

近年來不少醫院開展了經蝶鞍途徑切除垂體瘤，手術方便，而且危險性小，對病情恢復有很好的療效。

此外，肢端肥大症患者在日常生活中要注意以下幾點。

加強鍛鍊

對於肢端肥大症患者來說，合理的鍛鍊對恢復病情有很大的幫助，患者可以採取慢跑或者散步的方式，以此來提高自身的免疫力。要樹立良好的心態，對於病情要抱有一種積極的態度。要時刻樹立戰勝疾病的信心，配合醫生的治療，這樣病情才可以更快的恢復。

飲食的調整

肢端肥大症患者在飲食上一定要注意合理的搭配，切不可盲目的暴飲暴食，可以多吃一些低熱量的食物。

冬瓜，具有味甘性寒、利尿、消腫解毒、清熱止咳等功效。是減肥佳品，肢端肥大症患者可以多吃一些冬瓜，如冬瓜湯、海米炒冬瓜等。

紅豆，含有較多的膳食纖維，有良好的潤腸通便，降血壓，調節血糖，解毒抗癌，健美減肥功能。患者可以經常食用。

唇　裂

身體異常

唇裂俗稱兔唇，是頜面部常見的先天發育畸形。唇裂在臨床上表現為單側唇裂與雙側唇裂。單側唇裂是指上唇一側裂開。只有唇紅部或上唇部分裂開，但未裂到鼻底為部分裂；唇紅至鼻底完全裂開為完全裂。雙側唇裂是指雙

側上唇裂開但均未到鼻底。

引起這種疾病的原因有以下幾種。

內分泌的影響

妊娠早期的婦女在患病時，使用藥物治療後出生的嬰兒即有某種先天畸形的發生。

此外，在唇裂患兒家族史的調查中，也發現有的母親在懷孕早期曾有過各種明顯的精神創傷因素，推論可能由此而出現應激反應，導致體內腎上腺皮質激素分泌增加，而誘發先天性畸形。

菸酒因素

孕婦在妊娠早期大量吸菸及酗酒，其子女發生唇裂的概率比無菸酒嗜好的婦女要高，因而也是導致胎兒發生唇裂的可能因素之一。

環境因素

主要指胚胎生長發育的環境而言，母體的整個生理狀態即構成了胚胎發育的環境條件。因此，在妊娠前三個月內，當母體的生理狀態受到侵襲或干擾時，很可能會影響胎兒頜面部的生長發育。

遺傳因素

唇裂的患者可發現在直系親屬或者旁系親屬中也有類似的畸形發生，因而認為唇裂畸形與遺傳有一定的關係。遺傳學研究認為唇裂屬於多基因遺傳性疾病。

感染和損傷

母體在妊娠初期如遭受某種損傷，特別是能夠引起子宮及其鄰近部位的損傷，如不正當的不全人工流產或不科學的藥物墮胎等，都能影響胚胎的發育而導致畸形。母體

罹患病毒感染性疾病如風疹等，也能影響胚胎的發育而成為唇裂發生的可能誘因。

・治療護理

唇裂兒童的餵養

盡量用母乳餵養，讓新生兒垂直坐在母親大腿上，母親需要用手擠壓乳房，以促進噴乳反射，壓住嬰兒唇裂處，以此來增加新生兒的吸吮力。因為在母乳中含有多種免疫物質及溶菌酶，可增加新生兒的抗病能力，所以初乳一定要保證供給新生兒。由於新生兒吸吮力低下，每次吸進的乳汁相對較少，所以每次哺乳後要用手擠壓乳房中的乳汁，再用小勺餵給新生兒吃。

新生兒唇裂腭裂的矯形手術適宜的時期為嬰兒半歲，體重要達到 7.5 千克，為配合以後手術，要改變小兒的飲食習慣，採用匙勺餵養。因為吸吮乳房時，會增加上唇張力和過度活動，會使以後的傷口癒合受到影響，從而影響手術效果，因此早期就要訓練嬰兒的匙勺餵養習慣，隨著嬰兒的增長，最好讓孩子習慣使用杯子喝奶。

預防感染

唇裂的嬰兒容易引起慢性中耳炎、肺炎等病症，由於吃不好奶，使奶由咽喉進到耳朵裏或誤入氣管中到達肺轉變為肺炎。所以，家長要密切觀察新生兒的變化，及早發現異常，如有體溫升高、啼哭不止、咳嗽，要及時去醫院進行診治。

心理護理

家長要多與新生兒說話，促進父母與孩子之間的交

流，鼓勵母親在生理狀態許可的情況下，積極參與護理孩子的活動，並積極為孩子查閱各種資料幫助孩子聯繫較好的矯形醫院，為以後手術做充分的準備。

尤其要注意的是，新生兒期的心理護理，對今後發展良好的母子心理、培養母子親情具有重要意義，有助於幫助新生兒塑造良好的性格。

上唇蒼白泛青

身體異常

上唇蒼白泛青一般表現為大腸虛寒，患者常會有打寒戰，冷熱交加的症狀，大腸陽氣虛衰而不能固攝所表現的證候。又稱腸虛滑泄證。多由過食生冷，久病傷陽，久瀉久痢，使大腸傳導失常所致。

·臨床表現

這種症狀多見於慢性腸炎。慢性腸炎是指腸道慢性炎症的疾病。病因可為細菌、黴菌、病毒、原蟲等微生物感染，也可為過敏、變態反應等原因所致。

慢性腸炎的臨床表現如下。

體徵方面

患者具有長期腹部不適或少腹部隱隱作痛，查體可見腹部、臍周或少腹部為主，有輕度壓痛、腸鳴音亢進、脫肛。

全身症狀

患者呈現出慢性消耗症狀，面色蒼白、精神不振，四肢乏力。如在急性炎症期，除發熱外，還會出現脫水、酸中毒或休克出血表現。

消化道症狀

患者常呈現間斷性腹部隱痛、腹脹、腹痛、腹瀉為本病主要表現。情緒易波動、或大便次數增加，日行幾次或數十餘次，肛門下墜，大便不爽。

慢性腸炎急性發作時，可見高熱、腹部絞痛、噁心嘔吐、大便急迫如水。

·治療護理

西醫藥物治療

慢性腸炎患者可選用次碳酸鉍、複方樟腦酊、黃連素、元胡止痛片、胃腸靈、阿托品、普魯苯辛、利眠寧等藥物，使用方法和劑量需遵醫囑。

病情出現發熱、脫水、休克可適當選用抗生素，必要時輸液輸血或吸氧。

中醫藥物治療

脾虛泄瀉患者可給予補中益氣丸或人參健脾丸。

腎陽虛衰泄瀉患者可給予附桂八味丸或附子理中丸。

肝氣乘脾泄瀉患者，可給予痛瀉要方或逍遙丸服用。

慢性腸炎患者在日常生活中要注意以下幾點。

增強體質

患者要積極參加鍛鍊，使脾旺不易受邪；例如慢跑，散步等，多運動可以有效地增強機體的抵抗力。

另外保持心情舒暢，避免強烈刺激，樹立戰勝疾病的信心。配合醫生的治療。對恢復病情有很好的作用。

飲食調理

慢性腸炎患者尤其要注意飲食，特別是衛生方面，要多開展一些衛生運動，消滅蒼蠅，加強飲食衛生和水源管理；不吃變質的食物，不喝生水，生吃瓜果要燙洗，要養成飯前便後洗手的良好習慣。儘量多吃一些容易消化的食物，如米湯、粥湯等。

如果有腹瀉者，可以飲用淡薑湯，這樣可以溫和脾胃，調和胃氣。一定不要吃辛辣、肥甘厚味的食物。

慢性腸炎患者如伴有脫水現象時，可喝些淡鹽開水、菜湯、米湯、果汁等，以補充水分的流失。排氣、腸鳴過強時，應少吃蔗糖及易產氣發酵的食物，如馬鈴薯、紅薯、白蘿蔔、南瓜、牛奶、黃豆等。

· 藥膳食療

1. 大蒜粥

大蒜 30 克，粳米 100 克。將大蒜去皮，切碎末，把粳米放到 1000 毫升的水中煮粥即可。早、晚溫服。此方具有止痢、止瀉效果。

2. 山藥蓮子粳米粥

山藥 30 克，蓮子 20 克，粳米 100 克。把三者放入鍋中煮粥，早、晚各服用一次。此粥具有健脾和胃及止瀉的功效。

下唇絳紅色

身體異常

引起下唇絳紅色的常見原因是腹脹，腹脹是一種常見的消化道症狀，大多是由於胃腸道記憶體在過量的氣體所致，患者可有噯氣、腹脹、腸鳴及腹痛等症狀。

腹脹是指腹部膨隆，可由於腸腔、腹腔內積氣、積液、腹內巨大囊腫、實性腫物或腹肌無力引起。小兒腹脹多以氣脹為主。

・臨床表現

除胃與結腸外，小腸內均無氣，新生兒小腸內正常均應充氣，無積氣則多為病理現象。特別是飽食後全腹膨脹，常高出劍突，饑餓時則腹部空癟。

如果持續膨脹不癟，並有張力則可認為是腹脹。嚴重腹脹者會直接影響到呼吸，不能平臥。

・治療護理

指壓治療

按摩以下穴位有助於減輕胃腸脹氣：任脈氣海穴、手陽明大腸經合谷穴，足太陰脾經三陰交穴及足陽明胃經足三里穴。

針灸治療

以上穴位按摩如果進行針刺也可以減輕症狀，另外，

任脈穴位也可以進行針灸治療。對緩解腹脹有很好的作用。

生活要規律

生活要有規律可循，腹脹患者要多注意休息，避免熬夜，要早睡早起，調節自己的情緒，避免過度緊張，禁止從事過重的體力勞動或者高度緊張的腦力勞動等。此外，保持良好的心情，也是對恢復病情的一種幫助。

清潔環境衛生

要注意環境衛生，尤其是患者居住的環境要特別注意，消滅蒼蠅、蟑螂等，不共用衛生器具，對周圍環境要經常消毒，做到預防為主。

營養及飲食

腹脹患者要慢慢增加飲食中的纖維量，要避免進食一些豆類以及發酵食品，儘量少喝碳酸飲料，避免同時吃蛋白質以及糖類混雜的食物，吃飯不過飽，不要同時吃很多食品。不要狼吞虎嚥。

如果消化功能減退，加上活動量少，也很容易產生腹脹感，要想消除腹脹感，首先要注意節制飲食，少食多餐，特別是晚餐不宜過多，以減輕腸胃的負擔。飲用水要經過消毒，不飲不潔淨的水和未經消毒或煮開的水。

加強運動健身

常參加運動健身，不但可以提高人體免疫力，透過打球、游泳、爬山等來解除心中的壓力。還可以幫助維持正常的消化功能，增加患者的食慾，因此，每天儘量堅持一小時左右的適量運動。

需要提醒的是，對某些患者來說，「腹脹」可能是某

些疾病的先兆，也可能是症狀之一，如肝硬化、膽囊炎、結腸炎等，特別是頑固性腹脹，很可能是胃癌、肝癌等先兆症狀，有的人總是忽略這些症狀，沒有提高警惕，很容易誤診，因此，凡是有逐漸消瘦、食慾減退等症狀者，千萬不要麻痺大意，要及時去醫院就診。

下唇蒼白

身體異常

下唇蒼白屬於胃虛寒，一般伴有上吐下瀉、胃陣痛；另外，貧血或者是生殖器官有病的女性，也會出現嘴唇蒼白，為胃虛寒，會出現上吐下瀉、胃部發冷、胃陣痛等症狀。

胃虛寒也就是我們平時所講的胃寒，是指脾陽虛衰，飲食過於生冷，或寒邪直中所致陰寒凝滯胃腑的病症。

胃寒主要的原因就是因沒有養成良好的飲食習慣和飲食不節制，以及經常吃過於生冷的食物所引起。再加現代人由於生活節奏快，精神壓力大，也是導致胃病出現的直接原因。因此，調整飲食習慣也就成為胃寒患者首先要做的事情。

·治療護理

自我保養

胃寒患者在日常生活中最重要的就是要保養，儘量做到不吸菸、不喝酒，控制這些不良嗜好對恢復自己的病情

有很好的幫助。

安排好自己的生活秩序，也是調養病情的一個重要方面。避免熬夜，儘量不要喝一些咖啡或濃茶之類影響睡眠的東西，保證充足的睡眠也是養病的一個法寶。

對於胃寒患者要避免穿一些太緊的衣服。體重超重者要適當減重。

情緒調養

醫學專家認為，胃病的發生與發展，與人的情緒、心態密切相關。因此，胃寒患者要特別注意心理的調節，保持精神愉快和情緒穩定，避免緊張、焦慮、惱怒等不良情緒對病情的刺激。同時，還要多注意勞逸結合，防止因過度疲勞影響胃病的康復。

總之，良好的心態有助於病情更快的恢復。

注意保暖

對於胃寒患者來說，保暖是最重要的，由於晝夜溫差變化較大，患有慢性胃炎的人，要特別注意胃部的保暖，適時增添衣服，在夜晚睡覺時要蓋好被褥，以防因腹部著涼而引發胃痛或胃寒，而加重舊病。

調節飲食

除此之外，胃病患者的飲食應以溫、軟、淡、素、鮮為宜，要做到定時定量，少食多餐，使胃中經常有食物和胃酸進行中和，從而防止侵蝕胃黏膜和潰瘍面而加重病情。

胃寒患者要多攝取一些具有營養的食物。多補充一些高蛋白食物及高維生素食物，保證機體的各種營養素充足，每餐最好吃 2～3 個新鮮山楂，以刺激胃液的分泌。胃

寒患者可以多吃一些胡椒或生薑之類的暖胃食品。這些食物可以很好的調理胃寒的病症。

胃寒患者儘量不要吃綠豆、柿餅、生番茄、竹筍、海帶、生黃瓜、生地瓜、金銀花、薄荷、鴨蛋、豆腐等這些性涼生冷的食物，水果中也不宜吃柿子、香蕉、苦瓜、梨等苦寒食品。這些都會使胃寒疼痛加劇。

・藥膳食療

1. 白糖醃薑

鮮薑 500 克，白糖 250 克。把鮮薑研成細末，與白糖醃在一起即可。每日 3 次，飯前吃，每次吃 1 勺。薑是暖胃的良藥，堅持服用，會收到良好的效果。

2. 白酒燒雞蛋

二鍋頭白酒 50 克，雞蛋 1 個。把酒倒在茶盅裏，打 1 個雞蛋，把酒點燃，酒燒乾了雞蛋也熟了。早晨空腹吃。堅持吃一、二次可癒。注意雞蛋不加任何調料，對治療胃寒有較好的效果。

唇內紅赤或紫絳

身體異常

唇內紅赤或紫絳是肝火旺的症狀，肝火旺盛在臨床上表現為：心煩易怒，口乾口苦，睡眠不好，情緒偏激等。

肝臟屬於消化系統中的解毒篩檢程式官，所有外來物

的毒素及由下腹腔回流到心臟的血液，都要經過它處理。一旦血液循環不暢，解毒過程及下腹腔血液回流就引起肝臟受阻，形成充血及下腔靜脈受壓。從而引發肝火上升，引致頭脹頭痛。

· 治療護理

調整情緒

肝火旺患者在生活中尤其要注意情緒的控制，調整自己的心態，不要因為一點小事就生氣，積極參加一些活動，如打球、游泳等，來豐富自己的業餘生活，這樣可以很好地分散一些不良情緒。還可以鍛鍊身體，修身養性。

飲食調養

肝火旺患者在飲食上要注意合理的搭配，對肝火旺盛的患者來說，適宜吃一些清淡類的食物，多攝取一些新鮮蔬菜與水果，對清肝火有很好的幫助。

· 藥膳食療

1. 菊花粥

採秋季霜降的菊花，去蒂，烘乾或蒸後曬乾，磨粉。把粳米放入加水的鍋中如常法煮粥，待粥將成時，放入菊花末，稍煮一、二沸即可。此粥具有清肝明目的作用。

2. 芹菜粥

新鮮芹菜 60 克，粳米 100 克。把芹菜切碎放砂鍋內，加水如常法煮粥，每日早、晚溫熱服食。要現煮現吃，不宜久放。對治療肝火旺盛有很好的效果。

3. 清肝湯

胡蘿蔔、荸薺、甘蔗、雪梨各適量。把以上四種原料放到鍋中煲水飲，此湯性質略寒，最適合肝火旺盛者飲用。脾胃弱者不能常飲。

4. 桑葉菊花茶

夏枯草 12 克，桑葉 10 克，菊花 10 克。將夏枯草、桑葉加入適量的水浸泡半小時後煮半小時，最後加入菊花煮 3 分鐘，即可代茶飲。可用冰糖或蜂蜜調味。

夏枯草具有清火明目，降肝火的作用，對治療肝火旺盛有很好的療效。

5. 枸杞菊花茶

枸杞、菊花各適量。先把枸杞煮 30 分鐘，加入菊花後再煮 3 分鐘，就可作茶飲。適用於頭暈腦脹、眼赤目乾，還可以預防肝火上升。

唇內黃色

身體異常

唇內黃色是肝炎的症狀表現。肝炎是最常見的嚴重傳染病，它通常被分為五型，即 A 型、B 型、C 型、D 型、E 型肝炎。

肝炎是肝臟炎症的統稱，肝炎之所以嚴重，是由於它擾亂了肝臟產生膽汁幫助消化、調節血液化學成分、清除血液中潛在毒物的功能。由於本病可能被誤診為流感，或者由於一些病人沒有任何症狀，致使許多肝炎病例沒能被

診斷出來。

·臨床表現

肝炎的症狀一般表現為發熱、體虛、噁心、嘔吐、肌肉痛、頭昏、頭痛、腹痛，而且通常有黃疸，其早期症狀類似感冒，部分患者有肝臟輕度腫大、厭油，腹脹持續且明顯，常有齒齦出血及鼻出血。

皮膚有毛細血管擴張，手、足掌可見朱砂一樣的密集紅斑，以大小魚際明顯，稱為肝掌。

有的人常有低熱、月經失調、性功能紊亂或減退，部分患者兼有關節炎、腎炎、糖尿病、乾燥綜合徵等肝外損害表現。感染性的肝炎在黃疸出現前的 2 至 3 週及出現後的 1 週均具傳染性，患者的糞便中帶有肝炎病毒，因此需隔離治療。

A 型肝炎及 B 型肝炎是最常見的肝炎種類。此二型均由病毒引起且都有傳染性。A 型肝炎是由人與人的接觸、飲食、糞便及其他接觸方式而傳染的。B 型肝炎則通過污染的針頭及針筒、吸血昆蟲、輸血及某些形式的性行為而傳染，85%的同性戀者患有此疾。B 型肝炎傳染性極高，而且有可能致命。

C 型肝炎一般由血液傳染，如輸血和污染的針管等。C肝一般症狀較輕或者沒有症狀，20%～30%的病毒攜帶者10 年後發展為肝硬化。

D 型肝炎只出現在 B 肝病人中，並且病情嚴重。它可以通過母嬰傳播或性接觸傳播。

E 型肝炎主要發生在亞洲、非洲和墨西哥，它與 A 肝

的傳播途徑類似，但危險程度比 A 肝要高。

·治療護理

注意休息

肝炎患者要儘量保持臥床休息，這樣可以使肝臟血流量增加，有利於肝臟修復和促進肝細胞再生。如果感覺良好，也可以下床做適當的運動，避免接觸其他人，以免病毒傳播。

少看電視

肝炎患者要儘量少看電視，因為肝臟發生病變，肝內貯存的維生素 A 的數量減少，肝炎又使肝臟分泌膽汁減少，視網膜內的桿狀細胞因缺乏維生素 A 不能合成視紫紅質，如果肝炎患者經常看電視，就會消耗過多的視紫紅質，以至於出現視覺模糊，視力減退，甚至產生乾眼病與夜盲症。因此，要儘量少看或不看電視。

保證睡眠充足

肝炎患者每晚應保證 8 小時睡眠，中午午睡 1 小時，在睡覺時儘量不要吃太飽，也不要喝濃茶、咖啡等能令人興奮的飲品。如果睡眠效果不是很好，可根據醫生的建議，服用一些促進睡眠的藥物。

攝取充足的營養

充足的營養是治療肝炎的重要因素，對於肝炎患者來說，營養均衡並能提供適當的簡單飲食對恢復病情有很好的幫助。但每次不要吃太飽，儘量做到少食多餐。

肝炎患者可以多吃一些含維生素豐富的食物，如全穀類食物，水果、蔬菜，以及煮熟的乾豆與豌豆等，這些食

物都有助於消除積聚在肝臟及膽囊中的膽汁酸和毒物。

積極預防

預防肝炎最主要的目的就是要接受預防免疫，保持良好的個人衛生習慣，避免接觸病人的血液與體液，家屬與患者儘量保持隔離，不要共用同一物品。儘量避免生食小水產或者生吃動物肉。

禁止飲酒

肝炎患者一定要戒酒，因為喝酒以後，乙醇經門靜脈輸入肝臟，在肝臟代謝形成乙醛，明顯會損害肝臟，科學研究表明，每天吸收 40 克酒精，五年之後必定會引發酒精性肝病。因此，肝炎患者一定要杜絕飲酒。

·藥膳食療

1. 水煎玉米鬚

玉米鬚、太子參各 50 克，用水煎服，每天早晚各一劑，對治療急、慢性肝炎有明顯的療效。

2. 枸杞雞蛋湯

將 2 個雞蛋與 30 克枸杞放到清水內煮熟，再剝去蛋殼，繼續煮，吃蛋喝湯，連續服用 3 至 5 天，對治療肝炎有很好的輔助治療效果。

3. 鴨梨柳枝飲

鴨梨 1 個，洗淨切成片，與 3 節柳枝一同用水煎，喝湯吃梨，每天服用一次，對治療傳染性肝炎有很好的療效。

唇色泛白

身體異常

唇色泛白是血虛的特徵，由於血液循環弱，患者在比較寒冷的季節會出現四肢冰冷發紫，還有一種症狀是貧血，是由營養失調引起的。血虛在臨床上表現在心肝二臟。心血不足表現為心悸怔忡，失眠多夢，神志不安等。肝血不足，不能上榮則面色無華，眩暈耳鳴，兩目乾澀，視物不清或雀目；不能濡養筋脈，則肢體麻木，筋脈拘急，肌肉拆動；由於中醫認為肝主筋，爪為筋之餘，肝血不足，爪甲失養，枯薄脆裂。頭眩目花、耳鳴耳聾、面色蒼白、心悸失眠，嘴唇、指甲、眼瞼缺少血色，全身乏力，婦女閉經或經少，白細胞、紅細胞、血小板減少等血虛徵象。

·臨床表現

中醫上講的血虛，類似於現代醫學的貧血症，患者會經常出現頭暈、眼花、面色萎黃、失眠、多夢、月經不調等症狀。

引發血虛的原因可以歸納為臟腑失於濡養、血不載氣兩方面。

臟腑失於濡養

中醫上講心主血，肝藏血，所以中醫五行學說認為，心為肝之子，肝為腎之子。根據虛則補其母和陽生陰長的

道理，在治療時補心常兼補肝，補肝常兼滋腎。在血虛較為嚴重的情況下，補血方內還常加入補脾肺之氣的藥物。

血不載氣

中醫認為，血為氣之母，氣賴血以附，血載氣以行。血虛，氣無以附，遂因之而虛，故血虛常伴隨氣虛，病人不僅有血虛的症狀，而且還有少氣懶言、語言低微、疲倦乏力、氣短自汗等氣虛症狀。臨床常見血虛而致氣虛的慢性失血證。特別是在大失血情況下，氣隨血亡而脫，此時氣脫反而成為主要矛盾。大氣下陷則出現氣短不足以息，或努力呼吸有似氣喘，或氣息將停，危在頃刻。

・治療護理

健脾和胃

血液生化的源泉就是脾胃，脾胃運化功能正常，則血液生成自然源源不斷。因此，補血必須先健脾胃，脾胃強健則生化之源不絕。可以經常服用一些四物湯、當歸補血湯等。

益氣生血

精是血液的物質基礎，而把精促進為血，則需要氣為動力。清代李中梓《醫宗必讀》曾說：「血氣俱要，而補氣在補血之先；陰陽並需，而養陽在滋陰之上。」在臨床用藥時，依據「氣能生血」，常在補血藥中配以益氣之品。

常用的補氣藥有白朮、黃精、黃芪、人參、大棗等；配以養血之藥，如當歸、白芍、阿膠、熟地等。

補腎生血

腎為先天之本，主藏精。精既包括先天之精，又包括五臟六腑後天之精。精能生髓，髓能化血。同時，腎中之命門為原氣之所繫，十二經之根，生化之源，也是溫煦、促進血液生化的原動力之所在。所以，中醫有「生血根本在於腎」。臨床上，治血虛，必當補腎以填精，精髓足，血自旺。

常用方劑有菟絲子飲、二仙丹等。常用補腎藥有鹿茸、鹿角膠、阿膠、龜板膠、巴戟天、鎖陽、淫羊藿、補骨脂、菟絲子、附子、肉桂、首烏、熟地黃、枸杞子、紫河車。

祛瘀生血

無論脾胃所化之營血，或精髓所化之血，都必須經由經脈和髓道進行釋放和傳輸，並循環全身。精髓化血，稟於先天，而養於後天，後天水穀之精微，五臟六腑之精，亦賴經脈輸送，匯於沖脈——血海，與腎之大絡相會以滋腎，以營骨髓。如氣血瘀阻，脈道不通，就會造成骨髓乏養而枯竭，致使血液生化無由。

常用活血化瘀藥，如當歸、川芎、丹參、三七、牡丹皮、香附等。

解毒生血

從中醫學角度講，內傷七情或外感六淫，鬱久均可化火，火熱之氣最易耗血傷陰。內陷邪毒或七情鬱火，又可阻絡成瘀，而致新血不生，因此需要清熱解毒。

常用清熱解毒藥有蒲公英、銀花、連翹、板藍根、大青葉、黃連、大黃、紫草、茵陳、半枝蓮等。這些藥在臨

床多用於急性再生障礙性貧血、急性白血病、溶血性貧血等。

・藥膳食療

1. 龍眼紅棗粥

龍眼肉 15 克，粳米 100 克，紅棗 3～5 枚。將這三種原料放入鍋中同煮成粥，熱溫服。龍眼紅棗粥養心補脾養血，其滋補強壯的作用。

2. 薏米紅棗粥

糙糯米 100 克，薏苡仁 50 克，紅棗 15 枚。把這三種原料放入鍋中同煮成粥，食用時加適量白糖。常喝薏米紅棗粥可以滋陰補血。

3. 蛋黃羹

雞蛋 2 個。取蛋黃打散。水煮開先加鹽少許，入蛋黃煮熟，每日飲服 2 次。蛋黃羹具有良好的補鐵功效，適用於缺鐵性貧血的女性。

身體部位七

舌邊發紅

身體異常

舌邊發紅說明肝膽有熱，多見於高血壓、甲亢、發燒的病人，其中以高血壓最為常見。高血壓患者在臨床上表現一般為頭暈、頭痛、心悸、失眠、緊張煩躁、疲乏等，隨著病情的發展，可逐漸累及心、腦、腎器官，嚴重時可併發高血壓性心臟病、腎功能衰竭、腦血管意外等。

・臨床表現

高血壓是指收縮壓或舒張壓升高的一組臨床症候群。血壓的升高與冠心病、腎功能障礙、高血壓心臟病及高血壓併發腦中風的發生存在明顯的因果關係，但人們的血壓會受到年齡、性別、種族和其他諸如精神刺激、居住環境等許多因素的影響，因此，正常血壓和高血壓之間的界線很難明確劃分。高血壓是一種常見的慢性疾病，許多因素如性別、年齡、職業、飲食、活動、愛好和遺傳等，都與高血壓的發生有一定的關係。

・治療護理

中藥治療

傳統中醫常聯合運用針灸、草藥以及按摩術治療高血壓病，針灸主要用於對中度高血壓病的治療，野菊花，牡丹根、杜仲以及夏枯草都是常用來治療高血壓的中草藥。

體　療

經常性按摩練習可以促使軀體放鬆，幫助降低血壓，同時可以消除全身的緊張性。如按摩腿的背面和側面。

改善生活方式

高血壓患者要少吃鹽，不吸菸，限制飲酒量，養成良好的生活習慣和生活規律化，還要保證充分的睡眠，學習、工作和休息都要定時，避免精神過度緊張和勞累。

不要亂服藥物

正在服用降壓藥的病人千萬不要擅自換藥、停藥或減少用藥劑量。此外，還要定期復診，一方面是要檢查高血壓被控制的情況，另一方面是確定是否有心、腦、腎的併發症出現。

調節情緒

高血壓患者要經常保持輕鬆愉快的情緒，避免過度緊張。可以做一些保健操、散步等調節自己的神經。心情鬱悶惱怒時，要轉移一下注意力，以輕鬆愉快的方式來鬆弛自己的情緒。最忌情緒激動、暴怒，防止發生腦溢血。

勞逸結合

要經常性的做一些有氧運動，可以很好地調節心臟，擴張血管，如果從事高度緊張的工作的話，要掌握好對自己情緒的調節，注意勞逸結合，爭取多休息，避免有害的慢性刺激（如噪音）的影響。休息包括精神上、體力上的休息。重體力勞動、劇烈運動是不適宜的。負重、長跑、搬運重物應予禁止。但輕體力勞動是可以的，長期臥床並無好處。

高血壓患者在飲食中應注意以下幾點。

飲食調理

高血壓患者儘量少吃脂肪、甜食、鹽。飲食以清淡為主，多食蔬菜水果。忌暴飲暴食。食鹽攝入量每日不超過 5 克，鹽能使水分瀦留，血容量增加，加重心臟負擔。肥胖者應控制食量及熱量，減輕體重。

・藥膳食療

1. 荷葉粥

新鮮荷葉 1 張，粳米 100 克，冰糖少許。將鮮荷葉洗淨煎湯，再用荷葉湯同粳米、冰糖煮粥。早晚餐溫熱食。對治療高血壓有很好的療效。

2. 醋泡花生米

生花生、醋適量。把生花生米浸泡醋中，5 日後食用，每天早上吃 10～15 粒。此方具有降壓、止血及降低膽固醇的作用。

3. 鯽魚糯米粥

鯽魚 150 克，糯米 100 克，蔥末、鹽、味精各適量。鯽魚去鱗、去內臟洗淨切塊，與糯米常法煮粥，熟後加蔥末、鹽、味精調勻即可服用。每週 2 次，2 個月為一療程。對治療高血壓有明顯療效。

舌體腫脹

身體異常

舌體腫脹是指舌體胖大而腫，甚至充滿整個口腔。多

因熱證或某些中毒引起，如心脾熱盛和酒精中毒。也可見於現代醫學中所見的如小兒甲狀腺功能減退，肝硬化等疾病。

·臨床表現

日常生活中最常見的就是酒精中毒。酒精中毒在臨床上表現為：噁心、嘔吐、頭暈、譫語、躁動。嚴重者還會出現昏迷、大小便失禁，呼吸抑制。

·治療護理

培養新的嗜好

酒精中毒者可以培養新的嗜好，多參加一些社會活動及多做運動，都將提高患者的自尊，並替代患者對酒精的依賴。如打球、跑步這些都可以分散酒精中毒者的注意力。

避免接觸酒友

家屬可以幫助酒精中毒者回復正常生活，首先應避免他們接觸以前的人、事及地方。應該重新結交不喝酒的朋友。儘量避免過去的生活方式，尤其是家人應嚴格監督，不讓病人再有接觸酒精的機會。

避免使用鎮靜劑

酒精中毒者最好避免使用鎮靜劑，以免導致對某種藥物成癮。醫學研究表明，戒酒應儘量不使用藥物，以免對人體造成不良影響。

·藥膳食療

1. 橘味醒酒湯

橘子罐頭、蓮子罐頭各半瓶，青梅 25 克，紅棗 50

克，白糖 30 克，白醋 30 毫升，桂花少許。將紅棗洗淨去核，置小碗中加水蒸熟；青梅切丁；橘子罐頭、蓮子罐頭一起倒入鍋中，加青梅、紅棗、白糖、白醋、桂花、清水、燒開，冰鎮後飲用。此湯對於解酒有很好的療效，適用於酒精中毒症。

2. 螺蚌蔥豉湯

田螺、河蚌、大蔥、豆豉各適量。將田螺搗碎，河蚌取肉，與大蔥、豆豉共煮。飲汁。此湯具有祛熱醒酒的功效，適用於飲酒過量，醉後不省人事者。

3. 菱角湯

老菱角及鮮菱角草莖共 150 克。將老菱角及鮮菱角草莖加水煎湯，1 次服下，有解酒毒的作用，適用於飲酒過量中毒症。

4. 甘蔗蘿蔔粥

甘蔗、蘿蔔各 250 克，陳皮 6 克，粳米 100 克。將甘蔗、蘿蔔切碎，搗爛，攪取汁液；陳皮切成細粒，與粳米和甘蔗、蘿蔔汁液加水煮粥。每日分 2 次服食。此粥具有清熱生津，理氣和胃、止嘔的功效，適用於酒精中毒症。

按摩療法

對患者施以按摩，能夠使其放鬆身體，有易於康復，在很大程度上可以減輕患者戒酒時的焦慮情緒。

水療法

酒精中毒患者可以用溫和的鹽水浴從體內排出藥物和毒素。對治療酒精中毒有很好的作用。將半杯海鹽或烘過的蘇打溶解在浴盆的溫水中，每天浸泡 10～20 分鐘。可以有效地改善對酒精的依賴。

舌面出現芒刺

身體異常

　　舌面出現芒刺多見於猩紅熱。猩紅熱常見於兒童，而且極容易出現鮮紅或猩紅色皮疹，常由頸部或胸部開始，發生高熱伴有咽喉痛，且扁桃體腫大，舌面有紅斑，常有嘔吐症狀。

‧臨床表現

　　猩紅熱是一種已經能被抗生素控制的小兒疾病，曾經是一種常見且危險的疾病。隨著醫學技術的不斷進步，現在猩紅熱已經非常罕見，且極易治療。

　　猩紅熱是由於鏈球菌引起的傳染性疾病，經由與感染者接觸或吸入細菌而傳播，一旦細菌侵入咽喉，就會繁殖並產生毒素，從而引起這種症狀。

‧治療護理

針灸治療

　　針刺法可以提高感染的免疫功能，可以請比較有經驗的針刺專家來治療，對病情恢復有明顯的效果。

草藥療法

　　樟腦草被認為是含有可退熱的物質，中草藥專家推薦每天飲 3 次滴有兩三滴樟腦草藥提取物的水，每次一杯。

　　紫錐花有抗菌、消除皮疹和清肺的作用，當患兒退熱

後，可以每日喝三次紫錐花茶，一杯水中可以加入兩茶匙紫錐花粉。

臥床休息

猩紅熱患者要多注意臥床休息，因為這樣可以減少身體的消耗和心、腎、關節的負擔，減少合併症。

保持口腔清潔

因為細菌比較容易集中在咽部，所以對口腔保潔也就成為一個很重要的關鍵。對年齡大的患兒，每次飯後或睡覺醒來時，家長要用溫鹽水漱嗓子。年齡小的患兒，可以用鑷子挾紗布或藥棉蘸溫鹽水擦拭口腔。

加強皮膚護理

出疹時患兒皮膚瘙癢，不但會影響患兒休息，如果抓破的話還會引起皮膚感染。要將患兒的指甲剪短，用溫水擦洗皮膚，幫助其止癢。注意出疹時勿用肥皂。脫皮時不要用力搓或撕剝，以免皮膚損傷感染。

密切關注病情

家長要注意發現併發症的徵象。尤其是在患兒出疹期要注意是否有心慌、氣短、脈搏加快甚至呼吸困難等症狀，以便及時發現併發症心肌炎。發現這種症狀時要及時診治。切不可麻痺大意，耽誤病情。

合理安排飲食

出現猩紅熱時，咽喉部位會出現扁桃體發炎等症狀，會引起嗓子痛，這時應吃些稀飯、儘量避免油膩的食物，在食物上可以多食一些如粥、麵湯、蛋湯、牛奶、碎菜之類的清淡食品等。也可以多喝一些果汁以用來清除毒素。橘汁與橙汁都可以，這樣可以達到預防脫水的作用。

舌部運動不靈活，說話不清

身體異常

舌部運動不靈活，感覺有些僵硬，說話不清晰，很有可能是腦血管破裂的先兆。

近幾年來，腦血管病一直呈上升趨勢，引發腦血管破裂的主要原因是動脈粥樣硬化導致的血管彈性降低、血管變脆、血壓增高。因此，控制血壓和恢復血管彈性是解決問題的關鍵。所以，對於腦血管破裂患者，最終還是要在飲食與生活上多加注意。

・治療護理

如果出現舌部運動不靈活，說話不清晰的症狀的話，在日常生活中可採取以下治療護理措施。

保持穩定情緒

血壓的調節與情緒波動關係非常密切。大喜、大悲、生氣都可引起血壓大幅度的波動，因此已患高血壓的病人，要特別注意情緒的控制，逐漸養成自制的習慣，使自己的心態經常處於平和狀態。

密切注意生命體徵

患者應掌握自我感覺，在血壓波動較明顯的時候，往往會出現頭暈、頭痛、困倦、乏力或失眠等臨床症狀。一旦發生不適時應及時去醫院進行治療。

定時監測血壓

患者要關注自己的血壓，但不要天天測或一天測幾次，測量血壓次數過多會給病人帶來不必要的精神負擔。在無明顯不適的情況下，一週測 1～2 次即可。

保持大便要通暢

人體在排大便時，腹壓升高可以影響血壓。因此，患者在排便困難時可服用一些緩瀉劑。平時應多食含纖維素豐富的蔬菜，還應養成每天定時排便的習慣。

除了在生活中要注意自身調節以外，患者還應該在飲食上控制如下。

早餐宜清淡

患者每天早晨可以食用一杯牛奶或豆漿，1～2 個雞蛋，適量的麵包或饅頭，加上清淡小菜即可。不可過飽，也不可不吃早餐。可以多攝取一些新鮮果汁，對降低血黏稠度有很好的作用。

中午小睡

相對於簡單的早飯來說，午飯應比較豐盛一些，有葷有素，但患者要注意，不要吃太油膩的食品，不利於消化。同樣不可過飽。因為這樣會給腸胃增加負擔。用餐後要稍做活動，有利於身體健康。也可以適當小睡或休息一會兒，以半小時至 1 小時為宜。

晚餐宜少

晚餐宜吃易消化的食物，不要怕夜間多尿而不敢飲水或進粥食。進水量不足的話，會使夜間血液黏稠，導致血栓形成。

伸舌時震顫

身體異常

伸舌時震顫常見於神經衰弱和久病體虛，在這裏我們只討論神經衰弱。神經衰弱是指精神容易興奮，大腦經常處於疲乏狀態，並常伴有情緒煩惱和一些心理生理症狀，如植物神經紊亂和睡眠障礙等。

・臨床表現

神經衰弱在臨床上表現為精神萎靡、疲乏無力、頭昏腦脹、注意力不集中、記憶力減退、近事遺忘、工作效率下降、意志薄弱，缺乏信心和勇氣等，因為很小的事情而煩躁、憂傷，事後又懊悔不已。這種症狀一般早晨較輕，晚上重。

引起這種症狀的原因大致分為心理因素、社會因素、家庭因素等。這些都是造成神經衰弱的直接導火索。

・治療護理

藥物治療

神經衰弱患者可以服用一些抗焦慮藥及抗抑鬱藥，這些藥對穩定病人焦慮煩躁或抑鬱情緒有明顯效果，其中抗焦慮藥又多有改善睡眠的作用。常用的藥物有阿普唑侖、氟哌噻頓美利曲辛片（黛力新）與氟西汀、帕羅西汀等。若部分病人自覺腦力遲鈍、記憶減退，可予服用小劑量腦

代謝改善劑，如吡拉西坦、銀杏葉片等。

中醫治療

中醫認為神經衰弱多係心脾兩虛或陰虛火旺所致，治療時應按辨證施治原則，選擇不同的處方。此外，針灸、氣功、推拿、拔罐等傳統的中醫療法，對部分神經衰弱也有一定療效，可在醫師指導下選用。

心理治療

神經衰弱患者可以多和心理醫生溝通，傾訴內心的一些想法與問題。慢慢疏導內心的焦慮。而醫生也可以由解釋、疏導等向病人介紹神經衰弱的性質，讓其明確本病並非治癒無望，並引導其不應將注意力集中於自身症狀之上，支持其增加治療的信心。另外，還可採用自我鬆弛訓練法等。

物理治療

神經衰弱患者可以用經絡導平治療、電磁場治療、腦功能保健治療、生物回饋治療等多種方法來使自己的病情得以恢復。

放鬆療法

神經衰弱患者可以先閉上眼睛，將注意力集中在頭部，把牙關咬緊，使兩邊面頰感到緊張，然後將牙關鬆開，咬牙的肌肉就會產生鬆弛感，逐次將頭部各處骨骼和肌肉一一放鬆，接著把注意力轉移到頸部，儘量使脖子的肌肉弄得很緊張，感到酸痛，然後把脖子的肌肉全部放鬆，覺得輕鬆為止。最後，全身軟軟地處於輕鬆狀態，保持 2～3 分鐘。按此法學會如何使全身肌肉放鬆，並記住放鬆的次序，每日照此法做 2 次，持之以恆，可使自己的心

身輕鬆，從疾病中解脫出來。

· 藥膳食療

1. 百合燉豬肉

百合 30 克，瘦豬肉 200 克。瘦豬肉切塊與百合共煮，瘦豬肉爛熟後，加鹽調味服食。具有清心安神的作用，對治療神經衰弱有很好的療效。

2. 紅棗首烏粥

紅棗 5 枚，炙何首烏 60 克，粳米 100 克。把炙何首烏煎取濃汁去渣，其餘兩樣放入鍋中共煮成粥，服食時加適量紅糖或冰糖。具有補益安神的作用，對治療神經衰弱有良好的效果。

舌色過淡

身體異常

健康人的舌頭色淡紅而潤澤，舌苔薄白，沒有裂痕和凹痕。舌色過淡是貧血的表現，貧血是指全身循環血液中紅細胞總量減少至正常值以下。

造成貧血的原因有多種：缺鐵、出血、溶血、造血功能障礙等。一般要給予富於營養和高熱量、高蛋白、多維生素、含豐富無機鹽的飲食，以助於恢復造血功能。避免過度勞累，保證睡眠時間。

·臨床表現

精神狀況

貧血患者經常會出現疲倦、軟弱、精神萎靡、四肢無力。這些是最常見，也是最早出現的症狀，但也可出現於其他情況之後。貧血患者有時會引起發熱症狀，貧血嚴重者可有低熱，體溫大約在 37.2～38.2℃。高熱往往是由原發病或併發症所引起的。

肌膚狀況

貧血患者的膚色一般比較蒼白，周圍環境的溫度和情緒狀態可以影響皮膚毛細血管的收縮或舒張而影響其顏色；皮膚和口唇色素多者容易掩蓋出現的蒼白，嚴重的急性失血性貧血時，由於皮膚血管強烈收縮，面色變得特別「死白」。溶血性貧血、惡性貧血患者蒼白中帶有黃的色調。而且皮膚會表現出乾枯，毛髮也缺少光澤。一般貧血患者眼底沒有明顯的改變。貧血嚴重者，眼底蒼白最為常見。如果同時有血小板減少或是老年患者，最常見會出現眼底有火焰狀或斑狀出血。出血如累及黃斑部，可影響視力。

·治療護理

中藥治療

可採用何首烏 240 克，放在白米飯上蒸，曬乾後研成細末，每天早晨取雞蛋 1 個，打入碗內，加何首烏末 15 克，調勻，蒸食可治貧血。

西藥治療

可以口服補鐵，常用的口服補鐵劑有硫酸亞鐵、葡萄酸

亞鐵、琥珀酸亞鐵等。除藥物治療以外，還可以注射鐵劑，常用的注射劑有山梨醇鐵、右旋糖苷鐵。

口服鐵劑一般要飯後服用，切不可用茶水服，補鐵不宜過多，不要盲目濫補。

加強鍛鍊

貧血患者要多進行一些有規律的身體鍛鍊，以及刺激循環系統並保持體重，積極參加一些戶外運動，多呼吸一些新鮮空氣，對調節身心有很大的幫助。同時可以很好地強健身體，增強人體的免疫系統，預防各種疾病。

飲食治療

貧血患者要多補充一些含鐵質、蛋白質和維生素等的食物，如瘦肉、雞蛋、豆類、海帶、香菇等，在治療期間，儘量不要喝茶，避免過度喝酒，慢性酒精中毒可能會消耗相當的營養物質，妨礙消化系統吸收葉酸，葉酸是紅細胞產生的必需物質。每天要多攝取一些維生素，保持維生素與礦物質的充分攝入有益於健康的平衡。

• 藥膳食療

1. 紅棗木耳冰糖水

黑木耳 15 克，紅棗 15 枚，冰糖 10 克。黑木耳用溫水發泡，把紅棗放入碗中，加 10 克冰糖和水放入鍋中蒸煮 1 小時，1 次或多次食用。可以起到補血的作用。

2. 當歸枸杞雞肉

當歸 15 克，雞肉 150 克，枸杞子 20 克。以上原料加水適量，隔水煮熟，調味後，吃肉喝湯，每天或隔天一次。當歸與枸杞子都有很好的補血作用。

3. 枸杞豆腐

枸杞子 20 克，紅棗 20 枚，雞蛋 2 個。把這三種原料同時放到鍋中煮，蛋煮熟後剝殼，再同煮十分鐘，吃蛋喝湯。每天一劑。大棗與枸杞子是補血的良藥。對貧血有很好的效果。

4. 黑豆糯米粥

糯米 100 克，黑豆 30 克，紅棗 30 枚。把粳米與黑豆同時放入開水中煮，煮至半熟加入紅棗，煮熟後放入適量紅糖，每日一次，可有效治療各種原因引起的貧血。

舌色鮮紅

身體異常

舌色過於鮮紅也是一種不正常的身體狀況，往往表明患有糖尿病。糖尿病是一種典型的現代生活中的富貴病，近幾年來，它隨著人們體力勞動的減輕與生活水準的提高，逐漸呈上升趨勢。糖尿病的發病原因是胰島素在人體內相對缺乏引起的代謝紊亂。

·臨床表現

糖尿病的症狀表現為極度口渴與食慾旺盛。尿量增加，體重明顯減輕，人會出現疲勞、噁心、嘔吐，還有的會出現視覺模糊，對於婦女，會出現陰道感染，並可能出現停經。對於男子，則會出現陽痿。同時對於男子和女子也會出現真菌感染。

・治療護理

針灸治療

對某些部位進行針灸刺激可以緩解由於糖尿病神經病變引起的疼痛症狀，增強免疫系統功能，並減少循環系統併發症。

中醫治療

中藥，包括人參根，常常用於減輕一些糖尿病症。

糖尿病患者在生活方式上要注意以下幾點。

調節情緒

保持情緒穩定，心情愉快對糖尿病恢復很有幫助，情緒緊張會使腎上腺素等激素增高，進而使血糖也升高，因此，有一份良好的心態是控制糖尿病或避免發生的重要因素。

適量運動

適當運動可以促進身體的新陳代謝，降低血糖，血脂，並可增加人體對胰島素的敏感性，因此糖尿病患者一定要根據自己的情況來選擇適當的生活方式。堅持鍛鍊，持之以恆。

飲食調理

每個糖尿病患者都要遵循自己的飲食原則，尤其不要攝取過多的熱量，對於糖尿病患者來說，只有在按糖尿病飲食原則控制之後，才可以根據自身的血糖情況進一步考慮是否用降糖藥，而且，很多糖尿病患者就是經飲食調養之後，血糖才恢復到正常的。另外可以多吃一些粗糧，如蕎麥、玉米、黑麵包等，禁吃白糖、精製大米、各種糖果、蜂蜜、糕點、甜食、馬鈴薯、紅薯、芋頭等。牛奶應

該於飯前喝，飯與菜同時吃，以降低血糖。而花生、核桃仁、葵花子等含油脂高的食物要少吃，有饑餓感時多吃蔬菜。脂肪可按每天每公斤體重 1 克供給，以豆油、芝麻油、菜籽油、玉米油等為主。低密度脂蛋白過高的糖尿病患者，動物脂肪（飽和脂肪酸）平均每天的攝取量不應超過總熱量的 7%，而且，膽固醇的攝取量每天應少於 200 毫克。在糖尿病患者的飲食中應該含有充足的維生素（如 B 群維生素、維生素 C 和維生素 E 等）、礦物質和富含鋅、硒、銅等微量元素的食品。因此，還應鼓勵病人多吃些魔芋、蓧麥、蕎麥、全麥麵包、動物內臟和含糖低的新鮮蔬菜等。

• 藥膳食療

1. 枸杞粥

枸杞葉 30 克，枸杞子 30 克，粳米 50 克。枸杞葉洗乾淨略微泡一下，枸杞子去雜質泡發，先把粳米和枸杞葉放入鍋中煮粥，半熟時再加入枸杞子，熟後加少許白糖調勻，早、晚各服一次，對糖尿病恢復有很好的效果。

2. 生地黃粥

鮮生地 150 克，粳米 50 克。把鮮生地洗淨搗爛，用紗布擠汁，先用 50 克粳米放入 500 毫升的水中煮成粥後，將生地黃汁沖入，文火再煮沸，每日 1 到 2 次，便可服用。適用於陰虛熱盛型糖尿病患者。

3. 枸杞南瓜醬

南瓜、枸杞、植物油、花椒、麻油、蔥、鹽、味精各適量。將南瓜適量洗淨去籽、皮，切成塊，枸杞子適量洗淨，不要用水泡。在炒鍋中放適量植物油及花椒，待花椒

變黑時，入蔥花煸炒出香味，再加南瓜塊，稍加點水蓋好蓋，要及時注意翻炒。待瓜爛加入枸杞子和少許鹽後，繼續將南瓜燜爛，加入麻油及味精少許，翻勻即可。此膳食對糖尿病患者有很好的療效。

舌體短縮

身體異常

舌體短縮是指舌頭緊縮不能伸出，好像短了一截。多因寒、熱、痰、濕阻滯所致。常見於急性心肌梗塞後休克病人及肝性腦病等。其中以心肌梗塞較為多見。

・臨床表現

心肌梗塞患者在臨床上表現如下：有劇烈而較持久的胸骨後疼痛；發熱（體溫一般在 38℃ 左右），白細胞增多，紅細胞沉降率加快，血清心肌酶活力增高及進行性心電圖變化。

可發生心律失常、休克或心力衰竭。突然發生或出現較以往更劇烈而頻繁的心絞痛，心絞痛持續時間較以往長，病人常煩躁不安、出汗、恐懼，有瀕臨死亡的感覺。

心肌梗塞是冠狀動脈閉塞、血流中斷，使部分心肌因嚴重的持久性缺血而發生的局部壞死。

心肌梗塞是中老年人發病率及死亡率最高的疾病之一。醫學研究表明，老年人發生心肌梗塞時大多數無痛感，原因是老年人痛覺反應低，也可能是冠狀動脈閉塞逐

漸發生，側支循環較好。

・治療護理

不可疲勞過度

心梗患者不勝任的體力勞動，尤其是負重登樓、過度的體育活動、連續緊張的勞累等，都可使心臟的負擔明顯加重，心肌需氧量突然增加，造成心肌短時內缺血。缺血缺氧又可引起動脈痙攣，反過來加重心肌缺氧，嚴重時導致心肌梗塞。

不可暴飲暴食

不少心肌梗塞病例發生於暴飲暴食之後，國內外都有資料說明，週末、節假日急性心肌梗塞的發病率較高。進食大量高脂肪高熱能的食物後，血脂濃度突然升高，致血黏稠度增加，血小板聚集性增高。在冠狀動脈狹窄的基礎上可發生血栓形成，引起急性心肌梗塞。

避免受寒

心梗患者要注意防寒保暖，因為突然的寒冷刺激可能會誘發急性心肌梗塞。冬春寒冷季節是急性心肌梗塞發病率較高的季節，這就是為什麼醫生們總要叮囑冠心病病人要十分注意防寒保暖的原因。

保持大便通暢

這是需要特別提醒老年人注意的一點，便秘在老年人當中十分常見，但其危害性卻沒得到足夠的重視。

臨床上，因便秘時用力屏氣而導致心肌梗塞的人並不少見，而且也是再發心肌梗塞的一個常見原因。因此，這一問題必須引起大家足夠的重視。

調節精神

心梗患者要讓自己的心態一直保持心境平和，對任何事物要能泰然處之；參加適當的體育活動但應避免競爭激烈的比賽，即使比賽也應以鍛鍊身體、增加樂趣為目的，不以輸贏論高低。

適度鍛鍊

一般來說，心梗患者可以進行適度的鍛鍊，每週可以進行三次體育鍛鍊，每次不少於 20 分鐘，但也不宜超過 50 分鐘。

開始時要先活動一下身體，如舉臂、伸腿等。鍛鍊結束時要做一些放鬆活動，不應立即停止活動，更不應鍛鍊後馬上上床休息，否則容易引起頭暈，對心臟不利。

運動鍛鍊不要過度，過度會導致血壓急劇上升，運動量一般可視年齡和健康狀況而定。

洗澡要避免飽餐或饑餓

心梗患者在洗澡時要注意水溫最好與體溫相當，水溫太高可使皮膚血管明顯擴張，大量血液流向體表，可造成心腦缺血。洗澡時間不宜過長，淋浴間一般悶熱且不通風，在這樣環境中人的代謝水準較高，極易缺氧、疲勞，老年冠心病病人更是如此。冠心病較嚴重的病人應在他人幫助下進行洗澡。

心梗患者在飲食方面要注意以下幾點。

禁止喝刺激性飲品

心梗患者要禁止喝酒、咖啡、可樂、吸菸及接觸其他刺激性物質，儘量少喝飲料，僅喝蒸餾水。對維護心臟有好處。

少攝取維生素 D

心梗患者要少攝取一些高脂乳品中的維生素 D，這類食品易促成動脈堵塞。應避免均質化的產品，例如牛奶及其他乳製品。這些均質化產品含有黃嘌呤氧化酶，會破壞動脈及導致動脈硬化。

按季節調配飲食

深秋和冬季是心肌梗塞的好發季節，心梗患者除了保暖防寒外，還應多吃性溫及具有活血化淤功能和營養豐富的食物，尤以各種藥粥最為適宜。陳舊性心肌梗塞病人的飲食，可按一般冠心病的飲食安排。

‧ 藥膳食療

1. 人參燉雞肉

雞腿肉 150 克，人參 15 克，麥冬 25 克。將洗好去皮的雞腿肉和適量冷水同時入鍋，在文火中煨開 10 分鐘後，下入潔淨的藥物，直煨至肉爛，加入少量鹽、味精即可。此膳食具有復蘇、抗應激、抗休克的功效，適用於因心肌梗塞引起的休克。

2. 蘑菇青菜

鮮蘑菇 250 克，青菜心 500 克。將蘑菇和青菜心揀洗乾淨後切片，另起油鍋煸炒，並加入鹽和味精等調料後食用。對治療心肌梗塞有很好的療效。

3. 素燴三菇

冬菇 25 克，蘑菇 25 克，嫩玉米筍 50 克，草菇 25 克，茨粉、鹽、味精各少許。先將冬菇、蘑菇、草菇洗淨，入油鍋煸炒片刻，隨後加入嫩玉米筍同煮，待熟後再

加入茨粉和鹽、味精，翻炒片刻即可。心肌梗塞患者多攝取一些菌類食物，對恢復病情有明顯的效果。

舌體歪斜

身體異常

正常人伸舌出來時，舌尖應正對鼻尖，有些人在伸舌後，舌頭往往不能居於正中線，或向左偏，或向右偏，最常見的是一些腦血管病人，如腦血栓、腦栓塞，在進行一段時間康復治療如針灸後，這種情況可基本甚至完全消失。舌體歪斜在日常生活中以腦血栓最為常見。

腦血栓的形成是指在顱內外供應腦部的動脈血管壁發生病理性改變的基礎上，在血流緩慢、血液成分改變或血黏度增加等情況下形成血栓，致使血管閉塞而言。

·臨床表現

腦血栓患者在臨床上表現為發病前曾有肢體發麻，運動不靈、言語不清、眩暈、視物模糊等徵象。常於睡眠中或晨起發病，患肢活動無力或不能活動，說話含混不清或失語，喝水發嗆。

多數病人意識清楚或輕度障礙。面神經及舌下神經麻痹，眼球震顫，肌張力和腹反射減弱或增強，病理反射陽性，腹壁及提睾反射減弱或消失。

·治療護理

適當參加體育鍛鍊

腦血栓患者在日常生活中除了臥床休息之外，如果在感覺良好的情況下，還可以適當進行鍛鍊。但要根據個人的病情和特點，選擇適合自己的鍛鍊項目。

體育鍛鍊可增加血液中的高密度脂蛋白，促進血液循環和代謝平衡，提高免疫力，改善供血狀況，對動脈硬化有極重要的防治作用。同時，還可提高血液中的纖維蛋白溶解酶的活性，以防止血凝過高，從而有效地預防或延緩動脈硬化的過程。

保持情緒穩定

有些腦血栓患者在得知自己病情後，情緒開始低沉，其實，這樣很不利於病情的恢復。因為情緒過於緊張、激動、大怒，都可以引起血管痙攣，血壓驟升，血液變稠，從而影響人體正常血液循環，誘發血栓形成或血管破裂。因此，患者應該以開朗、樂觀的心情來保持情緒的相對穩定，從而使疾病更快地恢復健康。

培養良好的飲食習慣

造成血栓形成的重要因素就是長期不良的飲食習慣。高脂肪、高膽固醇飲食可使熱量過剩，血脂升高，久而久之，血管壁、血液成分和血流速度都會發生改變；飲酒過多也是原因之一，因為血液中的紅細胞可受到損害，從而會影響紅細胞的黏合力而引起血栓。

血液黏稠度增高是誘發血栓形成的重要因素之一，為此，不宜過多食用高糖食物，防止血液黏稠度加重；飲食

不宜過鹹，食鹽過多容易導致血液凝滯；吸菸、飲水過少、不吃早餐等生活習慣都可使血液黏稠度增高而誘發血栓形成。

平時飲食結構要合理，葷素搭配。晚上活動少，血流速度變慢，晚餐更不宜食厚味而應以清淡為主，多吃些含維生素的食物。

適當選用預防血栓形成的食物對降低血黏度，減少血液中不正常的凝塊都有較好的防治作用。因此，腦血栓患者可以多攝取一些這樣的食物如：葡萄、鳳梨、鮭魚、鯖魚、沙丁魚、大蒜、洋蔥、番茄、韭菜、芹菜、海帶、紫菜、黑木耳、銀耳、草莓、檸檬等。對防止腦血栓和治療腦血栓都有很好的作用。

腦血栓患者可採取以下治療方法。

針灸治療

可以疏通經絡，調節氣血，促進疾病康復，醫學研究表明，針灸可以降低血液黏度，抑制血小板聚集和黏附，達到增加腦血流量，改善腦細胞供氧，促進腦細胞恢復的功能，最常用的是方體針，根據癱瘓肢體選取穴位，結合補瀉手法施術治療，有很好的效果。患者在早期進行針灸治療對病情恢復有很大地幫助。

調節血壓

控制高血壓、高血糖，在血壓過高時，要給予適當處理，但要注意的是，血壓過高不要降壓過速，以免影響腦血流灌注，血壓過低時，也要適當給予提高。

舌體伸縮不止

身體異常

舌體伸縮不止，一般見於克汀病、伸舌樣癡呆、甲狀腺功能低下等。小兒中常見這種情況，不能單純地認為是不良習慣，最常見的是甲狀腺功能減退。甲狀腺功能減退是由於甲狀腺激素的合成分泌減少，或者其生理效應不足，導致人體代謝率降低為特徵的內分泌疾病。

・臨床表現

引起甲狀腺功能減退的病因大致分為以下三種：1.原發性甲狀腺功能減退，是由於甲狀腺本身的疾病所致；2.繼發性甲狀腺功能減退，是由於丘腦垂體病變所致；3.周圍性甲狀腺功能減退，是由於遺傳性代謝異常所引起的，炎症、腫瘤、放療、甲狀腺切除、藥物和碘代謝紊亂等都是誘發此病的因素。

甲狀腺功能減退在臨床上表現為疲倦，反應遲鈍，心率減慢，出汗少，不思飲食，月經紊亂等，經過一段時間，或者數月，數年出現典型症狀。如體溫偏低，脈搏變慢聲音低啞，聽力減退等。

・治療護理

藥物治療

對於永久性甲狀腺功能減退病患者，需要終身補充甲

狀腺製劑，如甲狀腺片，可以從小劑量開始，每天早晨服
20～30毫克，逐漸增加到每天80～160毫克。甲狀腺片的
補充應該是根據個體的敏感性以及生理狀況進行調整，不
宜制定死板的規律。同時，對於合併有腎上腺皮質功能低
下的病人，應該在先補充腎上腺糖皮質激素的情況下，再
補充甲狀腺片，以免造成危險。

生活治療

　　甲狀腺功能減退患者在日常生活中要注意防寒保暖，
儘量避免感冒，患者應該戒酒戒菸，不要喝咖啡等使人興
奮的飲品，以免造成病情的惡化。

　　使用甲狀腺片要在醫生的指導下進行，不可自作主
張。生活中要避免各種感染，合併肺炎、腹瀉時要及時治
療。得甲狀腺功能減退並不可怕，只要能配合醫生合理的
替代治療，注意監測甲狀腺功能，使其保持在正常的範圍
內，您就可以正常的生活。

　　在飲食方面要注意多補充一些營養，可以適當地吃一
些熱量高、容易消化的食品，要注意的是患有地方性甲狀
腺腫的女患者，在患病期間不可以懷孕，否則會對嬰兒健
康有損害。甲狀腺疾病患者一般是因缺碘引起甲狀腺功能
減退，需選用適量海帶、紫菜，可用碘鹽、碘醬油、碘蛋
和麵包加碘。炒菜時要注意，碘鹽不宜放入沸油中，以免
碘揮發而降低碘濃度。

　　蛋白質補充可選用蛋類、乳類、各種肉類、魚類；植
物蛋白可互補，如各種豆製品、黃豆等。供給動物肝臟可
糾正貧血，還要保證供給各種蔬菜及新鮮水果。

　　甲狀腺疾病患者忌食各種促甲狀腺腫大的食物，如各

種捲心菜、白菜、油菜、木薯、核桃等。甲狀腺疾病患者儘量不要吃富含膽固醇的食物,如蛋黃等。

中醫對甲狀腺功能低下而表現性功能障礙者,可採用溫腎健脾,調節氣血的方劑予以治療,奶油、動物腦及內臟等;限制高脂肪食物,如食用油、硬果類食物、芝麻醬、火腿、五花肉等。

中藥治療

方一:

丹皮 9 克,熟附子 9 克,肉桂 3 克,茯苓 9 克,澤瀉 9 克,山萸肉 12 克,山藥 12 克,熟地 24 克。用水煎服,每天一劑,分兩次服用,對治療甲狀腺功能減退有明顯的療效。

方二:

牛膝 12 克,五味子 6 克,杜仲 12 克,瑣陽 12 克,黃柏 9 克,天冬 9 克,枸杞子 12 克,紫河車 9 克,當歸 9 克,熟地 12 克。用水煎服。每天一劑。對於幼兒甲狀腺功能減退有較好效果。

身體部位八

頸

頸部增粗

身體異常

頸部增粗是甲狀腺腫大的表現，甲狀腺腫大在臨床上有以下表現：患者喉頭有緊縮感，慢性咳嗽，頸部增粗，勞動後氣急，甚至引發喘鳴，食管受壓，可致使吞咽困難。

甲狀腺腫大是一種地方性疾病，主要是由於缺碘引起甲狀腺增生腫大的一種病變，甲狀腺多呈瀰漫性對稱性腫大，晚期也可呈現出結節性腫大。

·治療護理

中藥治療

人參和當歸有助於縮小甲狀腺的體積，可以經醫生配伍之後服用，對緩解病情有很好的療效。

藥物治療

甲狀腺腫大可以採用藥物治療，補充碘或者合成激素，如左旋甲狀腺素，可以阻止垂體分泌過多而促進甲狀腺生長，當藥物起作用後，甲狀腺會恢復到正常的大小。如果甲狀腺激素過多分泌，或者出現惡變，則需及時採取手術治療。

積極鍛鍊

患者要積極參加體育鍛鍊，對身體恢復健康會有很好的幫助。甲狀腺腫大患者可以選擇適合自己的運動，如慢

跑，散步，打太極拳等，在舒緩身心的同時，還可以增強體質。

積極預防

甲狀腺腫大患者在日常生活中要注意調攝，要保持情緒的舒暢，平靜，儘量控制暴躁、易怒的情緒，可以多聽一些音樂，或是看一些書籍來分散自己的注意力，情緒與患者的健康有著直接的關係，因此，要特別注意調節，常使自己的心境處於平和狀態，對病情恢復有很好地幫助。

調節飲食

對於甲狀腺腫大患者來說，飲食是最重要的，在平時要多攝取一些含碘豐富的海產食物，如海帶、紫菜、海蜇等。也要及時補充熱量，維生素因為熱量提高，所以 B 群維生素需求也增加，要注意及時補充。同時可以增加蛋白質的攝入量，如肉、蛋、牛奶等，避免服用刺激性食物以及飲品，如咖啡、酒、辣椒、香菸等。

・藥膳食療

1. 蘿蔔紫菜湯

白蘿蔔 200 克，紫菜 20 克撕碎，陳皮 20 克。把這三種食材加入適量水煎煮半小時，然後用鹽調味，吃蘿蔔與紫菜，喝湯，早晚各喝一次，對治療甲狀腺腫大，淋巴結核有很好的效果。

2. 涼拌海蜇

海蜇皮 250 克，醋、鹽、味精、白糖適量，把海蜇皮洗乾淨後，放入佐料拌勻即可。海蜇含有豐富的碘，極適合甲狀腺腫大患者食用。

頸部出現青筋

身體異常

頸部青筋暴起稱「頸靜脈怒張」，是一個很重要的臨床體徵，多見於右心室肥大、肺心病、肝硬化患者，其中以肝硬化較為多見。

肝硬化是一種影響全身的慢性疾病，主要是肝實質細胞廣泛破壞、變性、壞死與再生，纖維組織增生，以及正常的肝結構紊亂。由於瘢痕的收縮，倒置，肝臟質地變硬，形成了肝硬化。

· 臨床表現

食慾減退

是肝硬化患者最常見的症狀，有時會伴有噁心、嘔吐，多由於胃腸充血，胃腸道分泌與吸收功能紊亂所致，晚期腹水形成，消化道出血和肝功能衰竭將更加嚴重。

疲倦乏力

也是患此病的早期症狀之一，其程度自輕度疲倦感覺至嚴重乏力，與肝病的活動程度一致。產生乏力的原因為：進食的熱量不足；肝臟損害或膽汁排泄不暢時，血中膽鹼酯酶減少，影響神經、肌肉的正常生理功能；乳酸轉化為肝糖原的過程發生障礙，肌肉活動後，乳酸蓄積過多。

出　血

患者會出現不同程度的出血，這是因為肝功能減退影

響凝血酶原和其他凝血因數的合成，脾功能亢進引起血小板的減少，故常出現牙齦、鼻腔出血。皮膚和激膜有紫斑或出血點或有嘔血與黑糞，女性常有月經過多。

・治療護理

病因治療

根據早期肝硬化的特殊病因給予治療。血吸蟲病患者在疾病的早期採用吡喹酮進行較為徹底的殺蟲治療，可使肝功能改善，脾臟縮小。酒精性肝病及藥物性肝病，應中止飲酒及停用中毒藥物。

藥物治療

主要是根據病情的需要補充多種維生素。大多數作者認為，早期肝硬化患者盲目過多地用藥反而會增加肝臟對藥物代謝的負荷，同時未知的或已知的藥物副作用均可加重對機體的損害，故對早期肝硬化患者不宜過多長期盲目用藥。

保持良好情緒

現代醫學發現，情緒與機體免疫系統的功能密切相關。用樂觀、積極態度對待疾病、對待人生，往往能收到事半功倍的效果，患者要用積極的態度去配合醫生治療，只要正確對待，及時疏導，平時注意培養自己的性情，豁達樂觀，就一定能戰勝不良情緒。

自我調節

肝硬化患者要懂得勞逸結合、根據疾病的不同時期，採取不同的活動方式。如肝功能明顯異常、合併有肝硬化併發症時，應以臥床休息為主。而在肝硬化穩定期，則應

動靜結合，培養有規律的生活習慣，循序漸進增加運動量，切忌急於求成或三天打魚、兩天曬網。肝硬化患者最忌諱過分勞累，尤其是通宵達旦地工作或娛樂以及精神過分緊張。

自我觀察

肝硬化患者的自我觀察非常重要，因為大部分患者都不能長期住院治療，而在肝硬化代償期，有的患者仍在工作崗位上。雖說不能疑神疑鬼，但定期到醫院檢查和進行自我觀察仍是十分必要的。只有這樣才能及時發現病情的變化，及時診治。

控制菸酒

肝硬化患者要禁止抽菸喝酒，因為酒精對身體危害很大，喝酒傷肝的道理也是人盡皆知，長期飲酒可導致酒精性肝炎甚至酒精性肝硬化。飲酒還會引起上腹不適、食慾減退和蛋白質與 B 群維生素缺乏。

另外，酒精對肝細胞有直接的毒性作用。尼古丁有收縮血管的作用，造成肝臟供血減少，影響肝臟的營養，不利於肝病穩定。因此，肝硬化病人忌菸酒。

多吃含鋅、鎂豐富的食物

肝硬化患者普遍血鋅水準較低。可適當食用瘦豬肉、蛋類、魚類等含鋅量較多的食物。可多食含鎂的綠葉蔬菜、乳製品和穀類等食物。

保持飲食清淡

肝硬化患者飲食宜清淡、細軟、易消化、無刺激、少量多餐。肝硬化病人經常出現食慾不振，應給予易消化吸收且無刺激的軟食。當合併食道靜脈曲張時，應禁食油炸

食品、硬果及乾果類食品，以免刺破食管靜脈，引起上消化道大出血。

供給適量的脂肪

肝硬化的患者由於肝臟功能失調，膽汁合成及分泌減少，脂肪消化吸收多受影響，故患者特別是膽汁性肝硬化患者，不宜過分攝取脂肪。

頸部淋巴結核

身體異常

頸部淋巴結核是由結核病菌感染而致，常為全身結核的一部分，結核菌多從扁桃體、齲齒入侵，或繼發於肺部結核。頸部淋巴結核在臨床上表現為乏力，低熱、食慾不振、消瘦等結核中毒症狀，單側或雙側、淺層或深層多個淋巴結腫大，一般位於頷下及胸鎖乳突肌前。

・治療護理

手術治療

對少數較大的孤立性淋巴結可採取手術切除。

免疫療法

可用轉移因子、左旋咪唑、免疫核糖核酸、卡介苗皮膚劃痕（卡介菌多糖核酸注射液）、（斯奇康）肌內注射等治療。

抗結核治療

常用藥物有鏈黴素、異菸肼、利福平、吡嗪醯胺等。

局部治療

已形成膿腫或瘻管者，可以局部抽膿、沖洗，再注入抗結核藥物。

患者在治療過程中，還應該注意以下幾點。

1. 服用抗結核藥物時，不適合吃茄子，容易引起過敏。

2. 房事不宜頻繁，因為過度的性生活會耗散人的精氣，不利於疾病的恢復。

3. 不可以孤立對待這種疾病，如果忽略治療其他部位的結核，則往往事半功倍，取不到很好的效果。

頸部淋巴結核患者除採取以上治療方法之外，在日常生活中還可按照以下方法護理。

要多注意休息

患者要注意休息，多加強營養，增強體質。不要幹太重的工作，如身體條件允許可以適當參加運動。

例如：打太極拳、散步、慢跑等，這些對抵抗疾病都有很好的療效。

注意飲食和情緒

患者要多注意調節自己的情緒，對於疾病不要有過度的恐慌和急躁心理，要保持平和的心態，可以聽一些音樂或者參加一些陶冶情操的活動來分散對自己病情的關注。在飲食方面要多攝取一些如佛手一類的具有疏肝理氣、降火祛痰作用的蔬菜，飲食也要注意營養豐富，吃一些高蛋白、高熱量、高維生素以及含適量礦物質的飲食，可以多吃一些豆製品、木耳、番茄、冬瓜、蘋果等新鮮果蔬。

・藥膳食療

海帶燉雞塊

雞一隻，水發海帶 400 克，料酒，精鹽，味精，蔥末、薑片，花椒粉，胡椒粉各適量。將雞切塊，海帶洗乾淨，切菱形塊，鍋內放入涼水，將雞塊下鍋，用旺火燒開，加入蔥末、薑片、花椒、胡椒粉、料酒和海帶。

此膳食對治療頸部淋巴結核有很好的療效。

斜　頸

身體異常

斜頸是指以頭向患側斜、前傾及面部變形為特點的症狀。除少數為脊柱畸形引起的骨性斜頸，視力障礙的代償姿勢性斜頸及頸部肌麻痺導致的神經性斜頸外，一般指一側胸鎖乳突肌攣縮造成的肌性斜頸。如頭部向一側偏斜稱為斜頸，見於頸部肌肉外傷，瘢痕收縮，先天性頸肌攣縮和斜頸。

先天性的斜頸者並不少見，主要由於歪的一側胸鎖乳突肌較短而造成。

斜頸的症狀表現為頸部有硬塊，大小約 1～3 公分，年齡較大的兒童則頸部為一條很緊的筋，臉部以及頭型可能左右不對稱。

·治療護理

胸鎖乳突肌切斷術

為較常用的手術方法之一。在鎖骨上作橫切口，顯露胸鎖乳突肌胸骨頭和鎖骨頭，附著點上方分別予以切斷，並鬆解周圍筋膜組織，術中應注意避免損傷頸動脈、靜脈和神經。

胸鎖乳突肌部分切除術

對於頸部包塊明顯者，可對胸鎖乳突肌之腫塊段予以切除。

胸鎖乳突肌全切除術

對於青少年患者，若整個胸鎖乳突肌瘢痕化，可將之整段切除。

胸鎖乳突肌延長術

即將胸鎖乳突肌鎖骨頭切斷、在胸骨頭行「Z」形延長術。

對於斜頸的治療，因為一歲以下嬰兒的臉沒有對稱和不對稱之分，肌肉不太緊的患者可先嘗試物理治療，年齡大，臉部已經不對稱，肌肉很緊的患者應該進行手術，物理治療無效也應進行手術。

斜頸患者在日常生活中可採取以下護理方法。

調節情緒

由於這種疾病會直接影響到外在美觀，斜頸患者的心態是否良好就成為關鍵，斜頸患者要保持平和心態，要善於調節自己的情緒，不要在意旁人的眼光。要時時刻刻提高自己的自信。要多發現自己的長處，這樣對病情恢復也

有好處。

飲食調節

患者在手術過後，要特別注意飲食上的節制，飲食要以清淡為主，少吃辛辣油膩食物，多補充一些富含維生素與蛋白質的營養食品，可以增強機體的免疫力，有利於傷口癒合。

積極鍛鍊

經過手術治療後的患者恢復後，要慢慢進行頸部鍛鍊，這是一個循序漸進的過程，經過手術後的頸部要經過一段時間的調整，因此，適當地進行運動對以後頸部靈活轉動會有好處。

頸部腫塊

身體異常

頸部的炎症、腫瘤、畸形等均可以表現為頸部腫塊，臨床上是比較多見的，其中有不少是惡性腫瘤，常見的頸部腫塊有：鼻咽癌、頸部淋巴結核、慢性淋巴結炎等。

在前面我們已經介紹過前兩種，下面我們來瞭解一下慢性淋巴結炎。

·臨床表現

慢性淋巴結炎常見於頭、面、頸部和炎症病灶，腫大的淋巴結常散於頸側區或頜下，如綠豆至蠶豆一樣大小，樣子較為扁平，硬度中等，表面光滑，能推動，有輕度壓

痛或者無壓痛。

面頸部淋巴結炎與口腔及牙源性炎症的關係密切，感染來源可以是任何頭頸部的化膿性炎症，如：各種牙源性感染、頜骨炎症、口腔黏膜感染和潰瘍，扁桃體炎和咽炎、耳、鼻、喉、眼及皮膚涎腺等的感染，均可導致發病，常見的致病菌為溶血性鏈球菌和金黃色葡萄球菌，臨床上常分為急性和慢性。

慢性淋巴結炎在臨床上表現為局部淋巴結腫大，最初在常見部位，如：頜下、頰下、頸深上淋巴結腫大、壓痛、周界清、活動無粘連。病情繼續發展，淋巴結炎症波及周圍組織時，淋巴結觸診不活動，疼痛加劇，進一步發展為腺源性蜂窩組織炎。慢性淋巴結炎有反覆消脹史，2～3個淋巴結，質中等硬度，活動、壓痛。

引起慢性淋巴結炎的病因是各種牙源性感染、頜骨炎症、口腔黏膜感染和潰瘍，扁桃體炎和咽炎、耳、鼻、喉、眼及皮膚涎腺等的感染。

・治療護理

手術治療

化膿性淋巴結已伴有間隙膿腫或蜂窩組織炎時，應做切開引流術，以排除膿液及壞死組織。對抗結核藥物治療效果不佳的單個或活動增殖性淋巴結結核，可採用手術切除。

全身治療

急性淋巴結炎應首先控制炎症，避免擴散，選用有效足量的抗生素如青黴素、鏈黴素或其他廣譜抗生素，亦可

根據標本的藥敏試驗選擇用藥。

支持療法

補充必要的維生素及液體，調節電解質平衡。

局部治療

外敷消炎散以消炎止痛，敷貼。結核性淋巴結炎如有穿破成瘺，可在切除竇道刮除病變組織的基礎上，用鏈黴素敷貼。

封閉療法

膿腫尚未形成時，可用青黴素、普魯卡因溶液做淋巴結周圍封閉，但需要為患者做皮試。

慢性淋巴結炎患者在日常生活中要注意以下幾方面。

加強鍛鍊

患者可以根據自己的體能，選擇一些適合自己的運動，如慢跑、保健操等運動，對緩解身心有很好地幫助，而且還可以增強自身免疫力，有效預防疾病。

調節身心

患者要時刻保持一種平靜的心態，對待病情不要有悲觀和消沉心理，否則不利於病情恢復，要用樂觀的心態去面對病情，要積極配合醫生治療，醫學研究表明，保持良好的心態也可以增強機體免疫力，才可以更好地獲得健康。

注意個人衛生

患者要注意個人衛生，室內要經常保持空氣的流通，這樣可以預防病毒感染。室內要經常消毒。要注意口腔、頭、面等部位的清潔。

生活起居

患者平時要保持睡眠充足，避免熬夜，有的人不注意

正常生活規律，也是造成免疫力低下的原因。因此，患者要重視這一點。

飲食均衡

患者要注意營養均衡，切忌暴飲暴食，不要一味地亂補，以保持清淡為宜，儘量不要抽菸喝酒，這樣不利於病情恢復。

・藥膳食療

甘遂蛋

生甘遂 50 克，雞蛋 20 枚。把生甘遂研末，雞蛋煮熟去殼，用筷子在雞蛋上戳穿數孔，便於藥汁的滲入。將甘遂末與去殼的雞蛋同煎煮 15 分鐘，將雞蛋撈出。每次進食雞蛋一枚，早晚各一次。

此膳食具有消炎散結的功效，主治慢性淋巴結炎及局部淋巴結腫脹，對慢性白血病也有一定的療效。

身體部位九

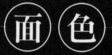

面　黃

身體異常

　　面色發黃是血液中的膽紅色素增多引起的，多見於黃疸性肝炎。黃疸大多數是由肝炎病毒引起的，如近期有飲食不潔史，到街上吃羊肉串、攤上吃飯等，都容易感染肝炎病毒，會逐漸出現惡寒發熱，噁心嘔吐，腹脹脅痛，食慾不振，厭油膩，全身乏力，目黃、尿黃等症狀。多屬於急性黃疸性肝炎。

・臨床表現

　　從患者開始有症狀到出現黃疸這段時間，約為數日至2週。起病時患者常感畏寒、發熱，體溫38℃左右，少數患者可持續高熱數日。更為突出的症狀是全身疲乏無力、食慾減退、噁心、嘔吐，尤其厭惡油膩食物，上腹部堵脹滿悶，尿黃似濃茶水，大便較稀或便秘。還有的患者表現為上呼吸道炎症，類似感冒。有些患者可伴關節酸痛而被誤認為風濕病。也有少數人有劇烈腹痛而被誤認為是急腹症。還有少數人可出現蕁麻疹。

・治療護理

中醫中藥

　　茵陳蒿湯或茵陳五苓散加減對黃疸型肝炎有良好效果。方劑中加入利膽（如鬱金、薑黃，重用柴胡等）、消

炎（二花、丹皮，辨證酌用黃柏、黃連等）、清熱解毒（板藍根等）藥物，可以加速黃疸消退。

水沖擊療法

黃疸型病毒性肝炎患者體內往往有水的代謝失調，組織內有水分瀦留現象。在用汞利尿劑或雙氫克尿塞（治療過程中注意防止低鉀）使瀦留的水分充分排出的同時讓病人在清晨空腹飲水 1500 毫升，於 30～40 分鐘內飲完，然後肌內注射 1 毫升撒利汞，每隔 3～4 日 1 次，5～6 次為 1 療程。可沖洗淤積在肝內、血液內及組織內的膽紅質，使之由尿排出，從而縮短黃疸期。

引　流

十二指腸引流，由利膽排出毒素，有加速黃疸消退的作用。

黃疸性肝炎在日常生活中要注意以下幾個方面。

調節情緒

患者要特別注意情緒的調節，避免產生焦慮情緒，否則不利於病情的恢復，要保持平和的心態，不要把病情看得太嚴重，給自己增加壓力。適當放鬆自己，對恢復病情有很大的幫助。

預防為主

患者要做好防護工作，要儘量與家人隔離，不要共同使用餐具、毛巾等生活用品，以免發生感染。在隔離期間可以選擇一些適合自己的活動，聽音樂或是看書等，以分散對疾病的恐慌心理。

起居護理

患者要多臥床休息，因為這樣能保證肝細胞再生修復

時所需要的營養物質。休息得越好，病情也就好轉得越快、越徹底。如果病人開始有黃疸的症狀，等到黃疸消退、症狀也明顯好轉以後，每天可以起床活動一兩個小時，但是，要以病人不感覺到疲勞為限度。

以後，隨著病情逐漸好轉，活動量逐漸增加的時候，也要掌握不要疲勞這個度。

飲食調養

黃疸性肝炎患者要多吃一些清淡食物，避免油膩與刺激性食物。忌菸酒等刺激物，合理地調配飲食，同休息一樣，這也是肝炎的重要治療措施。肝炎病人要吃飽吃好，還要多吃一些新鮮蔬菜和水果為好。

有些病人得了肝炎，拼命地吃糖，說這樣能「保肝」。其實，這是一種誤解，因為吃糖過多，可能導致脂肪肝，加重原有的肝炎病變。另外，吃糖太多，無形之中增加了肝臟和胰臟的負擔，使體內的糖代謝發生紊亂。

蛋白質過多也不好。這是因為蛋白質進入人體以後，也會增加肝臟的負擔。有人得了肝炎，特別害怕脂肪，一點油膩的食物也不敢吃，這樣也不好，脂肪是人體重要的能量來源，脂肪過低則不能滿足病人機體的需要。

面色太白

身體異常

面色太白是由於面部毛細血管痙攣、局部充血不足或者是血液中的紅細胞或血紅蛋白含量減少所致，有可能是

貧血或白血病的表現。

白血病也就是血癌，與其他癌症不同，白血病患者不會長出腫瘤之類的東西，但卻可以生產過量的白細胞。

‧臨床表現

白血病的症狀表現為頭暈、乏力、心悸、面色蒼白、出現抗感染能力下降，反覆出現發熱或感染徵象。有不同程度的出血傾向，如鼻黏膜、齒齦區自發性滲血；拔牙或其他創傷後傷口出血不易止；皮膚出現瘀斑、出血點等；女性患者月經出現增多、經期延長等；少數患者可出現消化道出血如黑便、便血及有眼底或顱內出血等。

‧治療護理

化 療

白血病治療須根據每個病人的不同特點，綜合現代化治療手段，如化療可以最大限度地避免各種毒副作用，殺滅白血病細胞，能使病人達到長期存活乃至治癒的目的。

中西藥結合

即化療期後配合扶正中藥。以增強人體的免疫機能及抗感染、止血的功能，在化療緩解期仍可使用中醫藥，一是促進人體的恢復，二是鞏固化療的效果，延緩下一次化療時間。

骨髓移植

異基因骨髓移植，是對病人進行超大劑量放療、化療預處理後，將健康骨髓中的造血幹細胞植入病人體內，使其造血及免疫功能獲得重建的治療方法。

白血病患者在日常生活中要注意以下幾點。

防寒保暖

白血病患者要特別注意保暖，避免著涼。在患病期間，由於抵抗能力弱，很容易讓疾病鑽空子，因此，感冒會引起很多疾病。而預防其他疾病入侵的唯一辦法就是保護好身體，不因受寒而感冒。

環境保護

白血病患者的病室內要保持空氣新鮮，早晨可以定時開窗，把室內的空氣排出去，同時病人也可以呼吸一些新鮮的空氣。對病情也有好處，此外病房內要定期消毒。

個人衛生

患者要注意個人衛生，特別要保持口腔及外陰清潔。要勤洗澡，剪指甲，避免細菌的侵襲。要做到乾淨整潔。這樣患者自己也會有很好的精神面貌。

注意休息

白血病患者要多臥床休息，避免劇烈活動，防止對身體造成傷害，如感覺良好時，也可以適當進行小幅度的運動，但要注意應勞逸結合。

白血病患者在飲食方面要注意以下幾點。

維生素與蛋白質

由於白血病是一種惡性程度較高的血液系統腫瘤，對人體消耗極大，多屬臟腑內虛，所以飲食上要加強營養。可以適當精選一些高熱量高蛋白的食物，如瘦肉、禽蛋、魚類、動物內臟和豆類及其製品；高維生素食物，新鮮蔬菜、水果、果汁等。

要充分補充水分和維持其電解質的平衡。如補充鈉、

鉀、氯、鈣等無機鹽；多吃含水多津，清淡甘涼的汁、乳、粥、羹、湯類飲食，如西瓜湯、秋梨汁、番茄汁、甘蔗汁、牛奶、蜂蜜等。

經常補血

發熱、出血、貧血是白血病常見的重要症狀之一，因此白血病患者需多吃些補血、生血、活血的食物藥膳，如龜膠、阿膠、烏龜湯、骨頭湯、魚鱗膠、山藥粥；虛證出血貧血者宜用西洋參、龍眼肉、大紅棗、連皮花生、鮮豬殃、鵝血等具有益氣滋陰養血作用的食物。

對於血熱妄行當選涼血止血的食物中藥，鮮藕、白茅根、大小薊、薺菜、馬蘭菊、茄子、木耳等取汁飲用。

・藥膳食療

1. 六汁飲

鮮蘆根、甘蔗、荸薺、鮮麥冬、鮮蓮藕、雪梨各 200 克。把 6 種原料分別洗淨，切碎榨汁。各汁液混合，放入鍋內，加清水適量，用小火煮 20 分鐘即成，代茶飲。

具有清熱解毒，生津止渴的作用。適用於白血病患者中有發熱、口乾、便秘、有出血傾向、皮下出血點的患者。

2. 天冬豬瘦肉粥

天門冬 30 克，豬瘦肉 100 克，粳米 100 克。將天門冬切斜條，煎取濃汁，去渣，豬瘦肉切片，加入粳米煮成粥，加入食鹽少許，即可飲用。

具有滋陰潤肺，生津止渴的作用。適用於白血病陰虛有熱者，證見乾咳痰少，或其他腫瘤病證屬陰虛內熱者均可食用。

面　黑

身體異常

當人體患有慢性疾病時，面部多呈現出黑色，應該引起人們的重視。面部出現黑色多見於慢性心功能不全、慢性腎功能不全、腎上腺皮質功能減退等疾病。

面黑日常生活中多見於慢性腎功能不全者，慢性腎功能不全是由於各種慢性腎病未得到徹底治療，病情不斷進展、惡化所導致的晚期綜合症。病因中以慢性腎炎最多見，其次是慢性腎盂腎炎、系統性紅斑狼瘡、腎結核、腎小球動脈硬化症和多囊腎等，少見的有結石、腫瘤、前列腺增生和尿道狹窄等。

・臨床表現

慢性腎功能不全在臨床上表現分為尿毒症前期與尿毒症期兩個階段。

尿毒症前期

患者在尿毒症前期已有明顯氮質瀦留，但無尿毒症的表現，只有原發病的表現。

尿毒症期

出現氮質產物瀦留大體表現在：造血系統表現如貧血、出血；精神、神經系統表現如頭痛、乏力、煩躁、嚴重失眠、雙足及小腿灼痛，有時肌肉痙攣性疼痛，後期驚厥、意識障礙乃至昏迷等；消化系統表現如厭食、噁心、

嘔吐；舌炎、口炎、腹痛、心血管系統表現如高血壓、心律失常、心功能不全，晚期可聽到心包摩擦音。

·治療護理

慢性腎功能不全雖是慢性腎臟病的晚期階段，但經過恰當的有效治療，仍可延長生命。

對症治療

如用甲氧普愛（滅吐靈）、氯丙嗪等治療噁心嘔吐；呃逆可用阿托品或針刺治療；腹瀉顯著可用複方樟腦酊；煩躁、驚厥可選用地西泮（安定）、氯丙嗪。

糾正水、電解質和酸鹼代謝失調

飲水量一般不必限制，嚴重失水時可靜脈輸入補充，水腫時則應利尿排水；一般患者食鹽量可不必限制，低血鈉時應從靜脈適當補充，高血鈉時應少鹽或無鹽飲食，並利尿促進排出。

腎移植治療

腎移植限於 50 歲以下的尿毒症患者，是目前治療尿毒症療效最好的方法，腎移植者最長生存期近 30 年。

慢性腎功能患者在飲食上要注意以下兩點。

1. 禁止菸酒以及辛辣刺激性食物，如辣椒、花椒、咖啡、酒、可可等。如果患者出現浮腫尿少時，要忌鹽、忌食過鹹食物，如鹹魚、鹹菜、榨菜等，忌高鉀食物如海帶、紫菜、蘑菇、馬鈴薯、蓮子、瓜子、瘦牛肉等。忌吃公雞、鵝、豬頭肉、海腥等發物。

2. 在許可的範圍內適當選用食品以減輕腎臟負擔，保護腎功能，堅持優質低蛋白飲食，低磷、低鹽、高熱量。

選用生物利用度高的蛋白質，如乳類、蛋類、瘦肉、魚、雞等。含糖量高的食物如蜂蜜、葡萄糖、甜果汁等。多攝取一些新鮮蔬菜、水果，補充維生素及葉酸等。儘量使用植物油，但不限制脂肪的攝入量。

面青紫

身體異常

面青紫多見於肺氣腫，肺氣腫是指終末細支氣管遠端的氣道彈性減退，過度膨脹、充氣和肺容積增大、或同時伴有氣道壁破壞的病理狀態。肺氣腫的臨床表現為呼吸困難，肺氣腫最重要並具有診斷價值的症狀是患者逐漸加重的氣促。表現在勞累時、上坡或者下樓或快步行走時出現氣促，繼而散步時也可發生氣促，呼吸道感染時以上症狀進一步加重，甚至可發生呼吸衰竭的表現如發紺，神志障礙等。在體徵上表現有呼吸運動減弱，觸診語顫減弱；叩診為過清音，肺下界下移，心濁音界縮小或不易叩出。

按其發病原因肺氣腫有如下幾種類型：老年性肺氣腫，代償性肺氣腫，間質性肺氣腫，灶性肺氣腫，旁間隔性肺氣腫，阻塞性肺氣腫。

·治療護理

血管擴張劑治療

肺氣腫患者，由於長期缺氧，導致肺小動脈收縮，阻

力增高。臨床會採用血管擴張劑治療，常可收到較好療效。血管擴張劑可以擴張肺小動脈，減低肺動脈壓，使肺血流阻力下降。也可使周圍靜脈擴張，容量增加。因而減輕心臟前後負荷，降低耗氧量。舒張支氣管可以用酚妥拉明和硝苯地平（心痛定），這兩種藥可以降低氣道阻力，改善通氣，提高動脈血氧分壓，降低動脈血二氧化碳分壓，使病情趨於好轉。

氣管擴張劑治療

肺氣腫患者由於受多種外界因素的不良刺激，以及體內生理過程的紊亂，支氣管存在炎症以及痙攣，因而患者感到喘息、呼吸困難、出現紫紺，及時正確地使用支氣管擴張劑是治療的重要方面。支氣管擴張劑品種繁多，發展較快，有些副作用大而療效不夠明顯的藥物，如麻黃素、異丙腎上腺素等已漸少應用。近年來臨床使用較多的為茶鹼類、抗膽鹼類、 β -2 受體興奮劑類、腎上腺皮質激素類，效果均較好。

祛痰及霧化吸入治療

慢性支氣管炎、肺氣腫患者，支氣管黏液腺增生、肥大、分泌亢進、痰量較多。合併感染後滲出增加，痰液進一步增多，往往比較黏稠，難以咳出或無力咳出，加重氣道阻塞和感染。故祛痰治療是一個重要方面，口服祛痰藥是最常用的方法，霧化吸入除有祛痰作用外，尚有良好的氣道濕化、給藥及消炎作用。

呼吸機治療

慢性支氣管炎，肺氣腫、肺心病緩解期也可用呼吸機通氣進行治療。由於緩解期時部分患者處於呼吸衰竭的臨

界狀態，有些實為慢性呼吸衰竭，整日憋喘明顯，氣道阻力大，呼吸做功增加，呼吸肌處於疲勞狀態，因此對此類病人為了減輕其心肺負擔，改善通氣血流比例，或配合氣管內藥物吸入及吸氧治療，也可用機械通氣的方法，一般用面罩或鼻罩作為介面，具有一定的靈活性，可間歇進行。對緩解期治療和配合呼吸功能鍛鍊可發揮有利作用。

肺氣腫患者在日常生活要注意以下幾個方面。

長期規律服藥治療

肺氣腫是一種慢性疾病，預防這種疾病最好的辦法就是長期進行藥物治療，因此，患者家中要經常備用一些緩解呼吸急促與止咳的藥物，以備不時之需。

防寒保暖

肺氣腫患者要特別注意保暖，要及時注意天氣變化，特別是秋冬季節，它是慢性支氣管炎高發季節，患者尤其要在這個時候注意及時添加衣物、防止受涼而引發感冒。

室內保護

肺氣腫患者要特別注意保持室內空氣清新，將室溫經常保持在 20～22℃，濕度 50%～60%，會讓患者呼吸舒服一些，儘量避免接觸刺激性氣體粉塵以及油煙。

增強體質

肺氣腫患者要經常鍛鍊身體，儘量堅持用涼水洗臉，這樣可以有效預防感冒，增強機體免疫力。這也是控制疾病的一個關鍵。

均衡營養

肺氣腫患者要特別重視營養攝入，由於慢性支氣管炎患者呼吸負荷加重，能量消耗增多，因此可以適當進食高

熱量、高蛋白飲食，多吃新鮮蔬菜水果，多飲水，忌辛辣刺激性食物及油膩食物，戒菸酒，忌生冷食物，少吃豆類，食物要易嚼、少量多餐。

家庭氧療

肺氣腫患者大多數都有缺氧伴或不伴有二氧化碳瀦留，所以，家裏應備有氧氣機，每天低流量吸氧 15 小時以上，可以緩解因缺氧引起的呼吸困難。

・藥膳食療

1. 無花果汁

無花果若干，冰糖適量。將無花果搗碎取汁去渣，每次取約 50 毫升，加入適量冰糖，每天 1～2 次用開水沖服，可以有效緩解肺氣腫。

2. 南瓜蜂蜜糖

南瓜 1000 克，蜂蜜 100 克，冰糖 50 克。將南瓜頂部開口，挖去一部分瓤，蜂蜜和冰糖裝入，再將開口蓋好，蒸至熟爛。早晚吃，連續吃 7 天。對於慢性支氣管炎、肺氣腫患者有明顯的療效。

面部黃褐斑

身體異常

黃褐斑的臨床表現為：患者皮損為淡褐色或黃褐色斑，邊界較清，形狀不規則，對稱分佈於眼眶附近、額部、眉弓、鼻部、兩頰、唇及口周等處，沒有自覺症狀及

全身不適。

黃褐斑是因為內分泌失調，體內代謝廢物沉積於面部而形成的。再加上日照時間過長，容易造成黑色素沉積，表現為黃褐斑的產生和加深。

引發黃褐斑的病因有以下幾種。

內在因素

黃褐斑在病理學上常被認為是與內分泌功能改變有關。尤其是婦女妊娠期的黃褐斑，在開始妊娠的3～5個月內，黃褐斑較為明顯，分娩以後色素斑漸漸消失。

面部色素沉著可能是由於雌激素與黃體酮聯合作用，刺激黑色素細胞，而孕激素促進黑素體的轉運和擴散，增加了黑色素的生成，從而促使色素沉著。

外在因素

長期應用某些藥物如苯妥英鈉、氯丙嗪（冬眠靈）、避孕藥也是造成黃褐斑的直接原因。強烈的日曬、化妝品的應用也可誘發黃褐斑。黃褐斑也見於未婚、未孕的正常女性或男性，其原因不明。

・治療護理

中醫治療

中醫中藥治療方法很多，療效不一。對不同患者應辨證論治，對肝鬱氣滯型可用疏肝理氣活血之法，方劑有逍遙散、柴胡疏肝散加減。脾虛型以二陳湯、四君子湯加減。腎虛型以六味地黃丸加減。黃褐斑的患者多為腎陰虛，可用杞菊地黃加黃柏、陳皮湯為主進行治療。活血化淤、疏肝理氣，用血府逐瘀湯、桃仁四物湯。

全身治療

口服大量維生素 C，每日 1～3 克，或維生素 C2 克靜脈注射。維生素 C 能將顏色較深的氧化型色素還原成顏色淺的還原型色素，並將多巴醌還原成多巴，從而抑制黑色素的形成。

局部治療

局部外用與口服藥聯合應用，療效更佳。患者可以採用遮光劑，在治療黃褐斑時，合併使用遮光劑以加強療效。遮光劑可防禦紫外線光和可見光，從而保護皮膚免受損傷及防止色素沉著。

黃褐斑患者在日常生活中要注意以下細節。

生活規律

黃褐斑患者要注意保持有規律的作息時間，保證充足睡眠，對於阻止色斑的生成也有一定作用，對於那些工作壓力大的女性，要適當地釋放鬱悶情緒，保持愉快心情。可以多參加一些有氧運動，如游泳、打球等，能起到很好的解壓作用。

飲食調養

黃褐斑患者在飲食上要注意多吃一些富含維生素 C 的食物，還要補充適量蛋白質，如豆製品、牛奶，以及番茄、奇異果、藕、蘋果、梨、西瓜等水果，蔬菜類裏面的如菠菜、黃花菜、黑木耳等，給皮膚提供了豐富的營養。

另外，還需要注意保持大便通暢，排出人體毒素。便秘和腹部宿便者可以常喝一些乳酸菌飲品、優酪乳等；色斑患者平時少吃醬油、咖啡、可可等帶深色素的食品，以及蔥、蒜、桂皮、辣椒、花椒等辛辣刺激性食物。同時別

用激素類軟膏和刺激性化妝品，以儘量降低色斑的發生率，保持皮膚白皙潤澤。

・藥膳食療

1. 冬瓜薏米瘦肉湯

瘦豬肉 300 克，冬瓜 500 克，薏苡仁 50 克，陳皮 1 小塊。將全部材料洗淨後，放入煲內，加清水用武火煮沸後，文火煲 2 小時，調味即成。此湯有祛濕除斑、養血益顏、清熱解毒之功效。可治癒因脾虛濕盛或血虛血熱而引致的面部蝴蝶斑、黃褐斑。

2. 桃仁牛奶芝麻糊

核桃仁 30 克，牛乳 300 克，豆漿 200 克，黑芝麻 20 克。先將核桃仁、黑芝麻放小磨中磨碎，與牛乳、豆漿調勻，放入鍋中煮沸，再加白糖適量，每日早晚各吃 1 小碗。此粥具有潤膚悅顏的效果，適用於皮膚黃褐斑及皺紋皮膚。

面部神經麻痹

身體異常

面部神經麻痹是指莖乳突孔內急性非化膿性炎症引起的一種特發性神經麻痹，又稱為面神經炎，經常發生在一側，偶爾也會發生在雙側。以 20～40 歲患者為多見。

・臨床表現

面部神經麻痹在臨床上表現為口角歪斜，口角下垂，

一側面部表情肌癱瘓，額紋消失，不能皺眉。眼瞼不能閉合或是閉合不全。當病變觸到神經時，會出現側舌前的味覺障礙。

·治療護理

中醫治療

將鮮生薑1塊切開，不斷用切面上下交替輕擦患側牙齦。直到牙齦有灼熱感為止，每天2～3次，1～2週為一個療程。對治療面部神經麻痺有很好的作用。

針灸治療

主穴取翳風、頰車、聽會、太陽、地倉、下關等穴，配穴取曲池、合谷等穴，每天1次，強刺激。也可穴位注射B群維生素。

藥物治療

急性期短程使用強的松，逐漸減量至停藥；也可肌內注射維生素 B_{12} 或維生素 B_1，需在醫生指導下進行。

按摩治療

搓揉法：單手平掌輕輕上下來回或向四周旋轉摩擦患側面部5～10分鐘，以面部微紅或有熱感為度。此後以棉球蘸紅花油輕拭數遍，稍候待乾，再進行健側按摩，搓揉3～5分鐘。

點壓法：以拇指或食指、中指的指尖在健側地倉、頰車、四白、絲竹空等穴做點狀按壓，不時加力，至局部有酸痛乃至沉重感。既可一指點一穴，也可2～3指同時壓2～3個穴位，持續3～5分鐘。

面部神經麻痺患者在日常生活中可採取以下方法護

理。

避免風寒

面部神經麻痺患者要注意避免風寒。在患感冒、帶狀疱疹等病毒性疾病時，要特別注意面部的保暖，防止誘發面癱；夏天進入空調房，要預防冷空氣對面部的刺激，以防發生面癱。如果突然出現眼眶酸脹、面部繃緊不適，可能是面癱的前兆，應及早到醫院診治。

加強鍛鍊

患者要多加強鍛鍊，可以多做一些面部保健操，促進面部血液循環，可以很好地緩解面部肌肉的緊張感。

飲食調節

在飲食方面要注意多吃清淡食物，避免辛辣刺激食物，尤其要避免吃一些生冷的食物，可以多吃一些新鮮蔬菜與水果。

身體部位十
胸 乳

扁平胸

身體異常

　　胸廓的前後徑和橫徑都呈縮小狀態，且前後徑比橫徑小很多，就形成了扁平胸。扁平胸一般常見於一些嚴重的消耗性疾病，例如結核。

・臨床表現

　　結核是結核病的簡稱。結核病是由於結核桿菌感染而引起的慢性傳染病。結核菌可以侵入人體全身各個器官，造成各種疾病，但主要侵犯肺臟，稱為肺結核病。結核病又稱為「癆病」和「白色瘟疫」，是危害人類的主要殺手。人們對結核病的忽視、人口的增長、流動人口的增加以及愛滋病毒感染的傳播都是引發結核病的原因，同時結核病還是一種人畜共患的傳染病。

　　結核病是傳染源經由咳嗽、打噴嚏等傳染途徑而傳染的。這些不良的行為會把含有結核菌的微沫散播於空氣中，健康人吸入後就可能會受到結核菌的感染。

　　如果家庭中長輩有結核病，兒童就比較容易受到感染。但並非所有的人受到感染後就會發生結核病，如果受到感染的結核菌毒力比較弱或者身體抵抗力強，就不會發生結核病，反之，就比較容易發生結核病。人體初次受到結核菌感染後，絕大多數人沒有任何症狀，也不會發生結核病。

·治療護理

減少結核病發生的主要措施是以預防為主。預防結核病的傳播必須做好以下三個環節。

控制傳染源

結核病的主要傳染源是結核病人，尤其是痰結核菌陽性患者，在早期應該接受合理的化療，施行化療，痰中結核菌在短期內就會減少，甚至消失，治癒率高達 100%，因此早期發現病人，尤其是菌陽性者，並及時進行合理的化療是現代防癆工作的重要環節。

切斷傳染途徑

結核菌主要是通過呼吸道傳染。因此禁止隨地吐痰，對病人的痰、日用品以及周圍的物體要加以消毒和適當處理。

接種育苗

一般選用接種卡介苗來預防結核病的發生。卡介苗是一種無致病力的活菌苗，接種入人體後可使未受結核菌感染者獲得對結核病的特異性免疫力。接種的方法有皮內注射和皮上劃痕兩種，一般都採用皮內注射。

卡介苗接種效果肯定，保護率約為 80%，可維持 5～10 年，尤其是兒童接種後發病率明顯減少。

如果想要徹底治癒結核病則必須遵循四個原則：早期發現、聯合治療、適量用藥、規律治療，才能達到查出必治、治必徹底的效果。

桶狀胸

身體異常

桶狀胸的基本症狀是前後徑增長，與左右徑相等，胸廓呈圓桶形。桶狀胸的形成一般都是由於肺氣腫而引起的。

肺氣腫是指終末細支氣管遠端的氣道彈性減退，過度膨脹、充氣和肺容積增大或同時伴有氣道壁破壞的病理狀態。一般可分為阻塞性肺氣腫、老年性肺氣腫、代償性肺氣腫、間質性肺氣腫四種。大多數肺氣腫都是由慢性支氣管炎引起的。

・臨床表現

肺氣腫發病十分緩慢，主要表現為咳嗽、痰多、氣急、胸悶、呼吸困難。初期僅在勞動、上樓或登山時感覺有氣急；隨著病情的發展，在平地活動時，甚至在靜息時也會感覺氣急。如果發展到晚期常會因為合併感染而使病情迅速惡化，發生呼吸衰竭或心力衰竭而危及生命。所以對於肺氣腫的治療，應儘早為宜。

・治療護理

對於本病的治療，方法比較多，可根據病因進行治療，積極防治上呼吸道感染、氣管炎、支氣管哮喘等，急性加重期用抗生素控制感染；還可以進行氧療，低流量間

斷吸氧或持續吸氧，以減輕心臟負擔，提高運動耐力；還可以適量的鍛鍊進行物理治療，鍛鍊膈肌功能，可採用腹式呼吸，深吸緩呼，以提高機體的耐寒能力，避免刺激性氣體對呼吸道的影響。治療中，要注意保持營養，多吃高蛋白的食物，少吃多餐，不要吃刺激性食物。

這裏提供一個治療肺氣腫的偏方：

生石膏 30 克，杏仁泥 10 克，冬瓜仁 20 克，鮮竹葉 10 克，竹瀝 20 克。將生石膏、杏仁泥、冬瓜仁、鮮竹葉共入砂鍋煎汁，去渣，再分數次調入竹瀝水，日分 2 次飲用。此方宜泄肺熱，化痰降逆，適用於痰熱結肺所致的肺氣腫。

除了肺氣腫會導致桶狀胸之外，如果小時候患有嚴重哮喘並且沒有及時治療者，也會導致胸廓畸形，形成桶狀胸。桶狀胸，不僅會影響穿衣形象，還會影響學習和事業發展，還會嚴重影響人的心理健康。

如果能使畸胸有一定程度改善的話，便可以有一種好的心情和狀態去面對生活，一般輕度的病症還可以由外科手術進行矯正。

胸廓局部突起

身體異常

胸廓局部突起是指在胸骨（即胸壁正中的一塊長形的骨頭）與肋骨的連接處有一些較硬的包塊，按壓會有痛感，會持續出現一段比較長的時間，最常見於肋軟骨炎。

·臨床表現

肋軟骨炎是一種發生在肋軟骨部位的慢性非特異性炎症，也稱為非化膿性肋軟骨炎、肋軟骨增生病。其惟一的症狀是局部疼痛，有時還會向肩部或背部放射，咳嗽和上肢活動時，疼痛會加重，患處肋軟骨腫脹，呈隆起狀態，形成胸廓局部突起。

造成肋軟骨炎的原因比較多，一般其造成原因都與勞損或外傷有關，在搬運重物時，因胸部擠壓等使胸肋關節軟骨造成急性損傷；或因慢性勞損以及傷風感冒引起的病毒感染等，導致胸肋關節面軟骨的水腫。

·治療護理

中醫認為肋軟骨炎以氣滯血瘀、瘀血化熱為主，所以治療則以行氣、活血止痛、清熱涼血為主。以下一些食療方，對治療肋軟骨炎都有很好的功效。

茯苓紅棗粥

取茯苓粉 30 克，紅棗 15 枚，粳米 150 克。把紅棗洗淨，加水煮爛；用粳米煮粥，等粥快煮好時倒入紅棗及湯，再加入茯苓粉，用文火煮 20 分鐘，加少許紅糖，趁熱服用。

可活血消腫，對肋軟骨炎局部腫脹疼痛顯著者有很好的療效。

橘皮米粥

取乾橘皮 30 克，粳米 50 克。將橘皮碾為細末，粳米加清水 500 毫升，置鍋中，急火煮開 5 分鐘，加橘皮細

末，文火煮 30 分鐘，成粥，趁熱食用。

可行氣止痛，健脾開胃，主治肋軟骨炎伴脾胃不和者。

佛手香薷湯

佛手 50 克，香薷 50 克，白糖 3 匙。將佛手、香薷分別洗乾淨，切成片，放入鍋中，加清水 500 毫升，急火煮開 3 分鐘，加白糖，分次飲服。

佛手行氣止痛，香薷化濕利水，對肋軟骨炎疼痛數月不癒，復發，局部增生者都有很好的療效。

海帶茴香湯

海帶、海藻各 15 克，小茴香 6 克。把海帶、海藻、小茴香分別洗淨，置鍋中，加清水 500 毫升，煮 10 分鐘，去茴香，喝湯，連續服用 10 天。

海帶軟堅化痰，利水泄熱；海藻清熱解毒，軟堅散結。故此湯對肋軟骨炎有很好的療效。

西醫治療原則是對症治療，服用止痛藥物，可使用強的松消炎止痛；也可以服用抗病毒藥物，還可以採取熱敷。如果同時從飲食方面進行輔助治療，則效果更佳，比如多吃韭菜、橙、狗肉、紅豆等食物，這些食物有舒筋通絡、止痛之輔助療效，每天還可以進行數次局部按摩。

除了上述的原因之外，如果在劇烈運動後或者有明顯的胸部受傷史之後發現局部有突起，用手按壓後有劇痛感的話，多為肋骨骨折，應立即到醫院治療，同時，儘量不要做大幅度的活動，否則斷了的骨頭會刺破胸內器官，引起更嚴重的併發症。

乳房大小不對稱

身體異常

正常女性兩側的乳房根據遺傳、發育等因素的不同，並不會完全一樣大小，但差異會很小，左右基本對稱。引起女性乳房大小不對稱有很多原因，既有生理性的，也有病理性的；有暫時性的，亦有永久性的。

・臨床表現

如果青春期乳房大小不對稱，但並沒有出現不良的狀況，這是生理性的情況，屬於正常現象，不需要進行治療。隨著身體的發育成熟，兩側乳房會逐漸趨向對稱。這種暫時性兩側乳房大小不對稱的現象比較常見。

還有如果一些女性運動量大，且偏重於一側運動的話，偏重運動的乳房一側會顯得稍大一些，這種情況下由調整鍛鍊可以達到一定的矯正效果。

如果是明顯可見的不對稱，則可能是由於先天性發育不全，先天畸形而引起的，可以由手術進行矯正。

在身材定形後，若兩側乳房大小異常懸殊，或者是突然出現的大小不對稱，則可能是由病理情況引起的。如果體內雌激素分泌失衡，則會影響乳房的對稱發展，人體出現的這種不對稱信號，就說明體內出現了問題。譬如導致乳房腫瘤、乳房囊腫等，病變常發生於大的一邊。

·治療護理

處於哺育期的女性，因為哺乳的原因，比較容易出現乳房大小不對稱的問題，這屬於短暫性的，但如果沒有處理好，也可能會發展成為永久性的，所以處理好乳房問題對於哺育期女性來說非常重要。

以下是幾種比較有效的護理方法。

乳期正確餵奶

女性在哺乳期內餵奶時，兩個乳房要交替餵奶，當寶寶吃空一側乳房時，要將另外一側的乳房用吸奶器吸空，保持兩側乳房大小對稱。

堅持戴胸罩

從哺乳期開始，就要堅持戴胸罩。戴上胸罩，乳房就有了支撐和扶托，乳房血液循環通暢，對促進乳汁的分泌和提高乳房的抗病能力都有好處，也能保護乳頭不受擦傷和碰疼。

經常按摩乳房

在每晚臨睡前或是起床前，可以躺在床上自行按摩。將一隻手的食指、中指、無名指併攏，放在對側乳房上，以乳頭為中心，順時針由乳房外緣向內側劃圈，兩側乳房各做 10 次。這項按摩可促進局部的血液循環，增加乳房的營養供給，並有利於雌激素的分泌。

做健胸操

最有效、最經濟的美乳方法是做健胸操，沒有副作用且效果良好。如果堅持進行胸部肌肉鍛鍊的話，能使乳房看上去堅挺、結實、豐滿。但健胸運動需要長期堅持效果

才明顯。

乳房下垂

身體異常

乳腺的位置在胸部皮下淺筋膜與深筋膜之間，具有一定的重量，站立時因為受重力作用的影響，會有下垂趨勢。但正常情況下，由於韌帶等結構對乳腺的固定和懸吊作用，乳房皮膚的張力彈性對乳腺會起到懸托作用，重力與克服重力的力量處於平衡狀態，所以乳房不會下垂。

・臨床表現

如果因為各種原因導致乳房體積重量增加、皮膚鬆弛、彈性減退、韌帶等結構鬆弛或作用減退、力量的平衡狀態被破壞，就會發生乳房下垂。

・治療護理

乳房的鬆弛下垂會使女性失去體型勻稱的線條美，從而不僅會影響女性的身心健康，還會影響到正常的家庭生活及社會工作。所以，矯正乳房下垂對於女性來說是非常重要的，這就需要從減少重力、增加或加強克服重力的力量等方面著手，重建力量的平衡狀態。

由於一側或兩側的乳房下垂較重，可致行動不便，頸肩部不適，兩側乳房皺褶處有糜爛或患濕疹，故對乳房下垂的矯治有美容和治療的雙重意義。

關於乳房下垂的矯治方法有許多，譬如真皮固定術、乳房上提固定術、雙環固定術等，其基本原理都是將下垂鬆懈的乳房組織上提固定，並相應去除形成「皮膚乳暈」，以獲得正常的乳房外觀。但由於去除皮膚、形成瘢痕，有礙美觀，故如今更多地應用雙環法固定術，以矯正乳房下垂，因為採用這種術式的話術後僅在乳暈與皮膚交界處有手術痕跡，隨著時間的推移，痕跡幾乎不可見。

乳房下垂是皮膚、支援組織、脂肪和腺體都明顯退化、萎縮所致。乳房輕度下垂時，只須佩戴鬆緊適度的乳罩即可有效控制下垂的速度；當中度下垂時，靠堅持佩戴乳罩是不行的，必須用巨乳縮小手術的方法重新選擇乳暈和乳頭的位置，切除過多的皮膚和乳腺組織，使形狀有很大的改觀，但也會遺留一定的瘢痕。

乳房包塊

身體異常

乳房包塊就是人們所稱的腫瘤。乳房包塊根據其性質可分為生理性的和病理性的。病理性腫瘤常見於乳腺纖維腺瘤和乳癌。乳腺纖維腺瘤如櫻桃般大小，呈圓形或橢圓形，沒有疼痛感，表面光滑，可活動。這種瘤是良性腫瘤，生長緩慢，但在妊娠期可能會迅速增大，癌變率很低。

・臨床表現

乳癌也常發生在 40 歲到 60 歲的婦女身上，開始多為

單發小腫塊，質硬，表面不光滑，與周圍組織分界不清，進一步發展後，腫塊固定不動，局部的皮膚表面會出現小酒窩樣凹陷和「橘皮」樣改變，乳頭內陷或抬高。

乳房包塊一般很少被人們發現，只有在身體檢查時才被發現。但現在隨著生活品質的提高以及衛生保健知識的普及，經常能早期被發現。

一旦發現乳房包塊，應該及時到正規醫院進行檢查，儘早鑒別出包塊的性質，不應該任由其發展，以免延誤病情而失去治療時機。

生理性的包塊，常見於未婚女青年。青年女性的雌性激素分泌旺盛，促使乳腺組織增生旺盛，常有乳房脹痛及輕度壓痛，月經來潮之前很明顯，觸摸乳房普遍有不十分清楚的顆粒。

除此之外，已經結婚但未生育以及未婚的中年婦女，由於體內激素的變化，乳腺組織退化萎縮，摸起來也有不十分清楚的顆粒或疙瘩，但分佈均勻，對稱，這種也屬生理性的包塊。對身體健康沒有影響，可以不作處理。

・治療護理

對於病理性包塊，如果屬乳腺纖維腺瘤的話，可以用中藥療法或者用激素療法等進行治療，但目前最好的治療方法還是手術治療。如果屬於乳癌的話，其早期診斷必須借助 B 超或者腫塊活組織病理切片檢查才能確診。

最有效的治療早期乳癌的方法是手術治療，同時輔以化療或局部放射治療，效果會更好。

奶　癬

身體異常

奶癬即急性乳腺炎，是由於乳腺急性化膿感染引起的一種疾病。奶癬一般可分為三期。

初期，局部乳房腫脹有壓痛，乳汁分泌不暢，用手摸可以感覺到腫塊，表皮顏色輕微變紅，全身畏寒怕冷，也可能發熱。如果出現這種情況，應儘快使鬱積的乳汁排出，腫脹疼痛感即可減輕。常用的治療方法是用手擠奶或用吸奶器吸奶，也可用發酵麵粉或中藥，如蒲公英、紫地丁搗爛外敷。早期奶癬因病情輕微，及時治療可以很快痊癒。

中期會出現乳汁繼續鬱積不散、乳房局部發紅、腫大、發熱、疼痛感增強，體溫增高等現象，也稱為化膿期。

如果膿腫「成熟」，皮膚會潰破，膿液排出，這就到了奶癬後期。

・臨床表現

奶癬發病的原因是乳汁經常鬱積，使細菌自乳頭破裂、破損處侵入導致身體抵抗力下降而產生的。此病多見於生產哺乳期的婦女，特別容易發生在初產婦身上。

・治療護理

奶癬中期和後期都應該去醫院進行治療，最好能積極

防禦奶癤的產生，或者在早期就及時進行治療，否則會影響身體健康和小孩子的健康成長。

生了奶癤，對於給嬰兒餵奶的問題，要特別注意。如果是初期乳汁並未發生改變，並且乳母沒有發熱症狀，也沒有用過任何抗菌素譬如四環素、慶大黴素等藥物的話，乳母則仍然可以直接餵哺。如果奶癤已經到了中後期，乳母體溫增高則必須用抗菌素，此時不適宜哺乳。因為這些藥物也可能會在乳汁中排出，新生兒食後有可能會使身體骨骼、牙齒、聽力、腎臟等多方面受到損害，影響嬰兒健康。這種情況下就只能用其他乳類，譬如牛奶等代替，等奶癤完全治癒後再恢復母乳餵哺。

值得注意的是，在此期間還必須經常用手或吸奶器將奶汁擠出，維持對乳房的刺激，以使奶癤治癒後仍能繼續哺乳。

除了注意預防之外，還可以應用以下兩種食療偏方進行治療。

方一：

蒲公英 20 棵，雞蛋 1 個，臘菜根適量，紅糖 50 克。取蒲公英搗爛調雞蛋清外敷。每日 1 次。臘菜根與紅糖煎湯，取 300 毫升，1 次服用，蓋被取汗。

方二：

芫花 30 克，雞蛋 3 個，放進鍋內一起煮，蛋熟去殼，戳數個小孔再煮，至蛋變黑為止。吃蛋喝湯。每日 2 次，每次 1 個蛋。如服蛋後噁心、頭昏者，則不喝湯，如反應重者，以菖蒲煎湯解之。

乳房皮膚發紅

身體異常

乳房皮膚發紅，一般可能會伴有局部發熱、疼痛的感覺，在某些類型乳癌的早期比較常見。最常見的情況發生在乳房的感染性疾病的早期，例如乳癰。

·臨床表現

乳癰是發生在乳房部的癰的統稱，是一種急性乳腺炎。比較常見於婦女產後，其病因是因為肝氣鬱結，胃熱壅滯；或者是因為乳汁積滯；或者是因為乳兒吸乳時損傷乳頭，感染熱毒；也有可能是因為產後血虛，感受外邪，以致濕熱蘊結，氣血凝滯而成。

一般都發生在乳房外上方，症狀是初起硬結脹痛，熱，伴有惡寒壯熱，一個星期左右成形，十天左右就會化膿，如果不切開就會向外自潰，膿盡收口，還有少數會形成化膿性瘻管，稱為乳漏。

乳癌是女性乳房最常見的腫瘤，發病年齡以 50 歲左右最多，發病與雌激素，尤其與卵巢功能失調有關。45～49歲的婦女卵巢功能逐漸減退，垂體前葉的活動增強，促使腎上腺皮質產生雌激素；在 60～64 歲左右腎上腺皮質產生過多的雄激素。這些激素的變化，都可使乳房腺體上皮下細胞過度增生。

乳癌一般經由淋巴和血行擴散。經淋巴轉移，通常先

至腋窩、繼而鎖骨下、鎖骨上淋巴結，亦可達對側乳房和肝；而血行轉移常在晚期，受累器官依次為肺、骨、肝。另外，乳癌尚可直接浸潤皮膚、皮下、深筋膜、胸肌等組織。

・治療護理

對乳癧和乳癌的治療方法有很多種，可以用藥物治療方法，還可以用激素，還可以放療。但目前，主要還是採取開刀動手術的方法進行治療，而動手術對人體機能肯定會有很大的影響，嚴重的話可能會在很大程度上影響人的身體健康，所以，如果乳房皮膚發紅的話，應該及時去醫院進行檢查，以便在早期就可以對乳癧和乳癌燄進行很好的治療，以求身體健康。

乳房部出現皮膚水腫

身體異常

乳房部出現皮膚水腫，就是通常所說的有橘皮樣變或豬皮樣變，這是乳癌的皮膚病變的徵象之一。導致乳房皮膚出現水腫的原因還有漿細胞乳腺炎。漿細胞性乳腺炎發病突然，發展快。病人感到乳房局部疼痛不適，並可觸及腫塊。腫塊位於乳暈下或向某一象限伸展。乳頭常有水腫，橘皮樣，一般無發熱等全身症狀。少數病人伴乳頭溢液，為血性或水樣，還可伴患側腋下淋巴結腫大。

晚期腫塊發生軟化，形成膿腫。膿腫破潰後流出粉渣

樣膿汁，並造成乳暈部瘻管，以致創口反覆發作、形成瘢痕，使乳頭內陷成凹。

・臨床表現

漿細胞乳腺炎，病情持久難治癒，且反覆發作，嚴重影響患者身心健康，漿細胞性乳腺炎發病年齡傾向年輕化，這是此病難以治癒的重要原因。漿細胞乳腺炎，是乳腺的一種慢性非細菌性炎症。由於病理特點複雜多變，所以有多種命名，例如「閉塞性乳腺炎」、「哺乳期乳腺炎」、「乳腺導管擴張症」、「粉刺樣乳腺炎」等。

・治療護理

漿細胞性乳腺炎的治療要根據不同的臨床表現而定，但治療的要點是手術切除有病的乳腺導管，以求達到徹底根治的目的。侷限腫塊時可將腫塊切除，有膿腫形成時則作切開排膿，有瘻管者切除瘻管。有些病程過長的慢性瘻管或乳房嚴重畸形者，可以考慮作單位乳房切除。

除此之外，還可以運用食療法進行治療，以下是常用的兩種食療方法，對漿細胞性乳腺炎的預防和治療都有很好的功效。

金針豬蹄湯

取鮮金針菜根 16 克或乾金針菜 25 克，豬蹄 1 隻，把鮮金針菜根與豬蹄加水同煮，待煮熟後吃肉，喝湯，每日 1 次，連吃 3～4 次。適宜秋冬季早晚空腹食用。

蒲公英粥

取蒲公英 60 克，金銀花 30 克，粳米 50～100 克，先

煎蒲公英、金銀花，去渣取汁，再入粳米煮粥服食，有清熱解毒的功效。

乳頭內陷

身體異常

乳頭內陷是一種乳房畸形。健康正常的乳房，其乳頭是挺立在乳房之外的，但乳頭內陷則表現為乳頭陷入乳房中，一般都屬於不正常狀態，有的還可能是惡性腫瘤在乳房上的外在表現，如果部分乳頭低於乳暈平面，甚至反向內凹，致使局部呈現火山口狀，這種情況就是乳頭內陷，也叫乳頭凹陷。

・臨床表現

導致乳房內陷的原因比較多，有些是先天性的，先天性乳頭內陷是由於乳頭和乳暈的平滑肌發育不良而造成的。但更多的是由於後天的原因造成的。例如少女在發育時期，過早佩戴過小的乳罩，正在發育的乳房就會受到擠壓，受壓的乳房因為血液循環不暢，營養供應不足，就會影響乳腺的正常發育，乳頭就會深陷在乳房中，形成乳頭內陷。除此之外，還有可能是由於外傷、手術、乳腺腫瘤以及乳腺炎後的纖維增生而導致的。

乳頭凹陷的危害很多，它不僅僅有礙健美和影響哺乳，還會影響哺乳期女性的健康。因為乳頭凹陷的話，哺乳時乳頭往往要被強行牽拉出來，而這時的乳頭非常嬌

嫩,一旦碰撞,極易損傷、破裂和出血,會使乳頭乃至整個乳房受到感染,最終發生乳腺炎。所以平時要多注意乳房的保養,注意衣著適當,防止擠壓乳房。

・治療護理

伸展乳頭法

將兩拇指相應地放在乳頭左右兩側,緩緩下壓並由乳頭向兩側拉開,牽拉乳暈皮膚及皮下組織,使乳頭向外突出,重複多次隨後將兩拇指分別在乳頭上下側,由乳頭向上下縱形拉開,每日2次,每次5分鐘。

佩戴特殊胸罩

這種特殊胸罩為扁圓形的,當中有孔的、類似杯蓋的小罩,直徑5公分左右,高約2公分,扣在乳房上蓋住乳暈,乳頭從中露出,可以施以恒定、柔和的壓力使內陷的乳頭外翻。

女性乳房是哺乳器官,它在人類繁殖、生息中具有重要作用;同時還構成了女性優美的形體曲線,是美和愛的標誌。所以對於乳頭內陷的問題值得引起我們的注意,如果是近期才出現乳頭內陷現象,那就更要高度警惕了。

乳房小而扁平

身體異常

豐滿的乳房不僅僅是女性身體上一道亮麗的風景,還可以使女性增強自信,反之,如果乳房小而扁平的話,則

不僅會影響女性身體的美觀，還會增加女性思想上的壓力，使她們在人前抬不起頭來，做什麼事情都沒有自信，更嚴重的還會導致身體疾病。

·臨床表現

導致乳房小而扁平的原因有很多，比較常見的是由於發育不良所引起的，除此之外還有其他很多原因，不管是哪種原因所引起的，只要用積極的心態去面對，都可以使乳房小而扁平的問題得到改善。

·治療護理

以下是一些導致乳房小而扁平的原因以及調整方法。

遺傳基因

乳房小而扁平，與個人家庭遺傳基因有一定的關係。對於這種由於先天性因素而造成的乳房小而扁平，經由後天調養而改變的概率比較小，但也並非完全沒有可能。這需要用積極的心態去面對，不要太過在意，再經適當的鍛鍊或者飲食方法都有可能使其得到改善。

激素分泌不足

乳房小而扁平，與女性激素分泌不足有很大的關係。這就需要加強營養，可以吃一些富含維生素 E 以及有利於激素分泌的食物，例如捲心菜、花菜等，常吃這類食物，可以促進女性激素分泌，從而使乳房豐滿。

營養不良

由於營養不良而造成女性身體發育不良，從而導致乳房小而扁平的情況是最普遍的。所以從小時候起，就應該

重視營養均衡問題，避免挑食、偏食等多種不良行為。一般來說，多吃蛋白質以及膽固醇含量比較高的食物，有助於胸部的發育。

不良的生活習慣

長期低頭，也會造成乳房小而扁平，這就需要改正不良的體姿，可以由長期的鍛鍊，特別是加強對胸部肌肉的鍛鍊，使這些不良因素得到改善。

除此之外，乳房小而扁平其實還與體態有關。體態比較胖的人，由於乳房中的脂肪積聚較多，所以乳房會比較大；而體態比較瘦的人，乳房中脂肪的積聚比較少，所以乳房小而且扁平。

所以，要想改變乳房小而扁平的情況的話，還可以配合適當的飲食，使乳房脂肪增加，從而改善乳房小而扁平的問題。

乳房異常肥大

身體異常

正常的乳房大小，結合個人的身體情況可大小不一，但基本上都有一定的尺寸。乳房異常肥大是指乳房超過正常的尺寸，一般是由於乳腺增生而引起的。

‧臨床表現

乳腺增生是女性最普通、最常見的乳腺疾病，也是一種良性疾病。乳腺增生的發生主要與女性內分泌功能紊亂

及精神因素有關，特別是與卵巢功能失調有關。常是由於乳腺組織中腺體的末端乳管和腺泡以及周圍的纖維組織增生，並伴有淋巴細胞浸潤而導致的。

乳腺增生的主要症狀是乳房疼痛。發生乳腺增生時乳房單側或雙側一般都會出現刺痛或隱痛等不適，疼痛嚴重時乳房不可觸摸，甚至行走時也會疼痛。疼痛還可向腋窩、胸脅、肩背、上肢放射，也有的表現為乳頭疼痛或怪癢，疼痛會隨著情緒與月經週期變化而波動，常於月經前或生氣時、鬱悶時加重，月經來潮後疼痛會減輕。

乳腺增生還會有一些伴隨症狀，例如，病人經常會感到情緒不暢或心煩易怒，還會出現痛經，月經前後不定期等症狀。

·治療護理

在治療方面，應該注意儘量少用性激素和內分泌療法治療本病，因為這種療法雖然療效好，但會產生副作用。特別是性激素，應用後可能會干擾人體的激素平衡，並增加癌變的概率，所以一般不選擇其作為常規用藥，只有在症狀比較嚴重時才適量應用。對於重度增生有惡變傾向患者，則應及時採取手術療法進行治療。

對於乳腺增生的預防，應該注意以下幾點。

1. 由於人工流產很容易引起內分泌失調，所以應儘量避免計畫外懷孕，減少人工流產的次數，可以防止在青年時就患上乳腺增生。

2. 情緒不穩定、急躁、精神緊張、憂傷、工作壓力太大、過度勞累等都是影響內分泌的重要因素，所以要注意

預防。要保持愉快的心情，以樂觀的心態積極面對人生，創造和諧的家庭氣氛，這些都有助於保持機體內分泌的平衡，減少乳腺增生症的發生。

3. 飲食方面，應多吃蔬菜水果，少吃動物脂肪，不要隨便吃含有激素的食品、藥品、補品，不宜過多進食補品，患者宜常吃海帶，有消除疼痛、縮小腫塊的作用，還要多吃橘子、橘餅、牡蠣等行氣散結之品，忌食生冷和辛辣刺激性的食物。

4. 應重視乳房疾病的普查，或經常進行自我檢查，以便儘早發現疾病並及時進行治療。

除了上述治療和預防方法之外，還可以採用以下食療方法進行治療。

方一：

生山楂 10 克，橘餅 5 枚，用沸水沖泡，待茶熱後，再加入蜂蜜 2 匙，泡茶飲用。

方二：

鱔魚 2 條，黑木耳 20 克，紅棗 10 枚，生薑 3 片，添加適量作料，紅燒食用。

乳頭溢液

身體異常

在非妊娠期和非哺乳期，擠捏乳頭時有液體流出稱為乳頭溢液。乳頭溢液是乳腺疾病的常見症狀之一。

·臨床表現

如果出現的乳頭溢液是單乳頭溢液者，多數跟以下幾種乳房疾病有關。

乳腺導管擴張症

患有此病的部分病人，早期首發症狀為乳頭溢液。溢液的顏色一般為棕色，少數為血性，此病好發於40歲以上非哺乳期或絕經期婦女。若併發感染的話，腫塊局部會有紅、腫、熱、痛的炎症表現。

乳管內乳頭狀瘤

此病以40～50歲者比較常見，75%的瘤體發生在鄰近乳頭的部位，瘤體很小，帶蒂而有絨毛，且有很多壁薄的血管，故易出血。有時病人仔細觸摸乳房的話，可發現乳暈下有櫻桃大小的包塊，質軟、光滑、活動。

乳房囊性增生

此病以育齡婦女多見。部分病人乳頭溢液為黃綠色、棕色、血性或無色漿液樣。

此病有兩個特點：一是表現為乳房週期性脹痛，好發或加重於月經前期，輕者病人多不在意，重者可影響工作及生活；二是乳房腫塊常為多發，可見於一側或雙側，也可侷限於乳房的一部分或分散於整個乳房。腫塊呈結節狀且大小不一，質韌不硬，與皮膚無粘連，與周圍組織界限不清，腫塊在月經後可有縮小。

乳腺癌

部分乳腺癌病人有鮮紅或暗紅色的乳頭溢液，有時會產生清水性溢液，無色透明，偶有黏性，溢出後不留痕

跡。45～49 歲、60～64 歲為此病的兩個發病高峰，其起病緩慢，病人在無意中可發現乳房腫塊，多位於內上限或外上限，無痛，漸大。

晚期病變部位出現橘皮樣皮膚改變及衛星結節。

・治療護理

如果出現乳頭溢液的話，可以根據不同情況，採取不同防治措施。

1. 溢液的真性與假性。真性溢液的液體是從乳腺導管內流出，而假性溢液常見於乳頭凹陷者，一旦拉出凹陷乳頭，保持局部清潔，「溢液」即會消失。

2. 溢液的雙側與單側。雙側溢液一般都是生理性的，例如女性在停止哺乳一年內，妊娠中晚期，強烈的性高潮後，更年期都會出現溢液，以上均屬生理情況，不需要治療。單側乳頭溢液有的是病理性的，例如因為閉經而導致的溢乳綜合病，則需要進行治療。

3. 溢液的單孔與多孔。乳頭有多個乳管的開口，單孔出現溢液時多為乳腺導管內乳頭狀瘤。多孔溢液可能是生理性的、藥物性的、全身良性疾病或乳腺增生症。

4. 溢液是自行外溢還是擠壓後溢出的。自行外溢多為病理性的，良性或生理性溢液以擠壓後溢液多見。

5. 溢液的性狀。乳房的疾病不同，其溢液的性狀也不一致。

總之，乳頭溢液是一個重要的乳房症狀，其中 10%～15%可能是乳癌，出現症狀要及時進行相應的治療。

乳房脹痛

身體異常

多數女性經常會出現乳房脹痛，引起乳房脹痛的原因有正常的生理變化以及其他疾病。如屬正常的生理變化引起，不必處理。但如果是長期不見緩解的脹痛，甚至越來越嚴重的疼痛，則預示著身體存在某種疾病，應及早檢查。

・臨床表現

常見的生理變化引起的乳房脹痛，有以下兩種情況。

青春期及經前期乳房脹痛

女性最早的乳房脹痛，一般在 10 歲左右時發生，這時女性的乳房開始發育，會有輕微的脹痛感，在初潮過後，隨著乳房的發育成熟，脹痛會自行消失。

女性在月經來潮前輕者有乳房脹悶、發硬、壓痛的現象，重者乳房受輕微震動或碰撞就會脹痛難受。這是由於經前體內雌激素水準增高，乳腺增生，組織水腫引起的。月經來潮後，變化可消失。

孕期及產後乳房脹痛

婦女在懷孕 40 天左右的時候，由於胎盤絨毛大量分泌雌激素、孕激素、催乳素，致使乳腺增大而產生乳房脹痛，重者可持續整個孕期。產後一週內常出現雙乳脹悶、硬結、疼痛，這主要是由於乳腺淋巴瀦留，靜脈充盈，間

質水腫及乳腺導管不暢所引起的。

　　以上乳房脹痛都屬於正常現象。因為女性乳房脹痛在一般情況下都屬於正常的生理變化，或是在懷孕後、產後的暫時性表現。

・治療護理

養成良好的飲食習慣

　　平時選用低脂高纖的飲食，選擇食用穀類、蔬菜及豆類的纖維，攝取維生素。飲食中應攝取富含維生素 C、鈣、鎂及維生素 B 的食物，這些維生素有幫助調節身體的基本功能；同時，少吃人造奶油，不吃過鹹食物。

經常按摩乳房

　　經常輕輕按摩乳房，可使過量的體液再回到淋巴系統。按摩時，先將浴液塗在乳房上，沿著乳房表面旋轉手指，約一個硬幣大小的圓。然後用手將乳房壓入再彈起，這對防止乳房不適症有極大的好處。

熱敷乳房

　　熱敷是一種傳統的中醫療法，可用熱敷袋、熱水瓶或洗熱水澡等方式緩解乳房痛。如果採用冷、熱敷交替法，消除乳房脹痛效果會更好。

・藥膳食療

1. 玫瑰金橘飲

　　玫瑰花 10 克，金橘餅半塊。先將玫瑰花從花蒂處取散成瓣，洗淨後與切碎的金橘餅一同放入有蓋的杯中，用剛煮沸的水沖泡，擰緊杯蓋，悶放 15 分鐘即成。可當茶頻頻

飲用，一般可沖泡 3 次，玫瑰花瓣、金橘餅也可一併嚼服。隔日泡服 1 劑，經前連服 7 天。

理氣止痛，主治乳房脹痛。

2. 陳皮茯苓糕

陳皮 10 克，茯苓粉 20 克，糯米粉 300 克，白糖 100 克，紅糖 100 克。將洗淨的陳皮切碎後與茯苓粉、糯米粉、紅糖、白糖同放入盆中，加清水適量，充分攪拌均勻，倒入淺方盤中，用大火隔水蒸熟，冷卻後切成小塊即可當點心食用，隨餐或隨意服食。

舒肝解鬱，理氣止痛，主治乳房脹痛。

身體部位十一

腰 腹

腰　痛

身體異常

腰痛是日常生活中的常見病症，通常是指下腰部、臀部疼痛，常伴隨一側或兩側下肢放射痛。引起腰痛的原因，一般包括與急、慢性損傷和退行性變相關的疾病。

·治療護理

腰痛一般為慢性病，所以，需要長期堅持治療才能收到效果。

對於腰痛一般針對病因採取綜合療法即可，必要時才採取手術治療，一般以非手術治療為主。在康復治療過程中要首選運動療法，此法用於腰痛的治療可取得良好的治療效果。家庭運動療法是促進功能恢復、提高生活品質的有效保證，學會正確的自我活動技能才能收到最佳療效。無論接受何種治療，首先都要到醫院檢查以明確診斷，根據診斷結果才能選擇適當的治療手段，並在治療過程中要根據病情變化不斷調整治療方案。

以下是針對一些具體情況採取的治療措施。

急性腰扭傷引起的腰痛

如果發生急性腰扭傷，需要立即平臥在硬板床上，以減輕傷痛和肌肉痙攣。局部用冰或冷毛巾冷敷，兩天內不宜進行熱敷，更不宜對局部進行按壓、揉搓，以免加重出血、腫脹。三天後可行熱療，最好是熱水浴，每天1次。

可服活血化淤的中成藥和消炎止痛藥。

慢性腰肌勞損引起的腰痛

慢性腰肌勞損治療困難，重點在於預防。保持良好的姿勢並矯正各種畸形，採用圍腰保護腰部。平時加強體育鍛鍊，使肌肉、韌帶、關節囊經常處於健康和發育良好的狀態。經常進行轉腰捶背鍛鍊。

具體練習方法：兩腿站立，與肩同寬，全身放鬆，兩腿微彎曲，兩臂自然下垂，雙手半握拳。活動時，先向左轉腰，再向右轉。兩臂隨腰部的左右轉動而前後自然擺動，借擺動之力，雙手一前一後，交替叩擊腰部和小腹，力量大小可酌情而定。左右轉腰為 1 次，可根據病情及自身情況，連做 40 次，每天早、晚空腹各鍛鍊 1 次，持之以恆，必有收穫。

腰椎骨性關節病

對於症狀不是很嚴重者，可以做廣播操、打太極拳、練太極劍等醫療體操，緩解疼痛和恢復腰椎功能活動。可以適當地運用按摩手法，因為按摩可緩解肌肉痙攣，增加關節的活動範圍。但不宜用重手法及扳法，防止骨贅斷裂。腰椎牽引以持續牽引效果較好，可減輕椎間盤內壓力及小關節摩擦，緩解肌肉痙攣。在急性疼痛時，或臀部及下肢放射痛或有根性疼痛時，以骨盆牽引治療最好。

不論是哪種情況引起的腰痛，還可以由以下中醫驗方進行治療。

活血通絡湯

黃芪30 克，當歸 10 克，桃仁 10 克，紅花 6 克，川芎 10 克，赤芍 12 克，天麻 10 克，地龍 15 克，土鱉蟲 10

克，澤漆 10 克，蓽 10 克，茯苓皮 30 克，大腹皮 30 克。每天 1 劑，分早晚 2 次服用，10 劑為一個療程。有活血化淤、利水消腫、逐痰通絡的功效。

止痛方

青風藤 50 克，黃芪50 克，黑豆 50 克，加水煎。此方可內服，也可外用。內服則加適量水煎，或者熬成膏服用，一日一劑，連服七劑為一個療程，服過二三劑就會開始見效。外用則是加水煎後洗患部。

此外，治療同時還需要重視飲食問題，飲食上宜食比較補的肉類，例如鴨肉、羊肉、狗肉、鵪鶉肉、烏骨雞肉等；以及一些豆和豆製品；還有桃、山楂、桑椹等新鮮水果。

腹　瀉

身體異常

腹瀉是一種由多種病因引起的疾病，多發生於 3 歲以下的嬰幼兒，輕者一日出現數次腹瀉情況，嚴重者會引起脫水及電解質紊亂，這類情況統稱為腹瀉病。

·臨床表現

腹瀉病一年四季都可能發生，但夏秋季節發病率比較高。久治不癒者可引起營養不良，影響生長發育。腹瀉常以數次開始，可達每天十餘次或數十次。感染性腹瀉由於細菌感染，大便呈黏液便或膿血便。輪狀病毒性腸炎起病急，大便呈水樣或蛋花湯樣，無臭味，又稱「秋季腹

瀉」，一般伴有上呼吸道感染症狀。

·治療護理

對於腹瀉，可以以控制飲食來達到預防的目的。譬如因傷食而引起的腹瀉，飲食宜清淡、細軟、少渣、少油和無刺激性，可進稀粥、麵片、蛋羹等容易消化的食物；長時間腹瀉且脾胃虛弱者，可選健脾和胃之品，如大棗、扁豆、山藥等進食。此外，飲食不宜過饑過飽，不宜進食生冷、油膩、堅硬、燥熱之物，如肥肉、油炸蠶豆、花生米、綠豆、玉米等；蜂蜜及蜂蜜製品能潤腸通便，加重腹瀉，所以也不宜進食。

腹瀉病的治療原則是：預防和糾正脫水、合理用藥、繼續飲食。如果是還在進行母乳餵養的嬰兒發生腹瀉病，可縮短每次餵養時間。人工餵養嬰兒以加鹽米湯為主，減少脂肪等不易消化的食物。

這裏介紹幾種治療腹瀉的常用食療方。

藥茶方

綠茶葉 30 克。將綠茶在鐵鍋內炒至焦黃，取出後研末成粉狀，備用。每次服 1 小匙約 2～4 克，用溫水調成糊狀服下或佐葡萄糖適量調服，每天 2 或 3 次，服後約 3 天見效。綠茶葉中含有鞣酸等成分，具收斂作用，經焙炒成焦黃後，能澀腸止瀉，適用於小兒脾虛久瀉的無菌性腹瀉。

芡實粥

芡實 30 克，粳米 100 克。將芡實去殼，粳米淘洗乾淨，加水適量，同煮為粥。

有益氣健脾、止瀉的作用，用於脾虛有濕小兒腹瀉的

輔助治療，空腹溫熱食用。

炒扁豆

扁豆 10 克。將扁豆用清水浸泡 20 分鐘後，煎煮 30 分鐘，取藥液約 50 毫升，分次徐徐服下，每天服 1 劑，連服 3 天，大便即可轉實。扁豆具有健脾化濕之效，經焙炒後健脾作用更強。炒扁豆對小兒脾虛腹瀉效果較好。

腹　脹

身體異常

腹脹是指腹部膨脹的感覺。腹脹有時是系統性疾病的表現，比如胃腸道積氣、腹腔內積液、腹腔內腫物、後腹膜疾病、功能性腹壁肌張力增加或腹腔內有氣體等。

引起腹脹的具體原因主要有食物在體內發酵，產生大量氣體；吸入空氣；胃腸道中氣體吸收和排出障礙等。

・治療護理

克服不良情緒

鬱怒、緊張、焦慮、悲傷、沮喪等不良情緒都有可能導致肝胃不和，使消化功能減弱，或使體內分泌胃酸過多，引起胃腸產氣增多，腹脹加劇。所以，平時要保持良好的情緒。

節制飲食

要想消除腹脹，必須注意節制飲食，少食多餐，每頓以七八成飽為宜，特別是晚餐更不宜吃得太飽，以減輕胃

腸負擔。

克服暴飲暴食等不良習慣

狼吞虎嚥、進食太快，或邊走邊吃等不良進食習慣，都容易引起腹脹。此外，常用吸管喝飲料也容易造成腹脹，所以這些習慣都應改變。

少吃難以消化的食物

老人的飲食宜以溫、軟、新鮮為主，凡是煎炸、燻烤、黏滯、冷食、豌豆等食物，如果多吃的話則不容易被消化吸收，紅薯等還往往產氣過多，容易引起腹脹，所以這類物質老年人都應少吃。

正確應用藥物

偶因飲食不節等原因引起的腹脹，可適當應用胃動力藥如多潘立酮（嗎丁啉），中藥木香順氣丸等；消化功能弱者可用健胃消食片、香砂養胃丸、多酶片等，或及時請醫生調治。

及時到醫院診治

腹脹還可能是產生疾病的先兆，如膽囊炎、膽石症、肝硬化、結腸炎等，特別是頑固性腹脹還常是胃癌、大腸癌、肝癌等的先兆症狀。所以，如果有這些症狀的話，需要及時進行診治。

‧藥膳食療

1. 良薑香附蛋糕

良薑、香附各 8 克，雞蛋 4 個，澱粉 15 克，蔥花 50克，花生油 130 克。將良薑、香附烘乾研為極細末，雞蛋打入碗內攪勻，再放入藥末及蔥花、澱粉，再加少許精

鹽、味精和適量的清水，攪勻，油入炒鍋，燒至六成熟，改用小火，舀出油 30 克，倒入蛋漿，再把油倒在蛋漿上，蓋好鍋蓋烘 10 分鐘，翻一面再烘 2 分鐘即可食用。

2. 砂仁肚條湯

砂仁末 10 克，豬肚 500 克，豬肚洗淨，先入沸水中焯一下再撈出，刮去內膜，放入鍋中，加清湯及花椒、生薑、蔥白、料酒，煮熟撈出，切條片狀，鍋內加原湯 500 毫升，煮沸，下肚條，加入砂仁末、豬油、胡椒麵、精鹽、味精等調味品，調好味即可食用。此方溫中健脾，行氣消脹；適用於脾胃虛寒氣滯腹脹者。

腹　痛

身體異常

腹痛是指由於各種原因引起的腹腔內外臟器的病變，而表現為腹部疼痛症狀。引起腹痛的病因極為複雜，範圍涉及內科和外科，具體病症包括炎症、腫痛、出血、梗阻、穿孔、創傷及功能障礙等。

・臨床表現

腹痛類型多種多樣，可分為陣發性疼痛、持續性疼痛和輕度隱痛，還有放射性疼痛和全腹劇烈疼痛等。放射性疼痛是因為局部病灶經由神經或鄰近器官而引起其他部位的疼痛，如大葉性肺炎引起同側上腹部疼痛，一般腹痛的部位與病變的部位一致。全腹劇烈疼痛且伴有高熱及全身

中毒症狀者，一般提示可能患有原發性腹膜炎。

有的疾病起病時的部位可能與病變部位不同，例如闌尾炎等，所以要注意腹痛的伴隨症狀，一旦腹痛就要及時進行檢查。

·治療護理

對於腹痛的治療需要注意以下兩個方面。

一方面，明確病因，根據發病起因作相應的處理。例如，腸痙攣引起的腹痛可採用解痙劑；膽管蛔蟲症或蛔蟲性部分腸梗阻引起的腹痛可用解痙止痛藥等治療；炎性疾病可選用有效抗生素治療；外科急腹症應及時進行手術治療。

另一方面，病因未明確前，最好不要用嗎啡、哌替啶（杜冷丁）、阿托品等一些藥物，以免延誤診治。疑有腸穿孔、腸梗阻或闌尾炎者，禁用瀉劑或者灌腸。止痛可選用一般鎮靜劑、維生素 K 或者針刺治療。

除了上述治療方法之外，還可以用以下兩種治療腹痛的食療方法加以治療。

方一：

花椒 3 克，乾薑 6 克，香附 12 克，水煎服，每日 2 次；或用花椒 10 克，研末，在鍋內放入少許花生油，待油熟後放入花椒末，略炒片刻，打入雞蛋一個，1 次吃完，每日 3 次，此方用於虛寒腹痛。

方二：

當歸 15 克，生薑 15 克，羊肉 250 克，將羊肉切成小塊，與當歸、生薑一併放入瓷罐中，加水 300 毫升，用旺

火燉 1 小時，羊肉熟透後即可食用，吃肉喝湯可祛淤止痛。

腹部肥胖

身體異常

腹部肥胖是由於腹部脂肪細胞中貯存了過多的脂肪而導致的。對中老年婦女而言，腹部肥胖也是一種常見的惱人現象，其症狀為腹部脹滿，神疲力乏，身體不適，嚴重影響人的身體健康。

醫學研究發現，中老年婦女的發病機理是由於內分泌失調，導致雌性激素分泌過多，造成新陳代謝障礙，使體內廢物不能及時有效排出體外，淤積於腹部，從而形成腹部肥胖。

・臨床表現

腹部肥胖是人體衰老加速的主要因素之一，它還與許多疾病的發生都有著直接的聯繫。目前，已經被證明了的與腹部肥胖有直接關係且會導致死亡的疾病就有二十多種，其中包括冠心病、心肌梗塞、腦栓塞、乳腺癌、肝腎衰竭等。

在關於腹部肥胖的研討會上，醫學專家們指出，腹部肥胖是引發許多非傳染性疾病的重要根源，它還可能導致糖尿病、心血管病和心肌梗塞，同時，也容易導致多種癌症、膽囊炎、呼吸系統疾病等。

・治療護理

改變飯後不動的習慣

每天朝九晚五坐在工作桌前的白領階級，以及缺乏運動、餐後便坐著工作的人士，要做到吃完飯後不要立即坐下，最好能保持站立的形式，或者散散步，或者整理一些東西。這樣除了減少脂肪堆積外，還能幫助消化。因為飯後 30 分鐘內，如果保持不動的狀態，最容易形成腹部脂肪，導致腹部肥胖。所以一定要杜絕飯後不動的習慣。

走姿和坐姿要正確

走路時要抬頭挺胸、擺動手臂。常環抱手臂在胸前，腹肌沒有出力，也容易造成腹部肥胖。而且擺動手臂走路，不僅可以消耗更多的能量，也可以使人看起來格外有精神。而坐下時，也要讓脊背打直，不要彎腰或挺腹，如此才能訓練腹肌，使腹肌有力而不易鬆垮，避免由於脂肪堆積而引起腹部肥胖。

配合運動

經常鍛鍊，血液裏的中性脂肪會減少，貯存的脂肪就會被釋放出來，以熱量的形式被消耗掉。這樣看來，經常鍛鍊可以使腹部的脂肪減少。鍛鍊的方式有很多種，轉呼拉圈或隨時做一做仰臥起坐，伸伸懶腰，都能逐漸消除腹部脂肪，且能使腹肌日益結實而不易再堆積脂肪。

良好的飲食習慣和正確的鍛鍊方式，是解決腹部肥胖最好的方式。經常鍛鍊，不但可以使身體健康，還可以起到預防心肌梗塞和腦出血的作用。此外，還可以以按摩的方式解決腹部肥胖問題，不管是用哪種方式，只要堅持下

來，就一定可以使腹部肥胖的問題得到解決。

腹部腫塊

身體異常

腹部（包括腹壁、腹腔和腹膜後間隙）腫塊可以是生理性的，如充盈的膀胱，妊娠的子宮、乾結的糞便等；更多更重要的是病理性的，是一些腹部疾病的臨床表現。通常所說的腹部腫塊，是指後者而言，其診斷有一些困難，尤其要注意與「生理性腫塊」相鑒別。

·臨床表現

常見的腹部腫塊有以下幾種類型。

1. 生理性「腫塊」

如體格健壯的青年的腹直肌、婦女妊娠期的子宮、腸管自發性的痙攣、老年便秘者的糞塊、充盈的膀胱、下垂的內臟等。

2. 炎症性腫塊

多伴有發熱、局部疼痛、白細胞計數升高等炎症徵象。如闌尾周圍炎包塊、腸系膜淋巴結結核、腎周圍膿腫等。

3. 腫瘤性腫塊

多為實質性腫塊。惡性腫瘤占多數，特點為發展快，晚期伴有貧血、消瘦和惡病質；良性腫瘤則病史長，腫瘤較大，光滑，有一定活動度。

4. 囊性腫塊

多呈圓形或橢圓形，表而光滑，有波動感。常見的有先天性多囊肝、多囊腎、臍尿管囊腫；滯留性的胰腺囊腫、腎盂積水；腫瘤性的卵巢囊腫；炎症性的膽囊積液、輸卵管積水等。

5. 梗阻性腫塊

胃腸道的梗阻性腫塊可引起腹痛、腹脹、嘔吐或便秘不排氣等；梗阻膽道的腫塊引起無痛性黃疸，一般不發熱；梗阻尿路系的腫塊常引起腰部脹痛。嚴格說，淤血性脾腫大和鬱膽性肝腫大，也屬於梗阻性腫塊。

6. 外傷腫塊

如左上腹部的脾破裂血腫，上腹部的假性胰腺囊腫，下腹或盆腔的腹膜後血腫等。

腹部腫塊的治療和預後取決於原發疾病。炎症性腫塊應用抗感染藥物治療或配合理療，必要時可手術引流膿腫；實質性或囊性腫塊，一般以手術治療為產；某些腫瘤，如腹膜後淋巴肉瘤或亞性網織細胞增生等，手術難於根治，主要靠抗腫瘤藥物和放射治療。

・治療護理

在日常生活中，我們可採取以下措施，積極防治腹部腫塊。

1. 增強體檢意識，平時自己摸摸腹部有無腫塊，積極參加單位組織的體檢，便於腹部腫塊的早發現、早診斷、早治療。

2. 發現腹部有腫塊但無其他不舒服時，不要緊張，儘

量放鬆心情，腫塊有真有假，有良性、惡性之分，要安排時間到正規醫院的專科進行諮詢及檢查。

3. 發現腹部有腫塊，同時還出現發熱、持續性腹痛、血尿、血便、鞏膜黃染、頭昏、陰道出血等，要及時到正規醫院看病。

4. 若發現腹部腫塊短期內迅速增長，這段時間明顯消瘦，胃口不好，應儘快到正規醫院檢查，明確診斷，及時治療。

腹股溝異常

身體異常

腹股溝管位於腹股溝韌帶內側半上方，長約 5 公分，有四壁兩口。前壁為腹外斜肌腱膜和部分腹內斜肌，後壁為腹橫筋膜和腹股溝鐮，上壁是腹內斜肌和腹橫肌的弓狀下緣，下壁為腹股溝韌帶，內口為腹股溝管深環，位於腹股溝韌帶中點上方一橫指處，外口為腹股溝管淺環，位於恥骨結節外上方。

腹股溝管是腹前外側壁的薄弱區，是斜疝的好發部位。如果腹股溝管功能低下的話，必然會引起睪丸功能低下。所以使腹股溝管中的血液循環良好對人體是很重要的。

腹股溝管部位潮濕，不透氣，經常會成為健康的隱患。因此，平時要注意保持腹股溝管部位的乾燥和潔淨，否則就會出現腹股溝疝。

·臨床表現

腹股溝是連接腹部和大腿的重要部位，離外生殖器很近，是人們比較隱私的部位。腹股溝是性活動的主要區域。對於成年男子，刺激腹股溝管部可強化睪丸功能。腹股溝是向睪丸輸送血液和連接神經的通路。腹股溝與腹股溝管是緊密相連的。對於成年女性而言，對腹股溝的刺激也能夠增強或改善性慾。如果腹股溝出現異常的話，就會使人體多種功能受到限制。

腹股溝疝分為腹股溝斜疝和腹股溝直疝兩種。

腹股溝斜疝

除了一小部分嬰兒之外，大部分腹股溝斜疝不能自癒，而且隨著疝塊增大，還會影響勞動和治療效果，嚴重的話還會發生嵌頓和絞窄，從而威脅病人的生命安全。

腹股溝直疝

腹股溝直疝是指從腹壁下動脈內側、經腹股溝三角區突出的腹股溝疝。它的發病率和斜疝相比要低一些，常見於老年男性，且是雙側發病。

·治療護理

除少數特殊情況外，腹股溝斜疝均應儘早實施手術修補。但對於腹股溝斜疝的治療，需要因人而異。

醫學認為，一周歲左右的嬰兒一般可暫時不動手術，因為嬰兒在長大過程中，腹肌逐漸強壯，部分有自癒的可能，所以，可以先用棉線束帶或繃帶壓迫腹股溝管內環，以防疝的突出。而對於年老體弱或伴有其他嚴重疾病不宜

手術者，可配用疝帶。方法是回納疝內容物後，將疝帶一端的軟壓墊對著疝環頂住，可阻止疝塊突出。疝帶可以白天佩戴，晚間解除。也可以運用手術的方法進行切除。

治療直疝一般採用手術療法。加強腹內斜肌和腹橫筋膜的抵抗力，以鞏固腹股溝管的後壁。直疝修補方法，基本上與斜疝相似。如果在手術過程中，發現腹橫筋膜缺損很大，不能直接縫合時，可利用自身闊筋膜、腹直肌前鞘，以及尼龍布等材料，做填充缺損成形術。

腹部蠕動異常

身體異常

正常人因為腸胃運行消化功能，腹部可能會出現一些蠕動，如果腹部出現比較少見的蠕動狀態的話，就說明可能是胃腸功能出現問題。

腹部蠕動異常一般常見於功能性胃腸病。

・臨床表現

功能性胃腸病也稱為胃腸道功能紊亂，是胃腸綜合徵的總稱。主要的症狀是腹部不適、腸鳴或便秘等，一般還伴有失眠、焦慮、抑鬱、頭昏、頭痛等症狀。這種病的發生與精神因素和應激因素密切相關。

・治療護理

目前治療胃腸道功能紊亂主要有藥物療法、心理療

法、催眠療法和行為療法。主要是對症治療、綜合治療和個體化治療相結合。以下是比較常見的兩種治療方法。

中藥方

方一：

緩腸湯。柴胡 12 克，白芍 30 克，防風 10 克，枳殼 10 克，木香 12 克，生白朮 15 克，甘草 9 克，陳皮 10 克，山楂 15 克，草豆蔻 l0 克。水煎服，每天 2 次，三週為一個療程，療程的多少由病情的輕重決定。有疏肝健脾、緩腸止瀉的功效。

方二：

半夏厚朴湯加味。法半夏 12 克，厚朴 15 克，茯苓 15 克，蘇梗 10 克，莪朮 10 克，枳實 6 克。每天 1 劑，水煎取汁 300 毫升，分兩次於早、晚餐前半小時空腹服用，連服三週為一療程。有健脾益氣、升清降濁的功效。

食療方

山藥粥。山藥 30 克，糯米 50 克，砂糖、胡椒適量。把山藥切碎炒熟，糯米用水浸泡一夜，然後與砂糖、胡椒、水適量一同煮粥，空腹熱食，每天 1 到 2 次。有益氣養陰、補脾益腎的功效。用於胃腸道功能紊亂久瀉不止、腹中冷痛者食用。

除了治療之外，還要注意以下飲食宜忌。

1. 宜食鮮果汁、無油肉湯、蘑菇湯等。進餐方法最好是少吃多餐，選擇細軟易消化食物。如粳米、藕粉、澱粉、脫脂奶粉、雞蛋、雞肉、黃魚、豬瘦肉、豆腐、番茄、冬瓜、青菜、蘋果等。

2. 戒菸，少量飲酒，忌食飲食上能誘發胃腸道症狀的

食物。一般而言，應避免煎炸、爆炒等方法，禁飲啤酒；避免食產氣的食物如乳製品、大豆等。

腹部全腹膨隆

身體異常

腹部的外形如充滿氣的皮球，就是腹部全腹膨隆。肥胖是一種導致腹部全腹膨隆的原因，但屬於生理性原因，其特點是肚臍向裏凹陷。肥胖與病態的腹部膨出不同，病態的腹部膨出者的肚臍也是膨出的，這是區別生理性和病理性腹部全腹膨隆的重要依據。

雖然肥胖不是病，但它卻是導致許多疾病特別是心臟病、高血壓的主要起因，所以也要注意預防。以下是導致腹部全腹膨隆的病理原因以及其相對應的食療方法。

大量氣體

由於腹部有大量氣體而造成的腹部大量積水，特點是整個腹部凸起像吹足了氣的氣球一樣，很均勻，但不會隨體位的變化而變化，如果用手敲，會發出鼓一樣的聲音。這種情況是由於腹腔中氣體產生過多或排氣不暢而引起的。常見的原因是與腸有關的疾病，如腸梗阻，腸麻痹等，這時病人會有疼痛、不能排氣等症狀，最好到醫院進行減壓處理，嚴重時會有生命危險。

大量積水

由於腹部大量積水而引起的腹部全腹膨隆，特點是患者在仰臥時，腹部兩側會膨出，形成類似青蛙一樣的肚

子，如果用手左右搖晃腹部，可以感覺到其內部有許多液體，並發出聲響；站立時下腹則明顯凸出。由腹部大量積水而導致的腹部全腹隆起的原因有肝硬化、心衰、腎病、癌症或結核等。

‧藥膳食療

食療方 1：橘餅雞蛋湯。取橘餅 30 克，雞蛋 2 個，鮮田雞黃 250 克。將三者加水共煮，等蛋熟去殼再煮片刻，喝湯食蛋及橘餅，每日 1 次，連服 10 天。此方適用於腹部有大量氣體者。

食療方 2：當歸燉母雞。取當歸、黨參各 15 克，母雞 1 隻，蔥、薑、料酒、鹽各適量。將母雞洗淨，當歸、黨參放入雞腹內，放進砂鍋內，加水及調料。先用旺火煮沸後，改用文火煨至爛熟，吃肉喝湯。此方適用於腹部有大量積水者。

腹部局部膨隆

身體異常

腹部局部膨出是指腹部的部分部位出現突出狀態。腹部局部膨出的原因有很多，例如局部積液及積氣，腫瘤，炎性包塊及長在腹壁上的腫物，還有疝的形成等。

‧臨床表現

不同部位的膨隆其產生的原因也有所區別，以下分別

介紹。

右上腹膨隆

右上腹內主要有肝臟和膽囊存在，所以，肝膽疾病和膽囊疾病常會表現為右上腹局部膨隆，常見的有膽囊腫大等。膽囊腫大一般是由於膽囊炎而引起的。

右下腹膨隆

右下腹有膨出，可能是由於腫瘤而導致的，但比較常見的原因是由於闌尾膿腫而導致，多伴有強烈的疼痛。

左上腹膨隆

左上腹有膨隆多為血液病、重度心衰以及外傷脾瘀血而導致的脾臟腫大。

左下腹膨隆

左下腹膨隆在部分便秘的人當中也會出現，這是由於大便過硬從而排出不利，存積在結腸中而產生，待大便通暢後就會消失。但比較常見的是由於腎炎而引起的腎腫大。

·治療護理

右上腹膨隆可用食療方「紅豆鯉魚湯」進行調治。取重 500 克的鯉魚 1 條，紅豆 120 克，陳皮 6 克，將鯉魚去鱗雜，洗淨，加陳皮、紅豆共煮，以爛為度，可加適量白糖，吃肉喝湯。

右下腹膨隆可用中藥方劑進行治療。取敗醬草 15 克，金銀花 15 克，冬瓜子 10 克，蒲公英 15 克，牡丹皮 10 克，生苡仁 15 克，京赤藥 10 克，枳殼 10 克，桃仁 6 克，連翹 10 克，大黃 6 克，用水煎服，每日 1 劑，日服 2 次。

左上腹膨隆可用中藥方劑進行治療。取鱉甲焙黃研末，一日三次，每次 5 克。用紅糖調服。這雖然是一味簡單的藥方，但對於治療脾臟腫大的藥效十分顯著。

左下腹膨隆可用食療方「玉鬚金龜湯」進行治療。取重約 2000 克烏龜 1 隻，玉米鬚 200 克。殺死烏龜，掀開甲，取出內臟，再把烏龜洗乾淨，把龜蛋放入龜腹內，蓋好龜甲，放入砂鍋煮沸，小火燉半小時，加入玉米鬚和鹽，再燉至龜肉熟爛即可食用。

局部膨隆的出現，應該重視，及時治療，特別是那些有腹部外形變化，但沒有其他感覺時，應該警惕可能是一些惡性腫瘤。

腹部凹陷

身體異常

仰臥時，如果看見前腹壁明顯低於肋緣與恥骨聯合的平面就稱為腹部凹陷。腹部凹陷一般出現在比較瘦的人身上，這屬於生理性的。但如果腹部異常明顯的凹陷則是病態的，比較常見於一些慢性病病人。病人由於長期受到疾病的折磨，病人極度消瘦，腹部明顯凹陷，嚴重的話甚至可以從腹部摸到脊椎。腹部明顯凹陷的話，一般都會有明顯的症狀出現。如果病人在仰臥時腹部凹陷下去，在站起身後卻反向膨出的話，這便是腹壁疝的症狀。

腹壁疝是腹腔臟器連同腹膜經腹壁薄弱處或孔隙突出而導致的，在各個年齡段都有可能發生。發生腹壁疝的原

因有很多，例如腹壁先天性發育缺陷；手術以及外傷引起的腹壁損傷；腹壁部分區域功能薄弱；老年肌肉萎縮造成腹壁肌肉薄弱以及腹內壓力增高等，都是引發腹壁疝的原因。

·治療護理

對於腹壁疝的治療，可以用手術進行治療，但要注意手術後的護理。術後病人適宜平臥，膝下墊枕頭使大腿稍曲；在切口處放一個沙袋壓著以預防出血；術後應預防便秘、咳嗽，咳嗽時應用手壓迫切口處；術後進食以半流食為主，如粥類、麵條等。術後三個月內不做重體力勞動，且三年內每年都要復查一次以預防復發。

腹壁疝如果發生在嬰兒身上，大多數都很難自癒，但有部分嬰兒也可以自癒。由於嬰兒在生長過程中腹壁肌肉會逐漸發育增強，所以腹壁疝有可能自癒。因此對於2周歲之內的嬰兒腹壁疝一般不主張進行手術治療。

為了更好地防止腹壁疝的發生，應該積極治療各種能引起腹內壓增高的疾病；進行重體力勞動時要注意保護身體；進行各種腹部手術後要多注意預防感冒、咳嗽及嘔吐等；經常鍛鍊身體，增強腹肌的保護力，降低腹部疾病的發生率。

肚臍異常

身體異常

肚臍異常多見於新生兒和嬰幼兒，常見的有臍濕疹、

臍疝和臍炎三種情況。

臍濕疹是由於過敏因素而引起肚臍及周圍皮膚的皮疹，主要表現為丘疹、滲出及脫屑等。

有的新生嬰兒肚臍是突起的，用手能按平，放開手則又能鼓起來，在小兒活動或哭鬧時，突出就更加明顯了，這就是臍疝。表現為在臍部有一圓形或半圓形腫物，手指探入可觸到根莖部環的邊緣。臍疝是由於肚臍口周圍的肌肉和皮下組織還沒有完全長好，一旦肚子用勁時，就把腸子由此擠出所致。

如果臍部出現流水或有膿性分泌物出現就是臍炎。臍炎是由於細菌侵入而引起的，如果臍部發紅，有壓痛感，並且還伴有發燒、精神不好等狀態出現的話，說明病情比較嚴重，需要及時就醫。

‧治療護理

肚臍是人體很重要的部位，尤其對胎兒來說，更是生命的源頭。胎兒在母體中時，主要靠肚臍來輸送營養。肚臍的異常情況，一般發生在新生嬰兒身上。正常情況下，新生嬰兒的臍帶在兩週內會自然脫落。如果嬰兒出現以上幾種情況的話，均屬異常，可對症處理。

如屬臍濕疹的話，可以用 1%～4% 硼酸液外洗，或者塗氧化鋅油等都可以治癒。

絕大多數小臍疝在 1 歲左右可自癒，不需要特殊處理，僅少數大的臍疝需要在 2～4 歲後進行手術治療。

如果臍部分泌物有臭味的話，除了需要對局部進行消毒、清洗外還要用抗生素進行治療。特別要注意的是，有

的人臍部表面看不到紅腫，臍凹處是一層紫黑色的痂皮，可發現有膿性分泌物流出，說明痂下面已被炎症所感染。

如果發現臍炎就要儘早治療，一般來說輕度臍炎的治療方法比較簡單，先用 75% 酒精擦去臍凹裏的膿性分泌物，再用酒精棉消毒兩次，然後用乾燥的消毒紗布包好，每天處理一次，直到痊癒為止。

腹部皮疹

身體異常

腹部皮疹是由一些皮疹性高熱疾病而引起的，其症狀是腹部出現許多小疙瘩，且會發癢，抓破會引起發炎。比較常見的有傷寒引發的皮疹，這種皮疹呈紅色叫玫瑰疹。

玫瑰疹是一種由病毒感染而引起的急性呼吸道傳染病，一年四季都有可能發病，但在乾燥寒冷的冬春季節最容易發病，一般只出現在腹壁的皮膚之上，如病人高燒，並有這樣的表現，則應高度懷疑該病的出現。玫瑰疹主要發生在 1 歲以內的小孩子身上，是經由飛沫傳播的。

·臨床表現

小孩子感染了病毒後並不會立刻就表現出不舒服，入侵的病毒會有 10 天左右的潛伏期。潛伏期過後，也不會有什麼明顯的症狀，但會突然發高燒且發展很快，幾小時之內就上升到 39～40℃。也有可能僅表現出輕微的不適，其他與往常並無太大變化，而且高燒持續不退。一般在發燒

的 3～4 天後，熱度會突然下降，並在熱退時和熱退後不久，皮膚上出現粉紅色的斑或疹子。

・治療護理

對於玫瑰疹的治療與護理，一般採用對症治療及支持性療法，具體做法：高燒時應該按醫囑及時服退燒藥，儘量臥床休息；多喝溫開水，多吃新鮮水果，飲食宜清淡易消化；可服用一些維生素 C 與維生素 B 片劑，但需注意要適量。

除此之外，還可用中藥方進行治療：紫草 15 克，生地 15 克，防風 10 克，荊芥 10 克，黃岑 10 克，生石膏 30 克，加水煎服，每日 1 貼。用紫外線進行照射也是一種治療玫瑰疹的方法。

腹部色素沉著

身體異常

腹部色素沉著，是對於整個腹部皮膚基本顏色的變化而言的。當身體出現某些疾病時，就會使腹部部分皮膚在顏色上發生很明顯的變化。腹部色素沉著也分生理性的和病理性的。病理性的腹部色素沉著也有很多種情況，比較常見的是腹部出現一些不規則的小片狀色素沉著，一般發生在多發性神經纖維瘤患者身上。

有些正常人也會出現腹部色素沉著；還有一些孕婦的腹部正中線肚臍以下也常會出現一條褐色的線，這與女性

處於特殊生理期有關，在孩子出生後會逐漸消退；暴露在外的皮膚由於經常被紫外線照射，顏色也會深些，這些都是正常現象，屬於生理性的。

多發性神經纖維瘤是一種常染色體顯性遺傳病，主要發生在皮膚、神經系統和骨骼系統，也有的發生在血管系統和內臟。

其主要症狀是多處出現良性的神經纖維瘤和畸形，在皮膚上出現多處牛奶咖啡色的色素斑。多發性神經纖維瘤發展緩慢，輕者僅僅只在皮膚上留下斑點，重者會導致毀容、弱智甚至死亡。這種病具有遺傳性和多發性，所以一旦發現不良症狀，應該及時進行治療。

・治療護理

多發性神經纖維瘤患者，一般應進行手術治療，但也有的選用其他方法進行治療。以下是一種中醫治療方法。

第一步：「攻」。「攻」是指以毒攻毒。因為瘤體在人體內已經形成，會產生邪毒傷害人體，損耗體內精華，所以中醫採取以毒攻毒的方法，扶正祛邪，以達到控制病情生長的目的。

第二步：「化」。在第一步的基礎上採用活血、化淤的中藥軟化瘤體，殺死瘤體內致病因素，從而達到使瘤體自行軟化、逐漸縮小的效果。

第三步：「排」。在軟化瘤的基礎上，採用活血化淤、排毒的藥物，使有害液體通過尿液、體汗等方式排出體外，使瘤體迅速縮小直至消失，

第四步：「固」。在經過一系列的中藥療法之後，運

用培元固本、填精補髓的藥物，調和五臟，使陰陽平衡，從而使瘤體消失，使身體康復。

腹部紫紅色紋路

如果腹部開始出現紅紋，而且伴有發癢症狀，然後慢慢變成紫紅色，這就形成了腹部紫紅色的紋路，出現這種情況，一般都提示可能患了皮質醇增多症。

·臨床表現

皮質醇增多症，也稱為柯興綜合徵，一般都是由於下丘腦垂體功能紊亂或垂體腺瘤引起雙側腎上腺皮質增生，或腎上腺本身的腫瘤使皮質醇分泌過量而導致的。這種症狀除了會出現腹部紫紅色紋路之外，還會表現為滿月臉、向心性肥胖、多血質、血壓升高、骨質疏鬆、抵抗力降低等。

·治療護理

對於皮質醇增多症主要的治療方法一般有：手術治療、放射治療、藥物治療，其手術治療比較普遍，例如垂體性柯興病一般先經過手術切除垂體腺瘤，但如果沒有發現腺瘤或不能進行手術的患者則可以做腎上腺部分切除術。腎上腺腫瘤患者，也可以施行手術獲得根治。

皮質醇增多症在手術治療的同時，一般都以接受放射

治療和藥物治療作為輔助治療。藥物治療主要適用於無法進行手術治療的腎上腺皮質腺癌病人，因為藥物治療副作用比較大，療效不肯定，所以很少被採用。

皮質醇增多症病人如果不進行治療，除了極個別患者可能會自癒之外，一般病程不超過 5 年就會由於感染、心血管疾病、尿毒症、消化道出血、糖尿病昏迷、癌症轉移等原因而致死。

對於皮質醇增多症，除了要及時治療之外，還需要積極預防。如果身體出現向心性肥胖、滿月臉、多血質、皮膚紫紋、高血壓、骨質疏鬆、對感染抵抗力降低等症狀時，應及時到醫院進行檢查，確診，然後根據不同的病因，選擇相應的治療方法。越早診斷，其治療的效果就會更好，治癒的概率也越大。

身體部位十二

肩 背

肩周炎

肩周炎是肩周肌肉、滑囊和關節囊等軟組織的慢性炎症，又稱為凍結肩、肩凝症、漏肩風、五十肩等。它是肩關節周圍軟組織的無菌性炎症，是以肩部疼痛和肩關節活動受限為主要症狀的一種常見疾病。

·臨床表現

本病常見於中老年人以及長期伏案工作者，女性發病率稍高於男性。病理變化是肩關節周圍軟組織充血、水腫、滲出、粘連等引起疼痛，導致肩關節功能障礙。多為單側發病，主要症狀為肩關節自發性持續性疼痛，活動障礙，穿上衣或聳肩及肩內旋時疼痛加重，影響梳頭洗臉，患側手不能摸背，夜間疼痛會加重等。

肩周炎是在肩關節周圍軟組織退行性變異的基礎上發生的。凡能引起肩關節和上臂活動受限的誘因，都能導致本病的發生，例如，肩關節周圍軟組織勞損或退變、肩關節的急性創傷、肩部功能活動障礙或上肢固定過久等。此外，精神因素、體內有感染病灶、內分泌紊亂及自身免疫反應等也都是此病的致病因素。

本病還多與糖尿病、偏癱、肺結核等疾病並存。此病按照肩周炎的發生與發展大致可分為急性期、慢性期、恢復期三期。

・治療護理

　　無論是處於肩周炎的哪一期，只要出現相應症狀就應該及時進行治療。推拿與針灸療法是一種比較普遍且療效好的治療方法。活血化淤、行氣通絡的中藥煎汁，以木棒蘸取藥汁來回擊打肩部痛點及穴位，也能起到疏通經絡、活血止痛的功效。另外，還可以進行肩部功能鍛鍊，以達到治療的效果，例如運動療法，其具體練習方法如下。

體操練習法

　　雙手握住體操棒，在身體前面，手臂伸直，然後反覆用力向上舉，儘量向頭後部延伸；在身體後面雙手握棒，用力向上舉。

手指爬牆練習法

　　側面或前面站立，抬起患側的前臂，以食指和中指貼牆，然後沿牆向上慢慢作爬牆式運動。

・藥膳食療

1. 陽和活絡湯

　　熟地黃 30 克，黃芪 15 克，鹿角膠 12 克，當歸 12 克，白芥子 9 克，桂枝 9 克，地龍 9 克，川烏 6 克，乳香 6 克，炙麻黃 3 克。將藥物洗乾淨後用文火煎煮 2 次，每次約 100 毫升，濾汁混勻，分早、晚飯後服用。藥渣裝進布袋，紮口放鍋內，再煎約 30 分鐘，先熱薰患處，待藥溫適宜後，用藥汁擦洗局部至潮紅，再把藥袋放置患處熱敷，可改善局部血液循環，加速炎症消退。連用 10 天為一療程，此方有溫經活血、化痰通絡的功效，主治肩周炎。

2. 桑枝雞湯

老桑枝 60 克，老母雞 1 隻，鹽少許。將桑枝切成小段，與雞共煮至爛熟湯濃即成，加鹽調味，飲湯吃肉。此方具有祛風濕、通經絡、補氣血之功效，適用於肩周炎慢性期而體虛風濕阻絡者。

3. 杜仲骨碎補豬骨湯

杜仲 20 克，骨碎補 20 克，豬骨 500 克，料酒 10 毫升，生薑 5 克，蔥 10 克，鹽 3 克，雞精 2 克，味精 2 克。將杜仲、骨碎補洗淨，切片，裝入紗布袋中，與洗淨、砸碎的豬骨同入鍋中，加適量清水，用武火煮沸，加蔥段、生薑片、料酒、鹽，轉文火煨燉 1 小時，待湯汁濃稠時加雞精、味精，去除藥袋即可食用。此方有溫補腎陽、強壯筋骨、止痛的功效，適用於肩周炎輔助治療。

駝　背

身體異常

駝背是一種很常見的脊柱變形。駝背是由於胸椎後突而引起的形態改變，主要是由於背部肌肉薄弱、鬆弛無力所導致的。

·治療護理

駝背可以由矯正練習使身體恢復正常。矯正練習的目的是加強背部伸肌的力量，並牽拉胸部前面的韌帶，從而使脊柱恢復原形。以下是幾種矯正駝背的練習方法。

背手挺胸練習

兩腿張開，與肩同寬，站立，兩手在體後十指交叉握緊，然後兩肩胛骨後鎖，兩手臂後上舉至最高，挺胸立腰，再還原。兩拍一動，做 16 次，可有效防止駝背。

手扶牆壓胸腰練習

距牆一步距離站立，兩手向上舉起，扶著牆，上體儘量向前，挺胸、凹腰，胸貼住牆，保持四拍再還原。經常進行這項練習可以使少年兒童逐漸形成挺胸拔背的姿勢。

擴胸運動

兩腿開立，兩臂前平舉，然後兩臂向側面打開擴胸，再還原，如此反覆練習 16 至 20 次。要求向後擴胸速度要快，有一定力度，擴胸時抬頭、挺胸、收腹。

仰臥拱背

仰臥，兩臂於體側伸直，背部離地，用力向上挺胸，保持 2 秒鐘，再還原，做 8～10 次。要求挺胸時，背部離地面至最高點，脖子不能放鬆。

除此之外，還有很多防止駝背的鍛鍊方法，只要堅持不懈地練習，對胸、背都有很好地保護作用，並可防止駝背等其他疾病的產生。

脊柱明顯前凸

身體異常

脊柱明顯前凸是由於背柱的向前彎曲超過正常的生理彎曲而引起的，通常會給人一種後仰的感覺，一般發生在

腰部脊柱。脊柱明顯前凸有生理情況和病理情況。生理情況可見於孕婦；病理情況有腹內有大量積液、胸腔內有巨大腫物等，但更為常見的是由於腹部嚴重肥胖引起的。

·治療護理

對於由於腹部高度肥胖而導致的脊柱明顯前凸，可以由以下方法進行治療。

腹部按摩法

可以由減肥以及適當的調養使身體恢復正常。腹部減肥的一個比較有效的方法就是腹部按摩法。按摩能促進身體熱能的消耗，對減肥有顯著的效果，腹部按摩法，對腹部減肥可以起到很明顯的效果。腹部按摩具體方法是以肚臍為中心，在腹部打一個問號，沿問號按摩，先右側，後左側，各按摩四十下，每天按摩兩次。一般而言，二十天大約可減重四千克。這種按摩腹部法，除能減重外，還可以促進腸蠕動，增加排便次數，減少腸道對營養的吸收。這種按摩減肥法如果長期堅持可以起到很明顯的效果。

·藥膳食療

1. 豆腐木耳湯

豆腐 250 克，水發木耳 150 克，精鹽、味精各適量。具體做法是把豆腐切小片，水發木耳摘洗淨，撕小片。鍋內加入適量清水上火，加入豆腐片，木耳片，開鍋後煮 3 分鐘，調味即成。

2. 涼拌三樣

馬鈴薯 100 克，黃瓜 100 克，番茄 150 克，精鹽、味

精、醋、香油各適量。具體做法是把馬鈴薯洗淨，去皮，切小片，入沸水鍋中焯至斷生，撈出晾涼，黃瓜洗淨，切片，番茄洗淨，去蒂，切小塊。馬鈴薯片瀝水，放入小盆內，加入黃瓜片，調入味精、精鹽、醋拌勻，再放入番茄塊，調香油拌勻，即可食用。

脊柱明顯後凸

身體異常

脊柱明顯後凸的主要表現是整個胸部變短，肋骨與肋骨互相接近或者重疊，胸骨牽向脊柱，一般發生在脊柱結核病人身上，發生於胸段的脊柱。由於脊柱超過正常後凸曲度，所以從外形上看，呈駝背的現象。

脊柱明顯後凸會出現在每一個年齡段的人身上，但引發原因各不相同。如果在兒童身上出現，一般是由胸椎結核而引起，也有可能是因為在成長階段，姿勢不良而造成。對於這種情況，及時發現並糾正姿勢後可恢復正常。

如果在中年人身上出現，則可能是由於風濕而造成的脊柱炎所引起的，患者只能側臥睡覺，如果仰臥則不能伸平身體。但主要還是發生在老年人身上，是由於年齡大而造成骨質疏鬆等病變所引起的。

·治療護理

骨質疏鬆症是一種由於全身骨骼系統長期持續地丟失骨質所形成的疾病。對於老年人骨質疏鬆症，主要由以下

三個方面來進行改善。

補　鈣

鈣是骨骼的主要成分，它主要來源於食物。如果不能從食物中攝入足量鈣質的話，可以用其他方法適當地補充鈣質。攝入的鈣量略多於身體所需的量，對身體並無害處。市場上大量的鈣劑如碳酸鈣等，都能充分補充每日所需鈣質。

補充維生素 D

維生素 D 是防治骨質疏鬆的必需物質，它可以使攝入體內的鈣質能更好地被人體吸收。如果沒有維生素 D 的話，人體便不能吸收和利用鈣，但補充維生素 D 也需要適量，過量的維生素 D 也會對人體產生危害。

補充雌激素

對於老年女性來說，防治骨質疏鬆最好的辦法就是補充雌激素。老年女性在停經期後，雌激素水準會嚴重下降，使骨質丟失，造成骨骼開始變脆。如果補充適當的雌激素，就可以保持身體裏骨質的充足，從而達到防治骨質疏鬆的目的。可以由口服、注射或皮下埋植法補充雌激素。

對於已經患有典型骨質疏鬆者，降鈣素、二磷酸鹽等都可以迅速減輕疼痛，緩解病情，但最好是在醫生指導下使用。

脊柱明顯側彎

身體異常

脊柱明顯側彎是指脊柱的一個或多個節段偏離身體的

中線向側方彎曲，形成一個帶有弧度的脊柱畸形，通常還會伴有脊柱的旋轉，同時還會出現肋骨左右高低不平和椎旁的韌帶及肌肉的異常等情況，是一種不良的身體症狀，可以由多種疾病引起。

脊柱側彎一般發生於頸椎、胸椎或胸部與腰部之間的脊椎，也可以單獨發生於腰背部。側彎出現在脊柱一側，可能呈「C」形；或在雙側出現，呈「S」形。

・臨床表現

脊椎明顯的側彎對身體有很大的危害。嚴重的脊柱側彎會使身體各大系統功能均受不同程度的影響，嚴重者會縮短人的壽命。它對人體的影響主要體現在外形和生理方面。

對身體外形方面的影響

由於脊柱的側彎影響了人體骨骼的正常生長發育，使人變得駝背、雞胸、骨盆傾斜，肩不等高、背不等平、長短腳，身體扭曲，身軀矮小。因為外形的異常，患者會產生自卑心理，時間長了會影響心理的健康，嚴重的話還會發展成自閉症。

生理方面的影響

脊柱側彎引起脊柱兩側受力不平衡，會引起腰背痛，並可能產生骨刺，壓迫神經，引起截癱。

脊柱側彎造成了胸腹腔面積的減小，會嚴重影響患者的呼吸系統、消化系統、內分泌系統等多種正常的生理功能，這種病人成年後，平均壽命普遍比正常人短，此外，還有很多人會死於心肺併發症。

·治療護理

對於脊柱側彎的治療，嚴重者必須開刀，但手術風險較高，而且術後後遺症很多，還有些人效果會不理想等，所以大部分的患者都是接受保守療法。基本的保守療法有以下幾種。

使用支架矯正

脊柱側彎角度大於 40 度時，適宜用支架矯正法進行治療。支架矯正治療的種類很多，製作技術與材質也明顯進步，穿戴後可有效預防脊柱側彎繼續惡化。

功能鍛鍊

鍛鍊方法能矯正和改善脊柱側彎的形狀和症狀，作為輔助性長期治療，必須在醫生的指導下進行。

脊椎矯正

脊椎矯正是由檢查，結合病人的實際情況，找到脊柱側彎的原發部位及矯正的關鍵點，運用力學原理，對側彎加以適度的矯正，具有快捷、輕巧、安全等優點，是一種「脊椎的無血手術」，在保守療法中效果最好。

脊柱明顯側彎一半以上病人都會腰腿疼，勞動能力下降，少數人甚至不能工作，嚴重時會導致下肢癱瘓，使病人完全喪失行動能力。

脊柱側彎、脊柱旋轉給患者的正常工作、學習、生活、精神、婚姻、家庭等諸方面帶來極大的困擾和不便，所以，如果發現有脊柱明顯側彎的傾向，就應該在前期進行治療。

脊柱活動異常

身體異常

　　正常人脊柱因為有韌帶、關節、肌肉等組織的保護，所以有一定的活動度，可以進行一些活動，以適應生活的需要，但如果活動受限的話，則說明有疾病的產生。引起脊柱活動異常的疾病主要有軟組織損傷、骨質增生、骨質破壞、外傷造成的脊椎骨骨折，以及腰椎間盤突出等。最常見的是腰椎間盤突出。

・臨床表現

　　腰椎間盤突出症，也可稱為髓核突出或腰椎間盤纖維破裂症，是一種很常見的腰部疾患。其主要症狀表現為：腰椎疼痛，且站立、咳嗽、打噴嚏及用力大便時疼痛都會加劇，臥床休息時疼痛可減輕；患病一段時間後，疼痛區域會出現麻木現象；腰部疼痛、下肢放射性疼痛、肌肉力量減弱或癱瘓等。

　　引起腰椎間盤突出的原因有：腰椎間盤本身的退行性變；身體的姿勢不良引起的腰部損傷；遺傳因素；妊娠期腰骶部承受的重力大。

・治療護理

手術治療

進行手術治療適應於：非手術治療無效或復發患者；

症狀較重影響工作和生活的患者；神經損傷症狀明顯且有繼續惡化傾向患者；中央型腰椎間盤突出有大小便功能障礙患者；合併明顯的腰椎管狹窄症者。注意手術後半年內要避免重體力勞動，以免病情復發。

非手術治療

牽引療法　科學的牽引可以拉開椎間盤間隙而使膨出的髓核復位。以雙手扶住門框，兩腳似著地而非著地，身體自然下垂、放鬆，每日早晚各 1 次，每次 8 分鐘左右，也可以躺在床上，雙手握床頭，腳尖儘量朝床尾處移動，每天 2 次，每次 15 分鐘。如果再輔以理療和按摩，重症可緩解，輕症可治癒。牽引療法簡便，治癒率高，被多數患者所接受，是一種很常用的治療方法。

局部熱療法　可用熱水袋、紅外線等進行局部熱療，也可熱敷。如果用跌打丸每日 2 粒，研細加酒調為稀糊狀外敷患處，包紮固定後，再施以局部熱療，效果更佳。

食療法

鮮雞蛋 3 個，米醋 500 克。將米醋放入砂鍋中，燒開後放入雞蛋。煮 8 分鐘後取出，每日臨睡前食用。這對腰椎間盤突出症有很好的療效。

除了治療，對腰椎間盤突出的預防措施也很重要，主要有以下幾點：合理安排飲食，保證身體所需營養；適當進行鍛鍊，防止肌肉麻痹；應經常用酒精或滑石粉按摩骨突出處，以緩解肌肉痙攣，改善局部血液循環，促使髓核復位；平時應注意站、坐、行和勞動姿態，空餘時間多做工間操，這對預防急、慢性損傷都有重要作用；注意在受到外傷如撞車、摔倒等造成脊柱不能動時，不要掙扎著起來或

活動，應該保持受傷後的姿勢，以免造成更大的損傷。

背　疽

身體異常

　　背疽是一種生於脊背部正中的有頭疽，也叫蜂窩疽、發背疽。背疽剛開始長時，瘡頭像粟子，根盤散漫，氣血兩虛，四周暗紅，數天後瘡頭會越來越多，慢慢發展成瘡頭自潰腐爛，形成瘡面，瘡色紫滯，邊界不清，有膿汁，如果不及時治療，會進一步惡化。

　　這種病一般都是由於感受風溫濕熱之毒而致氣血運行失常而引起的；還有可能是由房事不節，勞傷精氣，以致腎水虧損而引起的；而脾胃運化失常，濕熱火毒內生，導致營衛不和，氣血淤滯，經絡阻隔也發生此病。

・治療護理

　　可以參考以下一些偏方來治療背疽。

　　甘草麥餅

　　用甘草 150 克，搗碎，加大麥粉 450 克，研細。滴入醋少許，再加少許開水，做成餅，熱敷疽上，冷了再換。未成膿者可內消，已成膿者早熟而破。

　　榆根白皮

　　用榆根白皮，切細，清水洗淨，搗至極爛，調香油敷搽，留出瘡頭透氣。藥乾則以苦茶潤濕，若藥已不黏則需另換新調的藥。

託裏消毒散

黨參9克，生黃芪9克，白朮9克，當歸9克，白芍9克，桔梗3克，皂角刺9克，茯苓9克，金銀花12克，生甘草3克。水煎服，每日1劑。

仙方活命飲

當歸9克，赤芍9克，丹參9克，金銀花9克，連翹12克，紫花地丁30克，陳皮6克，象貝母9克，炙穿山甲6克，皂角刺9克，生甘草6克。水煎服，每日1劑。

除偏方治療之外，還要注意預防護理。常用的外敷藥應緊貼患部，撒布均勻；瘡口皮膚應經常保持清潔，常用生理鹽水洗拭乾淨，以免情況惡化形成濕疹、丹毒；高熱時應臥床休息，多飲開水；忌食辛辣等刺激發物及甜膩食物；氣血兩虛患者可適當增加營養食品。

女性背部低溫

身體異常

女性背部低溫是指女性背部的溫度低於正常的溫度，女性背部一旦出現低溫，會影響女性體內激素與神經的調節等多種調節功能。

·臨床表現

有關醫學專家提出，女性要防止背部低溫度，就要重視背部保溫。因為背部褐色脂肪細胞分佈較多，褐色脂肪細胞有燃燒脂肪、調節體溫的作用。女性體內的激素以及

神經功能在體溫 37℃ 時發揮最佳。如果背部溫度過低，再加上女性肌肉少，產生熱量也很少，就會容易受寒。女性受寒會導致排卵障礙，會出現失眠、注意力渙散等症狀，更重要的是造成女性月經失調、經痛等各種婦科病。

・治療護理

婦科病是發生於女性生殖系統的功能性或器質性疾病，是影響女性健康的重要因素。女性身體結構及其生理狀況都比較特殊，很容易誘發各種疾病，特別是在夏天，汗液增多，細菌也隨之增生，這種情況下就很容易患上婦科疾病。所以，女性應該特別注意自己的個人衛生和機體保健，因為日常的預防比任何藥物都要好。

以下是幾種簡單有效的預防婦科病的方法。

保持清潔

在沖洗外陰時，如沒有什麼病痛或無特殊情況下不要使用藥物沖洗，可以用溫開水滴上幾滴白醋進行清洗，以預防細菌的滋生。注意自身的狀況，如果發現白帶增多、變色、氣味、瘙癢等，或同房後雙方有不適的話，就應立即進行診治。

防止傳染

旅遊或者出差時，要儘量避免接觸不潔的東西，如馬桶、浴缸、毛巾、床上用品等；游泳時最好在清澈流動的水裏，或者挑選條件比較好的泳池，在月經期、患病期內最好不要游泳；夏天乘坐公車時，因為衣著單薄，容易被感染，別人剛坐過的座位不要馬上坐，防止感染上疾病或者將自身疾病傳染他人。

勞逸結合

操勞過度可能會引發其他疾病或使一些慢性盆腔炎復發；多補充營養，經期儘量少吃冷凍食品，同時注意腹部保暖，以免太寒涼而導致痛經和經期過長、月經不調。

背部長痘

身體異常

背部長出大小均勻的痘痘，不像青春痘大小不一或有膿。

背部肌膚長時間被衣服遮蓋著，水分不容易散失，新陳代謝也比臉部要緩慢得多，一般大約 1 個半月才循環一個週期。如果皮脂分泌旺盛，角質卻無法正常剝落，毛孔就會被阻塞，就會產生痘痘。

治療護理

背部長痘也需要及時治療，否則會引起病變。以下是有效預防和治療背部長痘的方法。

用鹽水洗澡

洗澡可以保持身體溫熱，在毛細孔充分張開以後，在背上塗抹一些鹽，然後按摩 1 分鐘，這樣可加速血液循環、刺激新陳代謝。但按摩不要太用力，以免破壞肌膚。準備好稀釋鹽水，在洗完澡後，用棉簽蘸鹽水抹在背上，10 分鐘後再以淋浴的方式洗掉鹽分。可以有效祛除背部肌膚的細菌，防止長痘痘。對於已經長了痘痘的人，洗澡時可以在沐浴巾中加點茶樹或薰衣草配方的精油，對皮膚可

以起到鎮靜、消炎的作用。

穿透氣的衣服

背部在高溫且潮濕的環境下皮脂分泌旺盛，穿不透氣的衣物或經常流汗，背部就很容易長痘痘。所以最好穿吸汗、透氣的衣物，在夏天最好穿無袖或者吊帶衣物，讓背部通風、透氣。寬鬆的衣服，可以減輕背部痘痘的症狀。

注意生活細節

不要用手直接抓背部痘痘，以免引起發炎，使病情惡化，而且還會留下很難看的瘢痕；飲食上不吃太甜太油的刺激性食物；勤換衣物，保持皮膚乾爽清潔，以免堵塞毛孔妨礙皮膚代謝。

背部出現小斑點

身體異常

隨著氣溫的升高，許多人的背部經常會出現許多細小斑點等，在出汗後會更為明顯，這是背部的一種皮膚病，名叫花斑癬，這種皮膚病在民間稱為汗斑，是一種真菌感染性疾病。

·臨床表現

這種病在應用皮質類固醇激素的人群中比較容易發生，除此之外營養不良、慢性感染、出汗過度以及妊娠等原因都有可能誘發本病。

花斑癬在初起時，皮膚上會出現很多細小斑點，呈褐

色，以後會逐漸擴大至黃豆般大小，甚至會形成更大的、不規則形狀的斑片。

癬的表面可有少量極細的糠秕狀鱗屑，斑片邊界清楚，部分斑片可相互融合擴大。患者一般無明顯症狀，只是有時會有輕微刺癢等不適感，日曬會導致病情加重。

·治療護理

這種皮膚病一般有季節性，夏秋季較重，入冬減輕，第二年又會復發。所以，積極預防對人體健康很重要。平時生活中應該養成良好的生活習慣，增強個人衛生保健意識，不與他人共用生活用品，做好個人衛生，杜絕傳染源。

如果已經患上了這種皮膚病，就應該堅持用藥，積極治療，以徹底治癒為最終目的，不可自行終止治療，以防病情反覆。有關的中藥和西藥對治療花斑癬都有一定的作用。

用新鮮黃瓜 200 克、硼砂 100 克，將黃瓜切片裝入容器，再放入硼砂，稍攪拌後，放置 3～4 小時，過濾出水備用，清洗皮膚後外塗患處，每日 3～4 次，連用 7～10 日。這對花斑癬的治療可以起到很好的功效。也可以用內服或外敷的西藥進行治療。

但值得注意的是，花斑癬患者嚴禁用皮質類固醇激素外用製劑，因為如果使用不當，會導致症狀加重使皮疹泛發，所以用藥也要慎重。

身體部位十三

手

手　抖

身體異常

手抖就是手部出現抖動的症狀，手抖可分為生理性手抖和病理性手抖。

・臨床表現

生理性手抖抖動的幅度很小但速度很快，經常在靜止時出現，是一種細小的、快速的、無規律的抖動。生理性手抖還經常在精神緊張、恐懼、情緒激動、劇痛及極度疲勞的情況下出現，如果引起手抖的以上原因消除，手抖也就會隨之消失。

病理性手抖，在醫學上稱「震顫」。是指手不隨意的顫動，是永久性的。病理性手抖主要分為運動性手抖和靜止性手抖兩種類型。其中運動性手抖只會在運動時出現手抖，運動接近目標時抖動加重。運動性手抖沒有規律性，而且抖動幅度大，受情緒影響而增強，常見於腦神經和上肢神經的病變。

而靜止性手抖則是肌肉在完全放鬆的情況下，即在安靜的狀態下出現的手抖。這種手抖在睡覺時就會消失，手抖速度為 4 至 6 次每秒，比較有規律。

引起病理性手抖的常見病有：上肢神經疾病與損傷、腦組織疾病和藥物中毒性手抖。這些疾病如果不及時治療，對身體都有很大的危害。

　　手抖是老年人很常見的現象，經常兩隻手抖個不停，吃飯、寫字都受到嚴重的影響，令老人們非常苦惱。震顫雖然表現為手的抖動，但病根多在大腦，是因某種疾病使大腦負責運動協調功能的區域受到損害從而引起震顫。

　　震顫麻痺症、腦動脈硬化、中腦或小腦病變、肝性腦病、藥物中毒、癡呆等，都有可能引起老人手抖。

·治療護理

　　醫學研究結果表明，經常食用蠶豆、咖啡可有效地控制震顫。所以，如果家裏有老人的話，可以適當給老人多吃這兩種食物。可以有效地治療因各種疾病引起的手抖，使人們恢復健康。

　　除了以上說的病症以外，還有些震顫是屬於功能性的，主要是因為情緒激動、過度勞累、體質虛弱等因素而導致的，一般不需治療。

手指長短異常

身體異常

　　手指是人體上肢的末端，身體氣血流到手指就會開始回流向五臟，所以，手指在醫學上具有很重要的意義。

　　正常情況下，人的小指細小，拇指粗壯，中指比無名指和食指長半個指節左右。而小指的指尖應達到無名指的第一關節處，拇指的指尖則要達到食指第三指節骨的二分之一處。

·臨床表現

手指長短都是有一定的規律的，如果手指長短出現異常，那就代表身體狀況出現了問題。

例如，如果食指過長或者過短，有可能是少年時期營養不良或者多病而造成的；

中指太長或太短，可反映中年的病態；

無名指過長或者過短，則為中年時期臟腑功能受損的徵象；如果小指比較短，則提示老年期容易患心、腎功能衰弱等，包括心腦血管系統疾病、消化系統疾病和內分泌系統疾病等多種疾病。

·治療護理

如果在少年時期食指過長或過短，就一定要注意營養問題，最好不要偏食。

如果是體弱多病的話，就應該及時進行治療，以免造成身體的不良後果；如果中老年時期無名指過長或者過短，就要及時去醫院檢查身體，看看是否是臟腑功能受到損害，及早發現身體的病情，及時治療，使身體早日恢復健康。

如果在老年時期，小指比較短的話，就要注意與身體有關的各種疾病，及早進行預防，以免疾病危害身體健康。只要注意解決好身體的各種疾病，手指長短異常情況也可以得到改善，使身體達到真正健康的狀態。

手指顫動

身體異常

手指顫動，就是當雙手平伸，張開手指時，會看見手指顫動的現象，這是身體內部狀況出現問題的表現，比較常見的原因是甲狀腺功能亢進症。

・臨床表現

甲狀腺功能亢進症，在醫學上簡稱甲亢，在民間也叫「大脖子病」。甲亢是一種極為常見的疾病，具有多發性，一般可分為原發性和繼發性兩種。原發性甲亢很常見，是一種人體免疫性疾病；繼發性甲亢則比較少見，一般是由於結節性甲狀腺腫轉變而產生的。

引發甲狀腺功能亢進症的原因還有很多：譬如濾泡狀甲狀腺癌、甲狀腺自主高功能腺瘤等。

除此之外，相關的甲狀腺功能亢進症，如絨毛膜癌、葡萄胎等也都可能會導致甲狀腺功能亢進症。

・治療護理

甲狀腺功能亢進症雖然不是頑症，但也是一種很難治癒的疑難雜症，它會由於甲狀腺激素分泌過多而引起多種高代謝疾病，所以，對甲亢的預防及治療是很必要的。對於甲狀腺功能亢進症的初期，治療一般以消除精神緊張等對病情不利的因素為主，適當休息，為身體補充足夠的能

量和營養物質，如糖、蛋白質和各種維生素等，以糾正本病引起的消耗。

控制甲亢的基本方法有抗甲狀腺藥物、放射性同位素碘以及手術等。這些方法中，抗甲狀腺藥物療法最方便，也最安全，應用最廣。

手術治療

甲狀腺部分切除可以使九成以上的患者痊癒，是一種很好的治療甲亢的方法。

中醫藥治療

甲狀腺功能亢進症中醫辨證多屬陰虛肝鬱、肝陽上亢，一般採用潛陽為主的治療原則。可用生地、白芍、天冬、麥冬、夏枯草、鱉甲、牡蠣、珍珠母等，隨症狀的輕重而加減藥量作為輔助治療，如果是腺瘤可加澤漆、小金片等，治療效果會更好。

如果和西藥結合治療的話，則必須注意藥物中含碘量不能過高，以免影響療效。這種方法一般被輕症患者所採用，效果很好。

放射性同位碘治療

甲狀腺具有高度選擇性聚碘能力，可以用碘衰變放射進行治療。治療時碘在甲狀腺內停留的有效期平均為3～4天左右，所以，可以使得大部分甲狀腺濾泡上皮細胞遭到破壞，從而減少甲狀腺激素的產生，達到治療目的，它的治療效果和外科手術切除效果一樣好。

手指頭偏曲

身體異常

手指頭偏曲，主要表現為指節縫隙大且紋路散亂。手指頭偏曲不僅僅會影響人手部的美觀，還會給工作和生活帶來不便。

・臨床表現

每一個手指頭的偏曲都體現著身體某種病症的發生。小指頭偏曲，可能是由於消化功能不健全所引起的；無名指頭偏曲，則可能是因為泌尿系統疾病和神經衰弱等造成的；中指頭偏曲，常發生在心臟與小腸功能較弱的人手上。引起食指頭偏曲比較常見的因素，是受肝膽病影響而導致的脾胃功能失常。

脾胃功能是否正常，直接影響著人體生命的盛衰。脾胃功能正常，則人體營養充足，氣血旺盛，體格健壯；脾胃功能失常，則受納運輸水穀失職，人體所需營養不足，以致身體羸弱，疾病叢生，影響健康和長壽。而脾胃的功能又與肝膽的健康密切相關。

肝膽主疏泄，可以調節全身氣機，推動血液和津液的運行，使周身氣血調和、經脈通利，還可以調節臟腑功能，使人自然神清氣爽，心情愉悅。若肝的疏泄功能減退，就會使肝氣鬱結，影響肝膽的正常生理功能；若肝的升泄太過，陽氣升騰而上，也會對肝膽造成一定的影響。

在反覆持久的異常情況下，會影響肝膽的疏泄功能，造成肝膽病，而肝膽病最先傳至脾胃。

脾胃失健運，氣機升降失常，也就是脾胃功能失常，就會出現手指偏曲的病理現象。

脾胃功能失常還會影響情志活動。脾為氣血生化之源，神賴氣血的奉養而精明，氣血虧乏則不能滋養神明。如果心脾不足，腎精虛衰，腦失所養，就會導致心悸失眠，神情恍惚，健忘，鬱證等不良症狀。

由於肝膽病造成的脾胃功能失常，主要表現為臉色黃、口唇淡、舌質淡、渾身沒勁等。

·治療護理

除了由藥物進行治療之外，還可以利用飲食療法對其進行治療，在飲食上可多吃一些具有健脾胃功效的食物，如山藥、玉米、肉蓯蓉等。還可吃些瀉火的藥，如化食丸等，這些都對脾胃功能失常有一定的療效。

手指麻木

身體異常

手指麻木也稱為十指麻木。基本症狀為手指不會覺得痛癢，但卻麻木不適。《素問病機氣宜保命集·中風論》所說的中風先兆的現象是大拇指以及次指麻木不仁。手指麻木一般是因為風濕入絡，或者氣虛兼有濕痰，瘀血阻滯所致，常是中風的先兆。

·臨床表現

凡因腦血管阻塞或破裂引起的腦血液循環障礙和腦組織機能或結構損害的疾病都可以稱為中風。中風大致可以分為兩大類即缺血性中風和出血性中風，發病時會突然昏厥，不省人事，伴有口眼斜，語言不利，半身不遂；或僅有喎僻不遂為主要表現的疾病。其特點是發病急驟，變化迅速，會極其嚴重地影響人的身體健康。

·治療護理

對中風的基本治法是醒腦開竅，滋補肝腎，疏通經絡。針灸治療中風療效較滿意，尤其對於神經功能的康復如肢體運動、語言、吞嚥功能等有促進作用，針灸越早效果越好，治療期間應配合功能鍛鍊。中風急性期，出現高熱、神昏、心衰、顱內壓增高、上消化道出血等情況時，應採取綜合治療措施。中風患者應注意防止褥瘡，保證呼吸道通暢。

本病應重在預防，如年逾 40，經常出現頭暈頭痛、肢體麻木，偶有發作性語言不利、肢體痿軟無力者，多為中風先兆，應加強防治。

治療的主要目的是為了促進癱瘓肢體和語言障礙的功能恢復，改善腦功能，減少後遺症以及預防復發。以下是幾種治療中風的方法。

1. 防止血壓過高和情緒激動，生活要規律，飲食要適度，避免大便乾結。

2. 經常鍛鍊身體。

317

3. 藥物治療可選用促進神經代謝藥物，如腦複康、胞二磷膽鹼、腦活素 B 群、維生素、維生素 E 及擴張血管藥物等，也可選用活血化淤、益氣通絡、滋補肝腎、化痰開竅等中藥方劑。

4. 理療、體療及針灸等。

除上述治療方法之外，還可以採取食療方法進行治療中風。

方一：

黑木耳、蜂蜜各 100 克，核桃仁 50 克，先把木耳洗乾淨並泡軟，然後和核桃仁、蜜蜂一起搗成泥裝入碗內，放入鍋中蒸熟，分三次吃完，可祛風活血，對中風有很好的療效。

方二：

新鮮薑 60 克，蔥 80 克，醋 100 毫升，一起煎，對患部先燻後洗。

腕關節異常

身體異常

腕關節是指手臂與手之間的連接部位，如果腕關節出現了異常，那就說明身體出現了問題。腕關節異常多見於囊狀的突起和結節樣的突起。

・臨床表現

囊狀突起外表皮膚無明顯變化，突起產生於皮膚表

面，用手壓迫，會感到突起堅韌且有彈性，推之能動，最常見於腱鞘囊腫。

結節樣性突起腕關節部位的突起呈結節狀，並且影響腕關節的正常活動，一般常見於因風濕或結核而引起的骨膜炎。

腱鞘囊腫

腱鞘囊腫是指關節囊或腱鞘附近某些組織的黏液變性所形成的囊腫。腱鞘囊腫是發生於手部軟組織中最常見的一種腫塊疾病。腱鞘囊腫與關節腔或腱鞘滑膜腔密切相關，外傷後局部形成的瘀狀物或慢性勞損都可能引起腱鞘囊腫。其主要症狀是局部酸痛，囊腫生長緩慢，發生於皮下，呈圓形或橢圓形，大小不一，突起於皮面。任何年齡段都有可能發病，但青年和中年發病率比較高，女性發病率高於男性。

骨膜炎

骨膜炎是由於骨膜及骨膜血管擴張、充血、水腫或骨膜下出血、骨膜增生及炎症性改變造成的應力性骨膜損傷或化膿性細菌侵襲而造成的感染性骨膜損傷。其主要症狀表現為局部疼痛，局部充血、水腫，活動受到障礙等。

・治療護理

對於腱鞘囊腫的治療，一般採用保守治療，可採用揉、按壓法等進行治療。還可以採用針刺法。這種病症如果不嚴重，經由一般的手術就可以治癒。

除此之外，紅花蘸酒可治療腱鞘囊腫。取紅花 15 克，白酒 100 克。先將白酒置火上燒熱，再將紅花放入白酒內

蘸濕，然後迅速撈出放於患處，反覆搓擦，每日數次，有很好的療效。

骨膜炎的治療方法有：抗感染治療；消除局部腫脹、水腫、止痛等對症治療；理療和藥物治療等。

對於骨膜炎的預防要注意：

過久沒有運動後進行鍛鍊不要劇烈，以防止發生意外；平時多參加體育活動，增強機體協調能力；突然加大運動訓練的話，要注意動作的正確性；在過硬的運動場地活動時間不宜過長，因為如果肌肉長期處於緊張狀態且不斷被牽扯的話，容易造成骨膜撕裂損傷，出現血腫機化、骨膜增生及炎症；要著重注意保護好手部關節，以免受到創傷後造成化膿性細菌感染。

手指關節異常

身體異常

手指關節異常主要指關節的形狀出現異常，一般都是由於關節炎引起的。關節炎是一種以關節痛為主要症狀的關節病變，它是一種常見的慢性疾病，最常見的是骨關節炎和類風濕性關節炎兩種。

關節炎還可以分為急性和慢性兩類：急性關節炎起病急，患者關節紅、腫、痛、熱，並有功能障礙及全身發熱等症狀；慢性關節炎則主要表現為關節腫、痛、畸形及不同程度的功能障礙。

引起關節炎的原因有很多，譬如細菌感染引起的化膿

性關節炎，自身免疫或變態反應引起的風濕性關節炎及類風濕性關節炎，代謝障礙所致的痛風性關節炎及外傷所致的外傷性關節炎等。

無論是哪種原因引起的和哪種類型的關節炎，都應及早診治，以免導致永久性關節功能障礙甚至致殘。

・治療護理

治療關節炎的方法有很多種，比較常見的有以下幾種。

薰洗療法

薰洗療法是將中藥煎煮後，趁熱對患部薰蒸或浸泡，使藥性從毛孔進入，發揮治療效果。有祛風散寒，舒筋活絡的作用。

療方：草烏 20 克，白芷 50 克，羌活、獨活各 50 克，細辛 10 克，川芎、桂枝各 30 克，威靈仙、伸筋草、透骨草各 60 克，用水煎好後洗或者薰患處，每日 2〜3 次，每次 15 分鐘，5〜10 天為一療程。

外敷療法

外敷療法是將藥物置於局部或穴位處外敷。有促進局部血液循環，散寒祛濕，消腫止痛的作用。

療方：桃仁、白芥子各 6 克研細末，用適量蛋清調成糊狀，外敷關節痛處，3〜4 小時可止痛。此方需注意不可久敷。

食療法

患者如果在治療以及用藥的同時，再配合飲食療法，可以發揮更好的療效。

生薑雞：剖洗好的公雞 1 隻，切成小塊的生薑 100〜

250 克，一起在鍋中爆炒燜熟，不放油鹽，可放少量酒，1天內吃完，隔 1 週或半月吃 1 次。

除了以上方法之外，還可以運用針灸法、推拿法等進行治療，都有很好的效果。除了治療之外，為了更好地促進疾病的恢復，在日常生活中應該保持良好的生活習慣，注意飲食適度等多方面問題。

手指端皮膚起皺、乾癟

身體異常

正常人的手指端皮膚光滑且有彈性，如果手指端皮膚皺起、乾癟，則是因為組織細胞產生脫水現象所致，主要表現為手像在水中長期浸泡過一樣，因此也稱「洗衣婦手」，比較常見於急性胃腸道疾病。

・臨床表現

急性胃腸道疾病的主要症狀有劇烈、頻繁的腹瀉、嘔吐等。有關專家指出，急性胃腸道疾病是春天、夏天的常見病和多發病。

老年人、青少年發病概率比較高。老年人發病一般是因為生活節儉，進食剩菜、剩飯；青少年發病常因進食冷熱不均，過多進冷食，造成細菌入侵胃腸，導致胃腸道受損；也有一些青少年因食用街攤小販的不衛生食品，以及暴飲暴食而誘發急性胃腸炎。

·治療護理

預防是防止疾病發生的最有效的方法，所以平時應該適當禁食以減輕胃腸道負擔。嘔吐、腹瀉嚴重者，應該適當補充糖鹽水，以防止病情惡化；嚴禁進食油膩、不宜消化的食物；適當休息，以增強體質；還可以服用一定的藥物進行對症治療；但如果是食物中毒、細菌性痢疾、慢性消化系統疾病引起的急性胃腸道疾病，則應儘快去醫院診治，以免耽誤病情。

在夏季就應該比平時更加注意預防胃腸道疾病的發生。夏季隨著氣溫連日升高，引起消化道疾病的細菌、病毒開始活躍，以腹瀉為主要症狀的急性腸炎患者也開始增多。

炎炎夏日，預防胃腸道疾病應注意以下幾個方面。

1. 要注意飲用水的衛生。應該飲用煮沸後的水，以免喝下生水中的致病微生物引起消化道疾病。

2. 要保持室內環境的清潔，並經常通風。

3. 要儘量減少與腹瀉病人的接觸，尤其是不要與其共用餐飲用具。

4. 要講究食品衛生。食物存放應該生熟分開，以免交叉污染；吃剩的食物應該及時存儲在冰箱裏，且存儲時間不宜過長；剩飯在食用前應該加熱，並以熱透為準，飯前便後及時洗手。

指甲顏色變化

身體異常

正常人的指甲有一定的光澤度並且生長很均勻，就好像一塊光滑的玻璃，而且指甲的顏色應該是粉紅色。一旦指甲的顏色發生了變化，就說明體內某些地方已經發生了問題，應該要重視了。指甲的顏色發生改變，一般會變成黑色、白色、黃色、灰色以及其他顏色等。

・臨床表現

指甲變黑

中醫認為，指甲變黑多屬於瘀血，是心腦脈瘀阻的重症。如果久病而見黑指甲多為腎痛；醫學家經過研究發現，腦垂體或者腎上腺功能不足的患者也會出現指甲變黑的症狀；外傷也可能會使指甲出血，在後期變成黑色。

指甲變黃

指甲變黃，在中醫上認為多由濕熱薰蒸所致，常見於甲狀腺機能減退、胡蘿蔔血症、腎病綜合徵等；西醫上則認為指甲偏黃多數與體內維生素 E 的缺乏有關。如果所有的指甲都變黃，就必須接受治療了，因為那是全身衰弱的徵象。

指甲變白

指甲顏色蒼白，缺乏血色，多見於營養不良、貧血患者；此外如果指甲突然變白，則常見於失血、休克等急症，或者是鉤蟲病、消化道出血等慢性疾病。需要注意的

是，如果指甲白得像毛玻璃一樣，則是肝硬化的特徵。

·治療護理

如果指甲是由於外傷而引起的變黑，我們可以由消散瘀血的方法使指甲恢復健康。瘀血多是在外力作用下，使皮下毛細血管破裂出血所致。因血液從毛細血管破裂處外滲致皮下。所以我們可以看到一片瘀青。此時外滲致皮下的血液已屬異物，又因皮下神經豐富。所以疼痛感明顯。在發生瘀血 24 小時後，可以用溫水熱敷患處。以促進局部血液循環，促進瘀血消散。

治療指甲變黃，我們可以用人參。人參對全身衰弱有顯著的興奮作用，能提高機體活動能力，減少疲勞；對不同類型的全身衰弱患者均有一定的治療作用，還可以使病人體重增加，消除或減輕全身無力、頭痛、失眠等症狀。人參還含有各種大量的維生素，維生素是我們人體所必需的一類小分子有機化合物，它對維持我們身體基本機能有著重要的作用。

指甲變白，可能是身體缺乏鋅元素或者維生素 B 供應不足的現象，也可能是因為貧血所引起，所以可以由改善飲食營養狀況，補充身體所缺乏的營養成分來修復指甲。

手掌的顏色呈淡白色

身體異常

正常人的手掌，顏色呈淡黃色，因為血液的關係，所

以還會透著紅色。手掌的顏色如果發生變化，就說明身體可能有了相應的病症。一般手掌常見的顏色變化是呈淡白色，多數是由於貧血引起的。

·臨床表現

貧血是指全身循環血液中紅細胞總量減少至正常值以下，貧血一般表現為膚色黯淡、頭昏眼花、心悸失眠，甚至月經失調等。貧血如果長期不治的話，就會形成惡性循環，引起免疫力下降，許多疾病也會乘虛而入，健康將受到全面威脅。造成貧血的原因有多種：缺鐵、出血、溶血、造血功能障礙等。一般要給予富於營養和高熱量、高蛋白、多維生素、含豐富無機鹽的飲食，以助於恢復人體的造血功能。

·治療護理

對於缺鐵性貧血，只要調整飲食就可以改變貧血的症狀。要注意飲食均衡，可適量攝取肝臟、蛋黃、穀類等富含鐵質的食物。如果飲食中攝取的鐵質不足或是缺鐵嚴重的話，就要馬上補充鐵劑。

維生素 C 有利於鐵質的吸收，也能幫助製造血紅素，因此維生素 C 的攝取量也要充足。多吃各種新鮮的蔬菜，如菠菜、黑木耳、紫菜、髮菜、薺菜、黑芝麻等，這些蔬菜都含有豐富的鐵質，可起到很好的補血作用。

食療方法可以有效地預防和治療貧血，這裏介紹幾種可以治療貧血的食療方。

韭菜炒豬肝

豬肝 100 克，韭菜 50 克，洋蔥 80 克，沙拉油 1 大匙。將豬肝洗乾淨，切成薄片，先下鍋煮至七成熟，然後與新鮮韭菜、洋蔥同炒，調好味即可食用。

海帶燉雞塊

處理好的重約 1000 克的雞一隻，切成塊，放入水中，用旺火燒開，再加入水發海帶 500 克和佐料，用小火燒，直到雞肉爛熟即可食用。

當歸羊肉湯

當歸 30 克，生薑 50 克，羊肉 150 克。將羊肉、生薑分別洗淨，切片，與當歸同入鍋，加水 2 碗，煎煮 30 分鐘，加鹽和少許佐料即可食用。

龍眼枸杞粥

龍眼肉、枸杞各 15 克，黑米、粳米各 50 克。將龍眼肉、枸杞、黑米、粳米分別洗淨，同入鍋，加水適量，大火煮沸後改小火煨煮，至米爛湯稠即可食用。

手掌浮腫

身體異常

手掌浮腫，是指手掌超過正常的大小和厚度。如果手掌出現浮腫，一般提示可能患了心臟病。

·臨床表現

心臟病是心臟疾病的總稱，它是危害人類健康的頭號

殺手。心臟病常見的症狀是心悸、心前區疼痛等，常常還伴有一些體表徵兆，例如在做了一些輕微活動或者處於安靜狀態時，會出現呼吸短促的現象。

·治療護理

手掌浮腫者平時要多注意身體，如果發現有這些先兆症狀，就應該及時進行治療。早期發現，早期治療，對心臟病的預後能起到很大的作用。

吸菸者、高血壓患者、糖尿病患者、高膽固醇血症患者、有家族遺傳病史者、肥胖者、缺乏運動或工作緊張者，這些都是心臟病高發人群，所以，建議大家多注意以下一些問題。

合理飲食

人體多種疾病都和膳食營養有很大的關聯，因此，從心臟病的防治角度看，合理的營養因素十分重要，原則上進食應該做到低熱量、低脂肪、低膽固醇。

適量運動

積極參加適量的體育運動，有利於增強心臟功能，促進身體正常的代謝。對心臟病患者來說，應根據心臟功能及體力情況，從事適量的體力活動，例如散步、慢跑等，都有助於促進血液循環，增強抵抗力，提高全身各臟器機能。但也需避免過於劇烈的活動，活動量應逐步增加，以不引起症狀為原則。

戒　菸

菸草中含有的菸鹼可使心跳加快、血壓升高、心臟耗氧量增加、血管痙攣、血液流動等異常以及血小板的黏附

性增加。這些不良影響會使 40 歲左右的吸菸男性的冠心病發病率高出常人幾倍。所以，戒菸對預防和治療心臟病來說極為重要。

改善生活環境

污染嚴重及雜訊強度較大的地方，誘發心臟病的可能性比其他地方要高很多，因此改善居住環境，擴大綠化面積，降低噪音，防止各種污染對預防心臟病也有很重要的作用。

·藥膳食療

1. 山藥燉腰花

豬腰 500 克，當歸 10 克，黨參 20 克，醬油、蔥、薑、油、鹽適量。把豬腰切開，去除網膜和導管，放入山藥、當歸、黨參燉熟。取出晾晾，切成腰花，淋上調料即可食用。每天一劑可有效預防和改善心臟病。

2. 冬瓜煨三鳥

冬瓜一隻，紅參 5 克，棗仁 30 克，嫩母雞 1 隻，白鴿 1 隻，麻雀 1 隻，玉竹 15 克，龍眼肉 10 克，遠志 10 克，朱砂 0.5 克。把嫩母雞、白鴿、麻雀處理乾淨後，麻雀裝入鴿腹，鴿裝入雞腹，裝在大碗中，撒薑絲、黃酒、醬油、精鹽和味精。

冬瓜從頂部切下一塊當蓋，挖出瓜瓤。把藥物裝入紗布袋，繫口，與雞、調料裝進冬瓜內，把瓜蓋蓋好，用黃泥封嚴，放在穀殼火堆中，24 小時後取出即可食用。經常服用，可補氣養血，對心臟病有很好的療效。

手皸裂

身體異常

手皸裂是一種由多種原因引起的手部皮膚乾燥和裂開的疾病。寒冷季節在戶外勞動、經常接觸溶解脂肪或吸水性的物質、經常使用鹼性肥皂等會使皮膚乾燥、變厚、失去彈性與韌性，這些都是造成手皸裂的重要原因，尤其在冬季，皮脂汗液分泌減少，就更容易發生本病。還有一些局部原發性疾病也會引起手皸裂。

·臨床表現

手皸裂一般發生於手掌、指尖、指屈面等處。初起皮膚乾燥、角化增厚、皮紋明顯，沿皮紋出現裂口，嚴重者裂口可深達皮下，還有出血現象，自覺疼痛。

皸裂發展的過程，可以分為三個階段：皴裂、龜裂和皸裂。根據裂隙的深淺程度，又可分為三種程度：輕度僅達表皮，並無出血及疼痛等症狀；中度裂隙由表皮深入真皮可有輕度疼痛，但也沒有出血症狀；重度裂隙由表皮深入真皮和皮下組織，常會引起出血和疼痛。

·治療護理

1. 在日常洗手時，特別在天氣寒冷的季節，不要用太多的鹼性過強的肥皂，洗滌後要用水將肥皂沫完全洗去，最好經常用熱水泡手，用刀片削去容易發生裂隙的部位的

粗糙皮膚，再塗擦潤膚霜等。

2. 為了促使皸裂迅速消失，可在每晚睡覺前，先用熱水浸泡雙手後，再塗50%水楊酸軟膏或30%甘油液，並注意防凍，可以適當服用一些維生素A和維生素E，多食新鮮蔬菜、水果，手癬及其他皮膚病應該及時進行治療。

3. 除了使用護膚品保持皮膚濕潤之外，要注意手的保暖。在容易引起職業性手皸裂的環境中工作時，應加強勞動保護，以減少患病的可能性。

除了上述措施之外，易發生手皸裂的患者在乾燥寒冷的季節宜多吃油脂。病程長久或者年老患者應該增加營養，滋補氣血，適宜多吃一些豬肝、豬皮、羊肉等，還可以通過一些食療方法進行預防和治療。

取黃豆100克，洗淨晾乾，研細過篩，取細末與凡士林200克調勻，裝瓶備用。用時先用溫水將患部洗淨，然後用藥膏填平裂口，外包紗布。隔日換藥1次，一般輕症患者換藥3次可痊癒。

手掌部皮膚起水泡、脫皮

身體異常

手掌部皮膚出現起水泡、脫皮，有時候還會伴有奇癢等現象，一般都是手部受真菌感染，也就是手癬。

• 臨床表現

手癬是指手掌部的皮膚真菌感染，通常表現為水泡、

角化和鱗屑性斑片。在臨床上以角化增厚、掌紋加深、如鵝掌狀者比較常見，故民間稱之為「鵝掌風」。如果不及時治療，會累及手背，出現環形或多環形損害，形成體癬。手癬在全世界發病很廣，在中國的發病率也很高。雙手長期浸水和摩擦受傷及接觸洗滌劑、溶劑等都是使手受到真菌感染而產生手癬的重要原因，患者以青、中年婦女為多，其中許多人有戴戒指史。

手癬和足癬一樣，都是一種極為常見的、發生於皮膚上的癬疾，但手癬比足癬少見一點。手癬有傳染的傾向，它與密切接觸患者的手部位的日用品的使用都有很大的關係。手癬又常由患者自身足癬傳染而來。手癬一般可以分為兩種類型：水疱鱗屑型和角化增厚型。

·治療護理

治療手癬主要依據是「治其外必治其內，治其內必治其根」的中醫辨證治療原則，以殺毒、排毒、祛風涼血、養血舒肝、理氣解鬱、益氣固表、舒風祛邪為前提，從而達到標本兼治的目的。因為手癬是一種傳染性皮膚病，所以患者在護理時，要注意做到以下幾點。

飲食調節

避免進食辛辣刺激性食物和發物，戒菸酒，飲食以清淡為宜，多吃些新鮮蔬菜和水果。

防止傳染

因為手癬有一定的傳染性，因此要注意個人衛生與公共衛生，不要與他人共用日用品，經常清洗手腳，保持手足清潔和合適的濕度，避免用手搔抓患部。

堅持藥浴

如果用藥浴直接作用於病變部位的話，對手癬有較好療效。

·藥膳食療

丁香苦參煎液

丁香 15 克，苦參、明礬、地膚子各 30 克，黃柏、地榆各 20 克。將上述藥物水煎取汁，而後待藥液不燙後溫熱洗手，每次 10～15 分鐘，每日 2～3 次，每日 1 劑，連續 5～7 劑，對治療手癬有很好的效果，足癬也可以用這個方法。

手掌、手指上有青筋暴露

身體異常

手掌、手指上有青筋暴露，是靜脈怒張的表現，可能是由於腸內有大便停滯而造成的。

·臨床表現

腸內有大便停滯，就是由於腸道不通暢，使大便無法排出體外，滯留在腸內而造成的。

便秘是使腸內大便停滯的一個主要原因。人在便秘時，大便會卡在肛門，跟在後面的大便有時就受到阻礙而無法通過。這樣一來，大便就會牢牢地黏在腸的肉褶之間。腸內有大便停滯，會嚴重妨害腸道的機能，造成身體疾病。

腸內大便停滯，嚴重的話會使腸內開始腐爛，產生有害物質。這些有害物質被腸吸收後，會嚴重地損害人體的健康。腸內大便停滯，還會使血壓增高，影響人的身體健康。在排便時因為用力，所以血壓會比平常還高。以血壓正常的人來舉例，大便時的血壓，比平時上升 10～20 倍。尤其是冬天，常發生高血壓病人昏倒在廁所的情況，排便時用力也是其中的一個原因。

由於氣溫降低，血管收縮，血壓就會上升，在這種情況下用力排便，血壓往往就迅速竄高，從而造成腦血管破裂而昏倒。

·治療護理

腸內大便停滯也可由飲食、精神及習慣等諸多因素引起。所以在平時生活中，要注意多方面的生活習慣，以保持腸道健康。

例如多喝水、多給腹部做按摩、多吃水果，蔬菜等，尤其是要多吃番薯，可使大便暢通易解，且每次吃飯的速度不可過快，否則會引起消化不良，造成大便停滯在腸內。以下是幾種可以有效改善腸內大便停滯的方法。

服用白朮散方

取生白朮適量，粉碎成極細末，每天服用白朮散 3 次，每次 10 克。這種藥物治療方法對虛性便秘療效頗佳，一般用藥 3～5 天，大便即可恢復正常。大便正常後即可停藥，之後每星期服藥 2～3 天，可長期保持大便正常。

蜂蜜食療法

蜂蜜 250 克，皂角 30 克，先把皂角研成細末，蜂蜜放

入砂鍋中用微火煎，待濃縮後加入皂角末，熬至能成丸時即可，將其搓製成小手指般粗、長約 5 公分的栓劑，待冷變硬塞入肛門，有潤腸通便之功效，適用於大便秘結。

飲用膨大海方

取膨大海 5 枚，放在茶杯或碗裏，用沸水約 150 毫升沖泡 15 分鐘，待其漲大後，少量分次飲服，並且將發大的膨大海也慢慢吃下，一般飲服 1 天大便即可通暢。

手掌肌肉嚴重萎縮

身體異常

手掌肌肉嚴重萎縮，會失去原有的形狀，特別是大魚際肌和小魚際肌萎縮明顯，使手掌變平，同時還會出現如同猿猴的上肢現象，所以常被人稱之為「猿形手」。

・臨床表現

手掌肌肉萎縮的原因很多，可由全身性疾病如白血病、晚期癌腫等引發，也可因某些神經性疾病引起，婦女停經後或長期使用激素也可引起個別人的手掌肌肉萎縮。而比較常見的手掌肌肉嚴重萎縮，是由於手臂神經受傷以及神經炎症等引起的。

・治療護理

平時要注意保護好手臂，以防止手臂神經受傷而引起手掌的不良變化。而對於手臂神經炎的治療，早期以改善

局部血液循環，消除手臂神經炎症為主，後期則以促進神經機能恢復為其主要治療原則。

另外，可以用激素進行治療，還可以由改善微循環以及提供神經營養代謝藥物進行治療。

此外，還可以運用理療的方法。例如，超短波透熱療法，由紅外線照射以及直流電碘離子導入，以促進炎症消散，達到消除炎症的治療目的。還可以用電晶體脈衝治療機刺激手臂神經幹，以防止手掌肌肉萎縮。

針刺治療也是治療手掌肌肉萎縮的方法之一。取聽會、太陽、地倉、下關、頰車等穴位，並配曲池、合谷等進行針刺治療。

恢復期的治療除了上述治療方法之外，還可口服一些藥物，以促進神經機能恢復。而對長期不恢復者可考慮進行外科手術治療。手臂神經炎的預防也很重要。可以採用經常鍛鍊，增強體質的方法，寒冷的季節應該注意上肢各部位的保暖、避免朝風口靠窗方向久坐或睡眠，以防發病或復發。

手背皮膚乾皺

身體異常

如果手背皮膚乾皺，各指關節發僵不靈活，觸摸一下手感冰冷，且一年四季都是如此的話，原因可能是您患上了手足冰冷症。

・臨床表現

手足冰冷症，常發生在年老體弱病者身上，尤其是女性容易得此症。手足冰冷症的主要表現是，無論在一年中的哪一個季節，手腳都處於冰冷狀態，這也可能與末梢血液循環不良或體溫調節異常等有關。

・治療護理

晨練可以防治手足冰冷症。以下是一種治療手足冰冷症的「血管體操」，經常練習，不僅可以預防手足冰冷症的發生，還可以對其進行治療。

準備工作

在早晨準備三盆水，一盆熱水，一盆溫水和一盆冷水。熱水的溫度是手伸進去很熱但不燙手，溫水的溫度是用手伸進去稍有熱感，如果是在冬天，溫度最好比室內溫度稍高 6～8℃，冷水用手伸進去有冷感就可以了。

具體方法

第一步：先將四肢放入溫水中泡 1 分鐘，使血管適應。

第二步：再將肢體放入熱水中，泡 2～3 分鐘，使血管擴張。

第三步：然後將肢體放入溫水中 1 分鐘，使之適應。

第四步：再將肢體放入冷水桶中 1～2 分鐘，使血管收縮。

第五步：再將肢體放入溫水中適應。

第六步：最後將肢體放入熱水中 2～3 分鐘，使血管擴

張後將肢體擦乾水。

以上就是完成一次「血管體操」的全過程。很明顯可以看出以上肢體由溫水→熱水→冷水→溫水→熱水的浸泡過程，實際上是對血管起到了擴張→收縮→擴張的作用，不僅鍛鍊了血管，而且鍛鍊了肌肉和神經，如此每天堅持下去會有特效。

初次練習時，如果是年老體弱且有心絞痛或血壓過高者，應該特別注意，以免受不了忽冷忽熱引起其他身體問題。經過一個階段的鍛鍊，體質增強了，氣溫不冷不熱時，只用一冷一熱兩盆水進行練習就可以了。

除此之外，打太極拳、練習氣功、做健身操，尤其是跑步和散步效果最佳，經常鍛鍊能改善全身機能，對預防和治療手足冰冷症有很好的效果。在採用晨練療法的同時，要注意晚上臨睡前，用熱水燙燙手，洗洗腳，洗完後立即上床睡覺，對手足冰冷症有緩解作用。

身體部位十四

下肢疼痛

身體異常

　　下肢疼痛是一種常見的症狀，一般是某些疾病的徵兆。如果下肢疼痛起病急，並且伴有頭痛、乏力、惡寒、發熱、鼻塞流涕、咽乾咽痛等症狀，則可能是感冒引起的。如果下肢疼痛主要發生於下肢的大關節處，嚴重者可以出現紅、腫、痛、熱和關節積液，輕者僅僅為關節痛，如果還伴有發熱、多汗等症狀，這種情況則可能是風濕性關節炎引起的。如果下肢疼痛症狀為肢體沉重、麻木、乏力、發涼、怕冷、腫脹、疼痛、肢體脈弱或無脈等，則可能是血栓閉塞性脈管炎，需要及時進行治療，以防止病情進一步惡化。如果患肢皮膚暗紅或黑紫，疼痛劇烈，徹夜難眠，且皮膚破損後形成經久不癒的潰瘍，即靜脈性潰瘍，俗稱老爛腿或鑢瘡腿，嚴重者必須進行截肢手術。

·治療護理

　　如果出現了下肢疼痛，就要及時進行檢查，查明病因後進行針對性地治療，同時還要注意平時的預防和調護。在日常生活中要保持正確的坐、臥、行姿勢，勞逸適度，不可強力負重，避免跌仆閃挫，避免坐臥濕地。

　　暑季濕熱鬱蒸時，儘量不要夜宿室外，這些對身體都有一定的影響。急性下肢疼痛，應及時治療，癒後注意休息調養，以鞏固療效，防止復發。慢性四肢疼痛除藥物治

療外，還應該注意保暖，避免損傷。避免勞欲太過，防止感受外邪，經常活動或進行自我按摩、打太極拳等醫療體育活動，都有助於下肢疼痛的康復。

治療和預防下肢疼痛，食療方法有一定效果，可經常選用。

木瓜湯

羊肉 100 克，蘋果 5 克，豌豆 300 克，木瓜 1000 克，粳米 200 克，白糖適量，鹽、味精、胡椒粉適量。將羊肉洗淨，切成方塊。粳米、蘋果、豌豆淘洗乾淨。木瓜取汁待用。羊肉、蘋果、豌豆、粳米、木瓜汁，清水適量放入鍋，用旺火燒沸後，轉用文火燉至豌豆熟爛，肉熟，放入白糖、鹽、味精、胡椒粉即可食用。

排骨豆腐湯

豬排骨 500 克，北豆腐 400 克，雞蛋 1 個，洋蔥 50 克，蒜頭 1 瓣，蝦皮 25 克，黃酒、薑、蔥、胡椒粉、精鹽、味精各適量。排骨加水煮沸後去掉浮沫，加上薑和蔥段，黃酒，小火煮爛。熟後加豆腐塊，蝦皮煮熟，再加入洋蔥和蒜頭，煮幾分鐘後調味，即可食用。

膝關節異常

身體異常

正常人兩腳併攏處於站立狀態時，兩個膝關節會緊緊地併攏在一起，如果兩腳踝能併攏在一起，但兩個膝關節卻相互分離，這就是老百姓常說的「羅圈腿」，醫學上稱

之為膝內翻，是一種常見的膝關節異常。

·臨床表現

這種膝關節異常可能是由於小時候運動過度，或者姿勢不良而引起，與體內缺鈣也有一定的關係。這種腿形，嚴重地影響了人體美觀，還可能使患者在選擇工作職業中受到限制，如果能在年紀比較小的時候發現，就可以由矯正的方法進行糾正。這種膝關節異常在生活中很常見，比較常見的原因是大骨節病。

大骨節病是一種以軟骨壞死為主要改變的地方性變形性骨關節病。此病具有多發性、對稱性，會嚴重侵犯軟骨內成骨型骨骼，導致軟骨內成骨障礙、管狀骨變短和繼發的變形性關節病。

主要發生於青少年身上，主要症狀為關節疼痛、增粗變形、肌肉萎縮、運動障礙等。

·治療護理

針灸、理療

針灸、理療是止痛、解痙和改善關節功能的對症療法。除了傳統的針灸、拔火罐、按摩之外，還可因地制宜地採用泥療、蠟療、礦泉浴等多種療法，也可使用熱電刺激療法、離子導入療法等。

手術治療

對於嚴重的關節畸形、關節攣縮或時有關節交鎖的重症病人，可施行矯形外科手術，剔除關節游離體，清理關節內部，以矯正畸形，手術治療一般能收到良好效果。

藥物治療

對關節疼痛、活動障礙可以進行對症藥物治療，方法很多，可用於各個時期的病人。常用藥物有水楊酸類和中藥類。

水楊酸類：這類藥物可用腸溶型阿司匹林片或其他水楊酸製劑。不僅有止痛作用，還能抑制蛋白質水解酶，促進軟骨病變修復。如果長期服用需要注意其副作用，所以要注意適量。

中藥類：常用的有烏丸、馬錢子丸、止痛活血散、小活絡丹等。

關節肌肉鬆弛

身體異常

關節肌肉鬆弛是指關節肌肉張力消失，肢體變軟，呈遲緩狀態，會導致關節易屈曲。關節肌肉鬆弛是小兒身上最常見的症狀之一，造成關節肌肉鬆弛的大多數原因是小兒佝僂病。

·臨床表現

小兒佝僂病也叫軟骨病，是嬰幼兒常見的營養缺乏病，特別常見於一歲以內的嬰兒。發生佝僂病的主要原因有：維生素 D 供應不足，嬰兒膳食中含維生素 D 量過少，牛乳中含量少且鈣磷比例不當，影響鈣的吸收，所以人工餵養者佝僂病的發病率比母乳餵養者高；人體中維生素 D

的主要來源是經陽光中的紫外線照射皮膚後，產生內源性維生素 D，所以戶外活動少，也很容易患佝僂病；患有胃腸道或肝、腎疾病；只以穀類為主要食物，副食少以及服用其他藥物等。

小兒佝僂病，有少數患兒是因為軟骨發育障礙，骨折、外傷、骨瘤等引起的後遺症。小兒患佝僂病時，因鈣鹽不足，骨骺增生的軟骨不能正常骨化，原有的骨質又出現脫鈣和吸收，因而骨質軟化，不能耐受重力作用，加之膝關節周圍韌帶鬆弛，失去對骨的支持和保護作用，故發生小腿骨關節肌肉鬆弛。

佝僂病是嬰幼兒時期比較常見的一種維生素缺乏症。由於缺乏維生素 D 時，鈣不能被吸收，使鈣磷代謝失常，最終產生骨骼病變。佝僂病早期主要症狀有神經精神症狀，小兒愛急躁，出汗多，睡眠不安，夜驚，夜哭，枕禿，骨骼發生改變如方顱，出牙晚，肋緣外翻等症狀。

・治療護理

嬰兒時期預防小兒佝僂病極為重要，應該注意以下幾個方面。

首先，要預防先天性佝僂病。懷孕母體最好多食含鈣豐富的食物，多曬太陽。

其次，小兒出生以後要多到戶外活動，只要是暖和的天氣，都可把小兒抱到戶外。冬天中午前後陽光很充足，戶外活動時可以讓幼兒露出手、臉多接觸太陽；夏天則應在蔭涼處，避免暴曬。

注意不要讓孩子隔著玻璃曬太陽，因為玻璃阻擋了陽

光中的紫外線，不利於維生素 D 的吸收。

另外，提倡母乳餵養，因為母乳中鈣、磷比例適宜，最適合嬰兒的成長。但需要注意乳類中維生素 D 含量極少，所以要及時增服濃縮魚肝油。

如果是人工餵養的話，則更要注意提早增服魚肝油。服用時要注意適量，魚肝油雖然是補品，但並非多多益善，過多服用會導致維生素 D 中毒。

下肢靜脈曲張

身體異常

下肢靜脈曲張是一種靜脈系統中最重要的疾病，也是四肢血管疾患中最常見的疾病之一。它主要表現為下肢，特別是小腿淺靜脈隆起、擴張、蜿蜒迂曲，甚至捲曲成團呈靜脈瘤樣改變。

·臨床表現

靜脈曲張可分為原發性與繼發性兩大類。病情持久者，小腿尤其是踝部皮膚常有色素沉著、濕疹、潰瘍改變等症狀，以及曲張靜脈出血或併發血栓性靜脈炎等。

病人經常會感覺到下肢沉重、酸脹、走路易疲勞，也有部分病人沒有明顯的不適。沒有明顯症狀的患者可以不作處理，下肢酸脹者可以用彈力襪或彈力繃帶，嚴重的病例需做手術治療。

・治療護理

對於下肢靜脈曲張，應加強深淺靜脈的強度鍛鍊和保護靜脈。凡是有原發性下肢靜脈瓣膜功能不全家族史的人，多數都會在青春期後發病，因此，要在兒童和青春期適當進行體育鍛鍊，在增強身體素質的基礎上加強對靜脈管壁的鍛鍊和淺靜脈的保護。

下肢靜脈曲張與長時間負重站立、蹲、坐都有直接關係。由於靜脈血液回流發生困難，下肢靜脈內的壓力增高，靜脈擴張，瓣膜產生閉鎖不全，導致靜脈曲張。目前本病尚無特效藥物，採取自我療法可獲得一定的效果。除此之外，還可以採取以下一些方法進行預防和治療。

按摩下肢

坐正、坐穩，下肢伸直，膝下墊一軟枕頭，兩手掌做合抱動作，分別放於外踝和內踝部位，兩手一外一內合抱下肢，由下向上到大腿來回推拿 3 至 5 分鐘，自己不方便的話可由家人或別人幫助按摩。

揉壓小腿

坐在凳上，兩腿屈膝放在凳子上，用兩手合握踝關節，一隻手放在踝關節的上部，另一隻手握在接近踝關節的腳背上，一手按順時針方向，另一隻手按逆時針方向，做圓圈形揉捏 3 至 5 分鐘。然後再由下向上擠壓 5 至 10 次。

活動下肢關節

仰臥，兩腿抬起放下，上下活動 2 至 3 分鐘。稍停，兩腿交替抬起，再如此進行 20 次。既可加強肌肉運動，又

可促進血液循環。

熱水浴法

長期站立、蹲、坐的病人，就寢前用溫熱水浸浴患處20 分鐘，有利於減輕症狀。

除此之外，對於下肢靜脈曲張的主要防護措施還有：改善勞動條件、減輕勞動強度，注意勞逸結合；下肢靜脈曲張可出現淺靜脈炎症、潰瘍及出血等併發症；休息時應將患肢抬高，潰瘍和出血應按醫囑積極治療，不要自己敷藥，以免細菌感染；注意個人衛生，保持下肢皮膚清潔。潰瘍多年不癒者，如果醫師認為有必要作切片化驗的，病員應該積極支援、配合。

第二、三腳趾的底側水腫

身體異常

第二、三腳趾的底側水腫是指腳的第二和第三腳趾底側出現水腫的現象，一般說明有眼底病。

·臨床表現

眼球後面的玻璃體、視網膜、脈絡膜等部分我們都稱之為眼底。眼底有血管、視神經、黃斑部，這些部位如果發生病變就稱為眼底病。最常見的眼底病就是老年黃斑變性。

老年黃斑變性是一種和年齡增長有關的多因素複合作用的眼底病。年齡越大，患病率就越高。因此也稱為年齡

相關性黃斑變性，這種病一般可能是由於黃斑部脈絡膜毛細血管缺血、玻璃膜變性破裂，色素上皮對視細胞代謝產物吞噬消化能力下降，使盤膜殘餘小體沉積形成玻璃膜疣而引起的。此病是造成老年人失明的主要原因之一。

老年黃斑變性症狀：早期視物變形、視力減退，後期嚴重視力障礙。老年黃斑變性可能與遺傳、慢性光損害、營養失調、中毒、心血管等全身疾病及免疫性疾病有關。

·治療護理

本病為眼底黃斑結構的衰老性改變，年齡越大，發病的機會越多，所以一旦發現就應該及時進行治療。

老年黃斑變性的預防與治療，目前對滲出型患者，一般應用較多的方法是鐳射治療。氫鐳射雖然不能阻止新的新生血管形成，但可以有效封閉視網膜下新生血管。因此，鐳射治療是一種對症治療，可避免病情惡化。

除了治療之外，預防措施是防止老年黃斑變性發生的關鍵問題。應用抗衰老及抗氧化藥物且定期眼科復查，避免日曬及強光眩目，適當參加健身運動並同時治療其他的全身病等綜合措施，是使病情穩定的較好辦法。病情較嚴重者一般考慮手術治療。

除此之外，常用的治療方法便是食療法。中醫認為，老年黃斑變性常與肝腎不足、氣虛血弱有關，合適的食療方法可以起到抗衰老及改善微循環的作用，補益肝腎，益氣養血，明目增視。下面介紹一些食療的方法。

羊肝粥

將羊肝 60 克，去膜切片，加生蔥 3 根切碎，油鍋炒片

刻。另用大米 100 克，加水煮至大米開花，再放入羊肝煮熟，早晚餐服之。可以補肝明目，輔助治療老年性黃斑變性，視物昏花模糊。

女貞桑椹煎

將女貞子 12 克，桑椹子 15 克，製首烏 12 克，旱蓮草 10 克。加水適量，水煎，去渣取汁，分 3 次服，加入適量白糖調味更佳。可以滋補肝腎，養血明目。

八寶雞湯

黨參、茯苓、白芍、炒白朮各 10 克，炙甘草、川芎各 6 克，熟地、當歸各 15 克，用紗布袋將上 8 味藥裝好紮口，先用清水浸洗一下。將豬肉 250 克，肥母雞肉 750 克，洗淨，雜骨 250 克洗淨打碎。將豬肉、雞肉、藥袋、雜骨一同放入鍋中，加水適量，用旺火燒開，打去浮沫，加入生薑、蔥適量，用文火燉至雞肉爛熟。撈出雞肉和豬肉，待稍涼，切成條塊，分裝碗內，並摻入藥湯，加鹽少許即成。

能補氣養血，適用於氣血兩虛之老年性黃斑變性。

下肢呈弓形畸形

身體異常

引起下肢呈弓形畸形最常見的原因是由於小兒發育不全而造成的膝外翻。

膝外翻是一種膝關節向外翻轉，股骨關節面向外傾斜的症狀，俗稱「外八字腿」，醫學上稱「X」形腿。一般

多發生在兒童身上，成年患者也多是由於兒童時期發育不良而造成的。

·臨床表現

兒童在發育期，足部縱弓尚不健全，足弓平坦，會出現輕度發育性膝外翻，這屬於正常的生理現象。但如果出現一些非常明顯的症狀的話，例如兒童走路笨拙，走路時雙膝摩擦，兩足分開，一側下肢沿另一側下肢擺動，其足尖向內側偏，身體重心落在足底中央，足尖偏向外側，小腿後側或大腿前部出現疼痛，這些症狀都屬於不正常的病態表現，說明已經形成了嚴重的膝外翻。

膝外翻兒童因為行動不便，體育活動少，會導致身體肥胖；異常的負重關係會使膝內側副韌帶拉長，會導致退行性關節炎；膝部外側受力大，股骨關節面向外傾斜，病兒極易疲勞。

這種腿部的畸形不僅影響體型與健美，對身體健康也有很大的影響。由於外翻破壞了膝關節正常力的分佈，使關節一側所受的生物應力增大，對側相對減少。時間長了會引起膝關節行走時疼痛，關節活動也受影響，從而導致骨性膝關節炎，所以需要及時進行治療。

·治療護理

對這種畸形進行矯正，不僅能增進體型健美，而且還能改善膝關節應力分佈不平衡的狀態。一般輕度膝外翻兒童不需要治療，隨著發育可自行矯正，而對於嚴重的膝外翻則需要進行矯正治療。以下是比較常用的矯正方法。

手法矯正

適用於年齡較小，中度膝外翻患者。將患肢上下端固定，於畸形最明顯處，用手法輕輕施壓 20 或 30 次，壓力要適度，切忌不可力氣太大，每日 3 到 4 次，連續進行，不間斷，對中度患者有很好的矯正效果。

墊高鞋底矯正法

鞋底的內側墊高 1 公分，以改變走路時的負重力線，使畸形逐漸矯正。適用於中度患者。

手術矯正法

對於嚴重的膝外翻患者，現在一般採用外固定器加脛骨結節倒 U 形截骨術對膝外翻進行整形治療，且有很好的治療效果。這種截骨術療法操作簡單、安全、骨癒合快，不容易出現延遲癒合，採用外固定器便於掌握整形矯正時的角度，可使骨癒合角度準確，調整也方便；治療過程中患者也可以下地活動，下肢肌肉不會出現萎縮，完全矯正率可達 96%以上。

這種方法還具有截骨處癒合快的優點，療程比較短，它還可能使整形者術後增加身高 2 公分左右，所以受到多數患者的歡迎。

大拇趾與第二趾距離太寬

身體異常

大拇趾與第二趾間的距離特別寬是指大拇趾與第二趾間的距離比正常的腳趾之間的距離大，比較常見於唐氏綜

合徵的患兒。

唐氏綜合徵也稱為「先天愚型」，或 21- 三體綜合徵，它包含許多遺傳病，其中最具代表性的是第 21 對染色體的三體現象，會導致包括學習障礙、智慧障礙和殘疾等高度畸形。

唐氏綜合徵的主要症狀是身材矮小，肌肉緊張度低下，體力低下，頸椎脆弱；頭部長度比常人的要短，面部起伏較小，鼻子，眼睛之間的部分比較低，眼角上挑，深雙眼皮；耳朵整體看上去呈圓形而且位置較低；舌頭比較大；脖子粗壯；手比較寬，手指較短，拇指和食指之間間隔較遠，小指缺少一個關節，向內彎曲，手掌的橫向紋路只有一條，指紋為弓狀等。

唐氏綜合徵患者因為臟器畸形變異的概率很高，所以還會引起多種併發症。例如消化器官畸形引起的先天性食道閉鎖症，十二指腸狹窄，鎖肛等，特別常見的是先天性心臟病，患病比率高達 40%，因為其心內膜不全比例比較高，所以，如果早期不進行治療常會導致生命危險。

・治療護理

唐氏綜合徵的治療不是一件容易的事情，但對唐氏綜合徵的早期預防，卻是降低發病率的最好辦法。唐氏綜合徵的患病概率很高，它與人種，生活水準等並沒有直接聯繫，其發病的主要原因是染色體變異。

一方面，根據統計得出，每 660 個新生兒中就有一個患有唐氏綜合徵，其中女性在 20 到 24 歲之間，患病率為 1 / 1490，到 40 歲為 1 / 106，49 歲為 1 / 11。這表明高齡初

產婦會提高嬰兒患有唐氏綜合徵的概率，這是因為隨著產婦年齡的增加，卵子形成過程中會引起染色體不分離現象的增加。所以，要想降低唐氏綜合徵的發病率，減少高齡產婦的生育率是關鍵。

另一方面，大約80%的唐氏綜合徵患嬰是35歲以下產婦所生。這與35歲以下婦女妊娠比例較高有關係。所以，適當控制35歲以下婦女的妊娠比率也可以降低唐氏綜合徵的發病率。

還有可以進行遺傳學諮詢和遺傳測試例如「羊水診斷」等，來預防唐氏綜合徵的發生。

對於已經出生的唐氏綜合徵嬰兒，可以對其併發的畸形進行治療，以保持患者的身體健康狀態。

足背部隆起

身體異常

足背部出現隆起是指足背出現一些不正常的突起，比較常見的原因是泌尿系統結石。泌尿系統結石的主要症狀為腎絞痛、血尿、脹痛。絞痛發作時，會使人坐立不安，有噁心嘔吐等現象出現，如果繼發感染，則會出現尿頻、尿急、尿痛的尿路刺激症狀等。

・臨床表現

泌尿系統結石是一種很常見的多發病，它包括腎結石、輸尿管結石、膀胱結石以及尿道結石等。泌尿系統結

石病有較為明顯的地區性。泌尿系統結石在中國南方的發病率高於北方，這可能與氣溫、水質、生活習慣、遺傳等因素有關。

・治療護理

對於泌尿系統結石病的治療，西醫的治療方法對直徑在 0.5 公分以下的小結石，經常採用多飲水，等待排石的方法；大結石則採用手術治療。近年來有新突破的治療方法，即採用內腔鏡取石術、體外震波碎石術及膀胱結石的爆破療法等多種方法。

泌尿系統結石在中醫學中屬砂淋、石淋的範疇。中國古代醫學文獻很早就有記載。濕熱、氣虛、氣滯血瘀、腎虛等是本病的主要病症，所以總的治療法則是清熱利濕，健脾益氣，補益氣血，活血化瘀，溫腎壯陽，滋補腎陰等。

中藥治療泌尿系統結石一般採用自擬排石湯法。

處方：車前子、金錢草、海金砂、雞內金、石葦各 30 克，牛膝、白朮各 20 克，枳殼、元胡各 15 克，白茅根、生地各 20 克，炙甘草 10 克，煎服。

應用這種自擬排石湯加減用藥，配合西醫常規治療，兼以大量喝水後適度運動，可促使結石排出。運用中西醫結合治療泌尿系統結石，既使患者免受了手術的痛苦，又不會造成泌尿系統粘連、狹窄或瘢痕變形等病變，有利於臟器功能恢復和加強，可達到標本兼治的目的。

足踝部水腫

　　足踝部水腫是由於足踝內部水濕停留的外在表現，一般可能是患有腎臟疾病的表現，例如患慢性腎炎。慢性腎炎的主要特徵是：起病隱襲，病程長久，長者可達數年或數十年。主要表現為倦怠乏力、頭痛、浮腫、高血壓、氮質血症、尿少及晚期尿毒症狀等。其表現多樣，病情輕重懸殊，初期只有少量蛋白尿和管型尿，以後則常以水腫、高血壓為主要症狀，後期比較容易出現貧血，嚴重高血壓，伴有腎功能逐漸減退直至腎衰。

・臨床表現

　　慢性腎炎是慢性腎小球腎炎的簡稱，是一種以血尿、蛋白尿、高血壓和水腫為主要表現的疾病，它是由多種病因引起的、多種病理類型組成的原發性腎小球疾病的總稱，是最常見的一種腎臟疾病。此病多發生於男性身上。根據病人的不同表現可將慢性腎炎具體分為普通型、腎病型、高血壓型和急性發作型。

・治療護理

　　無論是哪一種類型的腎炎病情都很複雜，如果發現後應該及時進行治療，除了藥物治療之外，還需要注意以下日常生活中的事項。

1. 忌高脂食物：慢性腎炎患者如果攝入過多高脂肪食物的話，會加重病情，但如果沒有脂肪攝入的話機體又會變得更加虛弱，所以在日常生活中，可選用植物油代替，每日 60 克左右。

2. 限制食鹽的攝入量：腎炎患者如進食過量的食鹽，而排尿功能又受損的話，就會加重水腫症狀，血容量增大，造成心力衰竭，所以必須限制食鹽，每日鹽的攝入量應控制在 4 克以下，以防水腫加重和血容量增加。

3. 忌用強烈調味品：胡椒、芥末、咖啡、辣椒等強烈調味品對腎功能不利，應忌食。

4. 限制液體的攝入量：慢性腎炎患者有高血壓及水腫時，要限制液體的攝入。每日的攝入量應控制在 1300 毫升左右，其中包括飲料及菜餚中的含水量 800 毫升。若水腫嚴重的話應該適當降低液體攝入量。在排尿正常的情況下，則可適當放寬。

5. 注意適當休息：避免過度勞累和情緒激動，經常進行體育鍛鍊，增強體質，增強身體的抵抗能力。

此外，還可以用食療方法進行治療。

方一：

新鮮鯉魚 1 條，去腸及內臟，留鱗，用大蒜瓣填入魚腹，用紙包好，用線纏住，外用黃泥封裹，於熱火灰中煨熟，剝去紙泥，吃魚肉。

方二：

黃芪粥：生黃芪30 克，生薏苡仁 30 克，紅豆 15 克，細末的雞內金 9 克，金橘餅 2 枚，糯米 30 克，先加水 600毫升煮黃芪20 分鐘，撈去渣，然後放入薏苡仁、紅豆，煮

30 分鐘，再放入雞內金、糯米，煮熟成粥，做 1 日量，分 2 次服用，吃後再服金橘餅 1 枚，每日服 1 劑。適用於慢性腎炎浮腫患者。

踝關節紅腫

身體異常

踝關節紅腫是指踝關節呈紅色且為浮腫狀態，常見於類風濕性關節炎。

・臨床表現

類風濕性關節炎是以慢性對稱性、多關節炎為主的一種疾病，最常侵及小關節。部分患者的內臟可能會受到不同程度地影響，從而引起多種病變。此病在任何年齡段都有可能發病，但停經期女性的發病率最高。患者常於數週或數月內逐漸起病，表現為關節疼痛和腫脹，一般伴有全身不適和乏力，還會出現全身肌肉酸痛等症狀。

・治療護理

一旦出現病症就應該及時進行治療，治療的原則可根據患者的具體情況，選用中西藥相結合的療法。一般常用結合康復鍛鍊物理療法，滑膜切除等內外科綜合療法進行治療，以減輕或消除關節的腫脹和疼痛。

對於類風濕性關節炎，可以採用預防的辦法降低發病率。預防措施主要需要注意以下幾個方面。

1. 避免關節長時間保持一個動作，要注意調節休息；避免關節處於變形位置，保持正確姿勢；活動時如果感到關節疼痛的話，則應立即停止活動；不要盲目增加關節運動量以及忍痛強迫關節進行過度地活動。

2. 注意日常生活中注意防止受寒、淋雨和受潮，關節處注意保暖，不要穿潮濕衣襪；居住的房屋應通風、向陽、保持空氣新鮮，不要臥居濕地，不要貪涼，以防受露水等；如果在井下或者露天工作時，一定要注意使用勞動保護用品。

3. 急性發作期以休息為主，加強營養，使腫脹關節處於功能位制動。炎症靜止期則應該進行功能鍛鍊。儘量在類風濕性關節炎的早期或急性炎症控制後立即開始功能鍛鍊，鍛鍊時可根據病情選擇床上運動、練習床上坐起、扶拐站立及步行、打太極拳等。活動量應由小到大，活動時間由短到長，活動次數由少到多，活動量及強度應逐漸增加至可耐受的程度。注意選擇適合於自己的鍛鍊項目，並做到循序漸進和持之以恆。

除此之外，還需要注意日常飲食宜忌。飲食宜清淡，不可偏食，五穀雜糧、蔬菜瓜果等應該合理搭配，食物的軟硬、冷熱都要適宜。不宜多吃高脂肪類食物以及海產品，因為其中所含的成分會在關節中產生不良物質，使關節症狀加重。

一些中醫和食療偏方，對於類風濕性關節炎的治療也可以起到很好的效果。

雷公藤煎劑

雷公藤 70 克，黃精 50 克，赤芍 30 克，羌活 30 克，

熟地黃 20 克，紅花 20 克，當歸 20 克，赤芍 20 克，桂枝 20 克，生地黃 20 克，獨活 25 克。將各種藥洗淨後煎汁口服，每次 15 毫升，每天 3 次，連服 1 個月為一個療程。

此方有祛風除濕，通絡散寒，扶正固本的功效，主治類風濕性關節炎。

當歸燒乳鴿

當歸 20 克，蔥 10 克，乳鴿 1 隻，胡蘿蔔 50 克，萵苣 50 克，料酒 10 毫升，白糖 15 克，素油 50 毫升，調料適量。將當歸浸透，切薄片，噴灑料酒少許，微火炒乾，胡蘿蔔、萵苣去皮，洗淨，切塊，生薑切片，蔥切段，乳鴿剁塊。將炒鍋置武火上燒熱，加入素油，燒 6 成熱時，下生薑、蔥爆香，然後下乳鴿、當歸、料酒、胡蘿蔔、萵苣、白糖，加清湯少許，燒熟，加入適量調料即可食用。

此方有補血活血、調經止痛、滋補腎陽的功效，適用於類風濕關節炎的輔助治療。

足跟浮腫

身體異常

足跟浮腫是指足跟部出現浮腫的現象，一般都會引起足跟痛。

・臨床表現

足跟痛比較常見於 40～60 歲之間的人。足跟痛一般是由於跟部脂肪墊損傷及退行性病變與跟骨下滑囊炎等而導

致的。跟部脂肪墊損傷和滑囊炎、跟部腫脹，大都有明顯的外傷史。發病後多數腳跟不敢著地，局部尖銳疼痛，走路非常困難，腎虛也可能會引起足跟痛。足跟脂肪纖維墊炎、蹠腱膜炎、跟部滑囊炎、跟腱腱圍炎等足部疾病，都是引起足跟痛的常見病因。

·治療護理

一旦出現足跟痛，需要及時進行治療，否則會給生活帶來不便。治療方法主要有理療、口服抗炎鎮痛藥物治療、局部封閉治療等。還可採取中藥療法，下面介紹兩種偏方。

方一

生薑擦。選一塊質老肉厚的生薑，橫切一刀，用切出的薑面，蘸酒或植物油擦足跟痛處，薑面磨光滑後，可再切出一個新鮮面，繼續擦痛處。直至局部發熱，約需 30 分鐘。可有效治療足跟部疼痛。

方二

取祁艾 60 克，烏梅 10 克，放入水中煎出藥汁，倒入盒內，再將燒紅的磚塊放入藥液盆內，患足放於蒸汽上薰洗，且用衣物遮蓋，待藥冷至溫度適當後，將患足跟底部放於磚塊上乘熱下壓數分鐘，每日 2 次，連續一週為一個療程。

除了治療之外，預防也很關鍵。預防足跟痛的措施如下。

1. 選擇鞋底硬且厚、鞋墊則比較軟的鞋子，最好後跟部有一定弧度以適應足跟的弧形；足跟部用軟墊，如矽膠

製成的足跟墊，以減輕摩擦，保護足跟。

2. 堅持足部鍛鍊，以增強肌肉韌帶的力量和彈性，例如赤腳在沙地上行走等。

3. 在鞋子接觸足跟痛的部位挖一個相應的圈孔，減輕局部軟組織的受壓損傷。

4. 堅持每天用溫熱水泡腳，促進局部血液循環。

趾甲蒼白

身體異常

正常的趾甲顏色是淡紅色的，如果趾甲呈蒼白狀態，可能是由於缺鐵性貧血、白血病、再生障礙性貧血而引起的。

· 臨床表現

前面已經介紹過缺鐵性貧血和白血病，下面我們著重討論再生障礙性貧血。

再生障礙性貧血是指由於造血組織減少，引起造血功能衰竭而發生的一類貧血。簡稱為「再障」。該病大約一半不明病因，稱為原發性再障；部分可由化學、物理、生物因素對骨髓的毒性作用所引起，稱為繼發性再障。

除了趾甲蒼白，再生障礙性貧血還具有以下症狀表現：口唇蒼白，全身無力，頭暈，眼花，耳鳴，心悸，氣促，食慾減退，皮膚黏膜有出血點，反覆鼻出血，胃腸道出血，月經不調等。

·治療護理

防止射線

從事放射工作者，必須嚴格操作規程，加強防護，而患者應盡可能減少放射診斷治療的次數，避免過多照射發生。

合理用藥

化學物質尤其是藥物，是導致再障的最常見因素，所以必須注意合理用藥。盡可能避免應用氯黴素、解熱鎮痛劑等。避免接觸苯等有害化學物質。

加強日常生活護理

患者應樹立堅持長期治療戰勝疾病獲得痊癒的信心，保持心情舒暢，按時服藥。注意個人衛生，經常打太極拳，練氣功，增強體質，預防感冒及各種感染，注意勞逸結合，參加室外活動，接觸充足陽光，呼吸新鮮空氣，忌房事，戒菸酒，防止意外，尤其應注意保護頭部，避免外傷，以免引起嚴重內臟出血。

採取中藥方法

1. 滋陰補腎湯

女貞子、雞血藤、黃精各 20 克，枸杞子、熟地、刺五加各 15 克，阿膠 12 克，龜甲 9 克，三七粉、甘草各 6 克。加水煎服，每日 1 劑，分 2 次服。

此方適用於心悸，頭暈，周身乏力，面色、口唇、指甲蒼白，盜汗，出血，低熱，手足心熱。口渴思飲，大便幹結的再生障礙性貧血患者。

2. 仙靈補腎湯

黃芪、黨參各 30 克，仙靈脾、熟地、雞血藤、女貞子

各 20 克，巴戟天、肉蓯蓉、枸杞子各 15 克，鹿角膠、三七粉各 6 克。加水煎服，每日 1 劑，分 2 次服。

此方適用於心悸，頭暈，周身乏力，面色，口唇，指甲蒼白，形寒肢冷，腰膝酸軟，性功能減退，大便溏。多無出血或出血輕微的再生障礙性貧血患者。

3. 三膠補仙湯

阿膠（另烊）、龜甲膠（另烊）各 9 克，鹿角膠（另烊）各 6 克，補骨脂、仙靈脾、枸杞子、女貞子、雞血藤各 15 克，當歸 12 克，黃芪，黨參各 30 克。加水煎服，每日 1 劑，分 2 次服。

此方適用於周身乏力，精神倦怠，頭暈腰酸，動則心悸氣短，食少納呆，腹脹便溏，自汗盜汗，不耐寒熱之再生障礙性貧血患者。

甲溝炎

身體異常

甲溝炎是甲溝及周圍組織的急性、亞急性或慢性炎症。明顯特徵是局部紅腫、化膿或結痂並伴有明顯疼痛。

・臨床表現

一般是由於指甲一側或根部皮膚組織紅腫、疼痛、化膿，沿甲皺襞蔓延至甲根或對側甲溝形成半球狀膿腫，膿腫自行穿破，但因排膿不暢，經久不癒，便形成了慢性甲溝炎。嚴重時指甲可以完全鬆動、脫落。甲溝炎一般不會

引起全身症狀，但是如果沒有及時處理，導致病情惡化的話，便會出現惡寒、發熱及食慾減退等全身症狀。

・治療護理

對甲溝炎的治療以抗菌消炎為主要治療原則，治療時可以根據病情，酌情使用磺胺藥和抗生素。早期根據致病菌不同，可外塗紅黴素及新黴素等軟膏，對於發生病變者還可以進行紫外線或紅外線治療。對於已有膿腫形成的甲溝炎可沿甲溝做一縱向切口，排出膿液。若指甲下已有膿腫或由嵌甲所致，應當做部分或全部甲拔除。

除了上述治療方法之外，還可以用以下方法對甲溝炎加以治療。

外洗方

中藥薰洗法對甲溝炎進行治療。朴硝 30 克，甘草 30 克，金銀花 30 克。將藥放入砂鍋內，加水 500 毫升，煮沸 10 分鐘。將患指（趾）置於砂鍋上方，利用熱氣薰蒸，待藥液稍涼後，將患指（趾）放入藥液中浸泡，泡至藥液涼為止。每劑藥薰洗 2 天，每天 2 次，每次約 30 分鐘。有清熱解毒、透膿托毒的功效。

食療方

蒲公英粥。乾蒲公英 60 克，粳米 100 克。將蒲公英洗淨，切碎，水煎取汁。粳米淘洗乾淨，加藥汁，加清水適量，同煮為粥。有清熱解毒、消腫散結的功效。

除此之外，還應該注意飲食宜忌。多吃含高蛋白、高維生素的食物，尤其是含維生素多的食物，以提高機體抵抗力，促進傷口早日癒合。儘量不要吃辛辣、油炸食物

等，以防止病情惡化。

拇趾外翻

身體異常

拇趾向第二腳趾擠，且拇趾根部長出一個包，使前腳形成一個三角形畸形，這就是拇趾外翻。人們俗稱「腳孤拐」。拇趾外翻的主要症狀是拇指根部比常人多出一節骨頭樣東西，拇指外側有些過度傾斜，拇指外側疼痛。

·臨床表現

拇趾外翻的形成原因有先天性遺傳和後天因素，這是造成拇趾外翻的主要原因。先天性遺傳多為母系遺傳。後天因素則與不適當的負重，站立行走時間過長，外傷，經常穿鞋幫較硬的尖頭鞋、高跟鞋等原因，使行走時腳掌前部受力，拇趾擠向外側，引發、促進和加重了拇趾外翻的發生。此外，風濕性關節炎和類風濕性關節炎病人也常會因為關節破壞而形成半脫位，呈拇趾外翻畸形。

拇趾外翻形成以後，因為腳掌前部生物力學發生異常，經常會引起一系列的病理改變，如拇趾外翻趾蹠關節半脫位；第一蹠頭內翻拇囊炎；第二、三蹠骨頭處生成腳墊；第二趾等呈錘狀趾；第一趾蹠關節炎等。

這些病理性的改變都會引起疼痛，給患者的工作和生活帶來極大痛苦。尤其拇趾蹠關節處於半脫位的位置，在長時間不能正常用力的情況下，逐漸出現骨關節病，關節

軟骨被破壞，骨質增生，關節間隙變窄，使得疼痛更為加劇。

・治療護理

對於早期的拇趾外翻病人，可以使用拇趾外翻矯正帶，經常進行預防鍛鍊有助於減輕症狀。對於輕度的拇趾外翻，疼痛狀況不嚴重的患者，還可以用按摩和理療的方法緩解症狀。

對於早期病變者，疼痛較輕，可以採用非手術療法，譬如扳動拇趾向足內側靠、在沙土地上赤足行走、鍛鍊足肌、熱敷和休息等。還可以在兩側第一趾套皮筋帶做左右相反方向的牽引動作，每天 4 次，每次 10 分鐘，或者將橡皮筋套在所有腳趾上，然後腳趾做分離動作，這些都有利於緩解不嚴重的拇趾外翻。

如果是拇趾外翻嚴重或因此而產生嚴重疼痛的患者，就只能進行手術治療了。拇趾外翻手術標準是「疼痛與否」，沒有出現嚴重疼痛的患者可以用非手術進行治療。此外，對於術後病人或輕度拇趾外翻者，在選擇鞋的時候以鞋頭平寬的為好，鞋跟不宜太高，以免病情復發。

灰 指 甲

身體異常

灰指甲是甲癬的俗稱。一般先是一兩個指（趾）甲開始發病，如果沒有及時治癒的話，就會傳染至其他的指

（趾）甲，嚴重者全部指（趾）甲都有可能會被傳染上。患病甲板失去光澤，日久甲板增厚變形，呈灰白、汙黃色。甲板變脆而破損脫落，有時甲板會與甲床分離。

·臨床表現

灰指甲是發生在人指甲上的傳染性疾病，醫學上稱為甲真菌病，它是由真菌感染引起的。能引起灰指甲的病原真菌有許多種，經過醫學調查結果顯示，中國人的灰指甲主要是由皮膚癬菌、酵母菌和黴菌三種真菌感染引起。

·治療護理

治癒灰指甲的首要前提就是正確的診斷。治療灰指甲的手術方法有由外科手術拔甲，而一般的治療方法是外塗藥物，在用藥前用小刀刮削鬆脆的病甲，或將病甲削薄，然後塗 5%碘酊或 20%冰醋酸溶液。這種方法雖然見效比較慢，但這是一種很有效的治療方法。

不過，很多病人往往由於不習慣碘的顏色，冰醋酸的氣味以及療程太長而會中斷治療。指甲自身的緻密結構阻礙了外用藥物的滲入，因此，單用外用藥治療的話治癒率會較低，如果配合口服藥使用效果就會更好。

對於灰指甲的治療，以下幾種食療偏方可以起到很好的療效。

皂莢豬肚

豬肚約 300 克，皂莢 5 克，把皂莢納入豬肚中煮食，或用約 300 克的鴿子一隻，去腸雜後，納入皂莢 5 克於鴿肚子內，一同煮食。

蟒蛇肉湯

蟒蛇肉約 500 克，處理好後，做菜煮湯。吃肉喝湯，連食 3 次。

燴黃魚肝

黃魚肝 100 克，加適量醬油、蔥、生薑、糖以及少量的水，放入鍋內煮沸後再改用文火煮半小時，待水乾後即可食用。

總而言之，治療灰指甲要因人制宜，因地制宜，堅持不懈。同時還應該積極預防和治療身體其他部位的癬病及慢性全身性疾病，以提高自身抵抗力，防治並重，這樣才有可能徹底治癒灰指甲。

大拇趾腫脹

身體異常

大拇趾腫脹是指大拇趾比正常的拇趾大，且呈浮腫狀態，比較常見的原因是患了糖尿病。

・臨床表現

糖尿病是一種古老且常見的慢性疾病。糖尿病是由於遺傳和環境因素相互作用，引起胰島素絕對或相對分泌不足以及靶組織細胞對胰島素敏感性降低，導致蛋白質、脂肪、水和電解質等一系列代謝紊亂的綜合徵。糖尿病的主要症狀是多尿、多飲、多食、消瘦等，高血糖也是糖尿病的主要標誌。

·治療護理

對糖尿病的預防和治療，一般採用飲食控制、體育運動、藥物治療、胰島移植等方法。以下是比較常見的食療方。

生山藥知母汁

生山藥粉 30 克，花粉 15 克，知母 15 克，生雞內金粉 10 克，五味子 10 克，葛粉 10 克，先將知母、五味子加水 500 毫升，煎汁 300 毫升，去渣，再將山藥粉、葛粉、天花粉、雞內金粉冷水調糊，趁藥液沸滾時倒入攪拌為羹。每次服 100 毫升，每日 3 次。

葛根粉粥

粳米 100 克，葛根粉 40 克，將葛根洗淨後，切成片，加清水磨成漿，沉澱後取澱粉，曬乾備用。把粳米淘淨後放入鍋內，加清水適量，用旺火燒沸後，再用文火煮，煮至米半熟，加葛根粉，再繼續用文火煮至米爛成粥即可食用。

冬瓜鴨粥

冬瓜一個，光鴨一隻，大米 150 克，香菇 10 個，陳皮 5 克。先將光鴨置於油鍋煎爆至香，用蔥、薑調味，入粥煮爛撈起切片。食鴨服粥。此方適用於糖尿病合併高血壓患者。

枸杞燉兔肉

枸杞子 20 克，兔肉 200 克，蔬菜、油鹽各適量。先將枸杞子，兔肉加水燉熟，後加蔬菜、油、鹽調味。飲湯吃肉，每 1～2 天吃 1 次，經常食用可以治療糖尿病。

銀耳粥

銀耳 5～10 克，粳米 100 克，大棗 3 枚。先浸泡銀耳，將粳米、大棗煮熟後加銀耳，煮粥食。適用於糖尿病血管病變患者。

除了食療之外，中藥也有調節臟腑、緩慢降糖的作用，其主要作用是辨證施治，可起到標本兼治的作用。採用中藥治療糖尿病，可以達到從人體內部調理各臟腑器官功能及提高患者自身免疫力的效果。人體的臟腑機能恢復了，血糖自然也就下降了，同時身體的體質也會有不同程度的改善和提高，從而從根本上治療了糖尿病，使患者能恢復健康。

雞　　眼

身體異常

雞眼是腳上因為摩擦而形成的小圓硬塊，因為樣子很像雞的眼睛，所以被命名為雞眼。

雞眼還可以分為硬雞眼、軟雞眼和種子雞眼。硬雞眼是一小塊增厚的角化層；軟雞眼的表面相對來說比較薄，一般長在腳趾之間；而種子雞眼則比較少見，它就像一塊隆起的皮膚，一般只會長在腳底部。如果腳部長了種子雞眼，一般還會同時出現無汗症。

・臨床表現

雞眼是由於長期摩擦和受壓而引起的圓錐形角質層增

厚，有角質中心核，尖端深入皮內，基底露於外面。比較常見於青年人，如果雞眼尖端壓迫神經末梢，則行走時感覺疼痛。

雞眼有一部分是由於走路姿勢不當而引起的，但大部分都是由於穿不合適的鞋而造成的。例如女性穿高跟鞋，會使全身的壓力集中到腳趾，從而使女性腳部發病率比男性高出四倍，而女性腳病中，雞眼就占了很大比例。

除此之外，雞眼的形成還與腳部的衛生有很大的關係。在大部分時間裏，腳都處於封閉且潮濕的環境中，而這恰好就為細菌的大量繁殖提供了良好的條件，因此，腳部就很容易受到細菌的侵擾而導致雞眼的產生。如果兒童並沒有很明顯的原因就長有雞眼，則可能是由於遺傳而引起的。

·治療護理

治療雞眼，可以到醫院進行鐳射燒灼手術或者雞眼挖除術。還可以用一些藥膏，例如雞眼膏等。最好的治療方法是找到引發雞眼產生的根源，保護雙腳。如果是由於不正確的站立和行走方式而產生的雞眼，則可用形體訓練進行矯正；每天用鹽水泡腳，可以滋潤和軟化皮膚，對雞眼的治療有很大的好處；如果可以的話，應儘量使雙腳暴露在新鮮的空氣中，減少細菌的生長，這些都是家庭治療雞眼的常用方法。

實際上對於雞眼的預防比治療更重要，所以平時要注意多方面的問題，譬如：儘量穿合適的鞋子，不要使腳部受到過分的擠壓；儘量保持鞋子的乾淨，減少細菌對腳部

的侵擾。

還要注意經常修鞋，舊鞋因為穿的時間過長，磨損比較多，對腳的保護作用比較差，可能會使腳部受到過多的摩擦，使皮膚受損。

腳　　氣

身體異常

腳氣是一種極常見的真菌感染性皮膚病，它是由皮膚癬菌所引起的，一般都有比較濃的臭味。腳部多汗潮濕或鞋襪不通氣等都有可能產生腳氣。

・臨床表現

腳氣分三類：糜爛型、水疱型、角化型。

糜爛型腳氣經常發生於第三與第四，第四與第五趾間。剛開始趾間出現潮濕現象，浸漬之後會發白或起小水疱，乾涸脫屑後，剝去皮屑就可以看到濕潤、潮紅的糜爛面，奇癢，且很容易繼發感染。

水疱型腳氣經常發生於足緣部。剛開始為壁厚飽滿的小水疱，有的融合後會成為大疱，疱液透明，周圍無紅暈自覺奇癢，搔抓後常因繼發感染而引起丹毒、淋巴管炎等。

角化型腳氣經常發生於足跟。主要表現為皮膚粗厚而乾燥，角化脫屑、搔癢，比較容易發生破裂，這一類型腳氣病程緩慢，數年難癒。

·治療護理

糜爛型腳氣

先用 1：5000 高錳酸鉀溶液或 0.1%雷佛奴爾溶液浸泡，然後外塗龍膽紫或腳氣粉，待收乾後再外搽腳氣靈或癬敵藥膏，每日 2 次。

水疱型腳氣

每日用熱水泡腳後，外搽克黴唑癬藥水或複方水楊酸配劑一次，然後再搽腳氣靈或癬敵膏。

角化型腳氣

可外用複方苯甲酸膏或與複方水楊酸酒精交替外用，早晚各一次。最好塗藥後用塑膠薄膜包紮，使藥物浸入厚皮，便於厚皮剝脫。

由於皮膚癬菌常通過污染的澡堂、游泳池邊的地板、浴巾、公用拖鞋、洗腳盆而傳染，所以預防腳氣應注意：要保持腳的清潔乾燥，勤換鞋襪，趾縫緊密的人可用草紙夾在中間，以吸水通氣鞋子要通氣良好；不要用別人的拖鞋、浴巾、擦布等，不要在澡堂、游泳池旁的污水中行走；公用澡堂、游泳池要做到污水經常處理，用漂白粉或氯亞明消毒，要形成制度，以防相互傳染腳氣。

除了上述治療和預防方法之外，還可以採用食療方法進行治療和預防。

紫菜瘦肉湯

紫菜 20 克，豬瘦肉 100 克，生薑絲少許，先把紫菜用清水浸泡片刻，豬瘦肉亦洗淨，切成片狀，與生薑絲一起放入鍋內，加入清水。先用旺火滾沸後，再用文火煲半小

時左右，調入適量食鹽和少許生油或香油便可服用。飲湯並進食紫菜和豬瘦肉片。

香蕉皮泥

用小湯匙將香蕉皮內的軟膜刮下，用手指捏成糊狀，將腳洗淨，再將香蕉糊塗於腳趾患處，每日一次，3次可緩解，連塗十幾次可治癒。

走路呈剪刀樣

身體異常

走路時候出現交叉，呈剪刀樣，一般常見於先天性大腦癱瘓患者。

·臨床表現

先天性大腦癱瘓即先天性腦癱，是指由於出生前的某些原因造成的非進行性腦損傷所導致的綜合徵。先天性腦癱的主要症狀有直立位下肢內旋伸直，足下垂，頭後傾，軀幹後伸，伸肌張力增高，俯臥位屈肌張力增高，不能抬頭，臀抬起，肩著床，四肢屈曲，頭向一側偏時，同側上肢伸直，對側上肢屈曲，呈射箭狀。

先天性腦癱常由以下原因引起。

母親因素

例如，患妊娠高血壓綜合徵、心力衰竭、大出血、貧血、氣虛、休克或吸毒、藥物過量或孕期受驚嚇或抑鬱悲傷，擾動胎氣，以致胎育不良。

父親因素

父精不足，導致胎兒稟賦不足，精血虧損，不能充養腦髓。

胎兒自身其他疾病因素

先天性心臟病、呼吸窘迫綜合徵、周身循環衰竭、紅細胞增多症等。

先天性腦癱越早治療越好，因為發現越早的話，腦和神經系統的可塑性越大，治療效果越佳，早治療可避免不良姿勢的形成、肢體畸形而造成的終生殘疾，有利於患兒健康成長。

·治療護理

治療腦癱具體有以下幾種原則。

1. 早期發現、早期治療。

2. 促進正常運動發育，抑制異常運動和姿勢，按小兒運動發育規律，進行功能訓練，循序漸進促使小兒產生正確運動。

3. 綜合治療。利用各種有效的手段對患兒進行全面、多樣化的綜合治療。除了針對運動障礙進行治療外，對語言障礙、智力低下、行為異常也需進行治療，還要培養其他日常生活能力。

4. 家庭訓練和醫生指導相結合，共同制定訓練計畫，使患兒充分接受正確的治療方法。

5. 腦癱患兒腦力多因稟賦不足，胎育不良，外邪侵襲而導致腦髓不能正常發育，或者受到損傷，由經絡累及四肢百骸而產生腦癱症狀。所以，為大腦提供營養以促進大

腦組織發育是治療本病的關鍵。同時還可以服用一些益智的藥物。

先天性腦癱的治療常用推拿與按摩療法。推拿與按摩療法是治療先天性腦癱的重要療法之一。其手法的熟練與否是治療先天性腦癱的關鍵。

具體推法：對於小兒患者以拇指或食、中指指腹向一個方向推抹或同時向相反方向直線分推，而對於成人患者則是以拇指端著力，以拇指末節作屈伸活動，逐漸向前移行。小兒常用的推拿與按摩手法：推、運、揉、摩搯、搓、理、擦、捏、擠、搖、抖、矯形等十幾種。這些手法適用於小兒患者，年齡越小越有效。5歲以上的患兒可配合矯形手法同時進行。

先天性腦癱除了治療之外，預防是關鍵。

首先，在胎兒出生前，即母體在懷孕期間，因為胎兒依賴母體生存，所以孕婦的健康及營養狀況與胎兒的生長發育關係密切，需要積極進行早期產前檢查、胎兒預測，做好各項保健工作，防止胎兒發生先天性疾病。

其次，孕婦應戒除不良嗜好，如吸菸、飲酒；不要濫用麻醉劑、鎮靜劑等藥物；避免流感、風疹等病毒感染；避免接觸放射線等有害、有毒物質及頻繁的B超檢查；最好不看電視及操作電腦。

身體部位十五
皮膚

皮膚大面積黑色素沉著

身體異常

皮膚大面積黑色素沉著是人體皮膚由於種種原因而致皮膚呈現不同顏色、不同範圍及不同深淺的色素變化。人體皮膚具有兩類色素：

一類是人體自身產生的色素，如存在於皮膚中的黑色素細胞產生的黑色素。由於黑色素所在部位深淺不同而表現出不同的色調：在表皮則呈黑色或褐色，在真皮淺層則呈灰藍色，在真皮深層則呈青色等。內源性色素還有脂色素、膽色素等。

另一類為外源性的外來色素，如胡蘿蔔素、藥物和重金屬以及異物所致著色，如紋身、泥沙、鐵渣、煤渣等在皮膚的沉著症等。

黑色素產生的原因有內在因素和外在因素。

內在因素

內在因素有遺傳、內臟機能障礙、新陳代謝不良、激素分泌異常、情緒壓力、內服藥、過食含色素的食物、醬油、黑木耳等，這些都會造成色素沉積。

此外，由於偏食、消化吸收能力差等營養不良因素，使皮膚中硫氫基的來源不足，導致皮膚中黑色素顆粒增加。維生素 A 缺乏時也會引起色素沉著。

外在因素

外在因素有紫外線、冷暖氣空調系統、使用過期或劣

質化妝品導致的金屬物質中毒、使用碘酒、紫藥水、皮膚外傷時，有粉塵、墨水等異物嵌入傷口等。

· 治療護理

大多數色素沉著患者都是由於使用含有激素、鉛汞類化學物質所導致的面部皮膚傷害，導致色素沉著。通常伴隨激素性皮炎併發。

對於這些原因引起的最常見的治療方法就是使用皮炎平、膚輕鬆、維膚等激素類藥膏。除此之外還可以運用食療法改善皮膚大面積色素沉著。

雞湯粥

取當歸 10 克，川芎 3 克，黃芪5 克，紅花 5 克，雞湯 1000 毫升，粳米 100 克。將前 3 味用米酒洗後，切成薄片，與紅花共入布袋，加入雞湯和清水，煎出藥汁，去布袋後，入粳米，用旺火燒開，文火熬煮成粥。每日 1 劑，分次食用。

除了可以消除皮膚大面積的色素沉著之外，還可以起到補血的作用。

銀耳雞湯

取銀耳 12 克，鮮蓮子 30 克，雞湯 1.5 千克，鹽、味精、料酒、胡椒末各適量。先把銀耳泡脹，再將雞清湯倒入鍋內，加入鹽、料酒、胡椒末燒開，再加入銀耳，用大火蒸，待銀耳變軟入味，加味精即可食用。可消除皮膚色素沉著。

除此之外，還可以多吃豆芽菜。豆芽菜含有比較豐富的維生素 C，具有保持皮膚彈性，防止皮膚衰老變皺的功

效，還含有可防止皮膚色素沉著的維生素 E，乃養顏佳品。

後天性魚鱗病

身體異常

後天性魚鱗病即皮膚變得粗糙，似魚鱗狀，常併發淋巴瘤、何傑金氏病，多發生肺癌、乳癌等，最常見的併發症是宮頸癌。

・臨床表現

宮頸癌即子宮頸癌，指發生在宮頸道部或轉移行帶鱗狀上皮細胞及宮頸管內膜的柱狀上皮細胞交界處的惡性腫瘤。宮頸癌是最常見的女性生殖道惡性腫瘤之一。宮頸癌的主要發病原因與性生活因素、社會經濟地位以及吸菸、激素、病毒感染等都有關。

不同的地區、不同的生活習慣對宮頸癌的發病率有一定的影響，女性免疫功能低下，不良的精神因素都可能導致宮頸癌的發生。

宮頸癌最常見的有兩種類型，鱗癌和腺癌。宮頸癌的常見症狀有：白帶增多呈米湯樣並混有血液或膿性分泌；疼痛，常表現為間斷性腰痛，當腫瘤累及膀胱時可有尿頻、尿急以及肛門下墜，黏液血便等；當癌壓迫下肢靜脈時會出現下肢浮腫。

宮頸上皮發生不典型增生也是宮頸癌的病變表現，如果

不及時進行治療，則有可能進一步發展為宮頸癌。

·治療護理

宮頸病變的治療方法有很多種，可根據患者的病變程度、年齡及生育要求進行對症治療，可選擇藥物治療和手術治療。對於宮頸輕、中度癌前病變，可選用藥物進行治療，對於宮頸重度癌前病變，可進行手術切除，對宮頸癌則需進行子宮切除術及相關化療。

對於宮頸癌的預防應做到：加強健康教育，提高防範意識，提倡晚婚晚育、計劃生育，避免對子宮頸的損傷；注意衛生，特別是經期衛生，保持下身清潔；避免過早性生活，杜絕性生活混亂；定期做婦科檢查，以便及時發現病情；對於已經發現的宮頸病變及生殖系統感染類病症，一定要提高警惕，積極採取相應的治療措施，以防宮頸癌的發生和發展；積極治療慢性炎症，處理好癌前病變；忌食菸酒，避免生冷、油膩食品。

食療方：

生山楂 50 克，益母草 60 克，半枝蓮 80 克，紅糖 120 克，將山楂去核切片，與益母草、半枝蓮一併放入砂鍋中，加清水適量煎煮，慢火煎煮約 1 小時後，過濾去渣，取汁，在汁液中加入紅糖，慢火熬成膏，冷卻後裝瓶備用。每日服 2 次，每次 20 毫升，連續服 10 日，溫開水沖服，對宮頸癌也有很好的療效。

皮膚多處發炎

身體異常

皮膚多處發炎是指皮膚出現多處炎症，常由神經性皮炎引起。神經性皮炎又名慢性單純性苔蘚，是一種慢性炎症性皮膚病。其主要特徵是陣發性劇癢，皮膚苔蘚樣變。

・臨床表現

該病一般被認為是大腦皮質興奮和抑制功能失調而導致的。這種病很常見，病程長久，難以治癒，且容易復發。過度疲勞、精神緊張，日曬、多汗、飲酒或者各種刺激都會誘發本病。

・治療護理

神經性皮炎的治療方法比較多，有針灸療法、物理療法等，比較常見的有以下幾種。

食療方

新鮮油菜 100 克，粳米 100 克，將新鮮油菜洗乾淨，切碎備用，粳米洗乾淨放入砂鍋中，加水 1000 毫升熬粥，待米快煮熟時放入油菜，加少許鹽，然後煮沸即可食用。早晚服用，7 天為一療程。長期服用可以有效治療皮膚發炎。

中藥方

生地 30 克，元參 12 克，丹參 15 克，當歸 10 克，白

芍 8 克，紅花、苦參、白鮮皮、生甘草各 9 克，水煎分 2次服用，每天一劑。

西藥方

複方黃連擦劑。黃連 50 克，花椒 25 克，加 70%酒精適量浸泡 3 天後備用，每天擦三四次，10 天為一個療程。

除了治療之外，患者要注意很多事情，譬如保持心情舒暢，解除精神過度緊張，保持生活規律，不要吃辛辣等刺激食物，不喝烈酒以及濃茶、咖啡等，保持大便通暢，避免日曬等。

疥　瘡

身體異常

疥瘡是由於疥蟎侵入皮膚所引起的一種直接或間接的接觸傳染性皮膚病，以皮膚薄嫩處丘疹、丘疱疹或水疱伴奇癢為特徵。

・臨床表現

疥瘡一般農村、冬季發生率比較高，多數都是因為個人衛生習慣差，不注意勤洗澡、更衣、曬被而導致疥瘡滋生。疥瘡能在性接觸期間發生傳播，這種疾病被視為性傳播疾病，所以，疥瘡患者應注意是否還感染有其他性病。

・治療護理

疥瘡一旦發生就應該及時治療，防止惡化或者引起其

他病症。以下是幾種中醫方。

外洗湯

苦參 50 克，青蒿 50 克，夜交藤 100 克，扁蓄 30 克。加水 1500 毫升，旺火煮沸後改文火煎 15 分鐘後倒出。對患部先薰 15 分鐘，再洗 15 分鐘。每天 1 劑，分 2 次用。用藥後要求勤洗燙、曬襪衣褲及被褥等，以防再度感染。

具有很好的清熱涼血、祛風、殺蟲、止癢功效。

外洗藥方

蛇床子 60 克，川楝子 60 克，草烏 30 克。把藥物加水 2000 毫升，浸泡半小時後用文火煎 20 分鐘，取汁約 800 毫升，加入開水適量，待水溫適宜後浸泡全身 30 分鐘，拭幹即可，每天 1 劑，連用 3 天為一療程。每天更換內衣，並用開水燙後洗淨曬乾。

疥洗劑

硫磺、雄黃、花椒、百部、石榴皮、苦參、白鮮皮、蛇床子、黃柏各 30 克，明礬 20 克，菸梗 20 克，十大功勞 60 克。每天 1 劑，加水 5000 毫升，煮沸後 20 分鐘，去藥渣後，用藥液使勁搓洗頸以下的皮膚，有皮疹處多搓洗幾遍，直至皮膚有發熱感為止，溫度越高越好，但注意不要燙傷皮膚。每天早、晚各擦洗一次，3 天為一個療程。

此方有殺蟲止癢、清熱燥濕、解毒的功效。

除了以上中藥方之外，還需要注意一些家庭治療要點：如果是集體發生的話，那麼，每個成員與患者應同時治療；塗抹藥物之前，先用熱水、硫磺肥皂洗澡，用固定浴巾擦乾後，從頸部以下行全身塗抹藥物；及時更換衣被，並將換下的衣被用水煮沸消毒或用開水燙洗後放日光

下曝曬。

皮膚脫屑

身體異常

皮膚脫屑是由於皮膚的表面層不斷角化和更新所引起的。正常人每天都會出現少量皮膚脫屑情況，屬於生理現象，但如果大量脫屑的話則可能有疾病存在。脫屑比較常見於銀屑病。

·臨床表現

銀屑病俗稱「牛皮癬」，是一種常見的並很容易復發的慢性炎症性紅斑鱗屑性皮膚病。本病多為急性病，與遺傳、病毒及細菌感染、精神、飲食、外傷、代謝等因素都密切相關。

銀屑病還是一種頑固而且難治的疾病。其主要特徵是皮膚上出現丘疹及斑塊，以銀白色鱗屑為主。

銀屑病一般都是由於營血虧損，生風生燥，肌膚失養而引起的。

·治療護理

平時要多注意預防銀屑病的發生，這就需要注意平時生活中的一些細節，例如，保持樂觀的情緒；適當鍛鍊自己的身體，以增強抵抗力；養成良好的飲食習慣；還可以適當補充一些維生素 A、維生素 C、維生素 B_{12} 等藥物。除

此之外，還可以與食療以及中藥方法相結合進行治療：

食療方：

豆腐 400 克，胡蘿蔔 50 克，切方丁，開水焯過，另用麻油 30 毫升燒開，入紅花 3 克，關火。待涼後撈去殘渣，淋於豆腐之上，加入適當調料即可食用。

中藥方：

取生地、土茯苓各 30 克，牡丹皮、黃芩、梔子各 15 克，連翹 20 克，乾草 10 克，用水煎服，每日一劑。

皮膚濕疹

身體異常

濕疹是由於多種因素而引起的淺層真皮及表皮炎症。主要表現為多形性皮疹，有紅斑、丘疹、水疱、滲液、浸潤等症狀，瘙癢比較明顯。

・臨床表現

濕疹為過敏性疾病，極易復發，按病情分為急性濕疹和慢性濕疹。急性濕疹常因瘙癢而嚴重影響睡眠；慢性濕疹是由急性濕疹蔓延並且沒有治癒而導致的。

慢性濕疹會反覆發作，患者需要堅持合理用藥，進行正確的治療方法，不能隨意更換藥物，才可以緩解和治癒。

・治療護理

濕疹的治療原則是尋找病因以便祛除病因，可選用內

服皮質類固醇激素、抗生素等進行治療；局部可用止癢、抗炎、收斂劑。濕敷用藥注意保持敷料潮濕、清潔，且需要及時更換；大面積用藥注意保暖，並注意藥物吸收引起中毒，每次濕敷時間為半小時，每天 2 或 3 次。

除此之外，還可以選擇一些偏方進行治療濕疹。比較常見的偏方有以下幾種。

中西醫結合方

生地黃 25 克，黃柏 15 克，當歸 15 克，黃芩 10 克，山梔子 10 克，白鮮皮 15 克，苦參 10 克，白朮 15 克，茯苓 10 克，澤瀉 10 克，防風 15 克，甘草 10 克。水煎服，每天 3 次。同時如果配合西藥外用，可減少局部皮膚的瘙癢症狀。

此方有清熱涼血、除濕解毒、祛風止癢的作用。中西醫結合方法治療濕疹效果很好。

車前苡仁馬鈴薯粥

馬鈴薯 100 克，車前草 15 克，薏苡仁 30 克。將馬鈴薯削洗乾淨，切成小塊，加入薏苡仁，放入鍋中，加適量水，燒沸後熬煮成粥，然後再調入車前草即可食用。每天 1 劑，連服 5 劑。

此方有清熱解毒、利水健脾、滲濕的功效。

麻黃連翹紅豆湯

麻黃 6 克，連翹 9 克，紅豆 24 克，生薑 3 片，大棗 4 枚。將麻黃、連翹、紅豆、生薑、大棗同放鍋內，加水適量，文火煎煮 30 分鐘，去渣飲汁。每天 1 劑，分 2 次服。此方有清熱化濕、養血祛風的功效。適用於濕熱型濕疹的治療。

對於濕疹的治療和防治，不同的患者還需要注意多方面的飲食問題。

1. 嬰幼兒濕疹患者比較適宜選食清淡菜餚，宜低鹽飲食，多用植物油，因為植物油可增加不飽和脂肪酸，能減少濕疹的發生。嬰幼兒忌食辛辣、肥甘厚味、水鮮發物，加添牛奶哺餵嬰幼兒時要多煮沸幾次，使牛奶的乳清蛋白變性成為蒸發奶，這樣可減少過敏現象。

2. 成人濕疹患者宜選食清淡素食，皮膚夜癢嚴重者，可選食有鎮靜安神作用的食物，女性懷孕期間應忌食刺激性食品。

皮膚水腫性紅斑

身體異常

皮膚出現水腫性紅斑時，皮膚呈紅色浮腫狀態，一般都是由於長了凍瘡的原因。

·臨床表現

凍瘡是由於寒冷而引起的侷限性炎症。一般發生於手足、面頰、耳廓等末梢部位。本病是由於患者陽氣不足，外感寒濕之邪，使氣血運行不暢，瘀血阻滯而發病。

中醫指出凍瘡是因為皮膚耐寒性差，再加上寒冷的侵襲，使末梢的皮膚血管收縮或發生痙攣，從而導致局部血液循環障礙，使得氧和營養不足而發生的組織損傷。

凍瘡常見的症狀初起時為侷限性蠶豆大小至指甲蓋大

小紫紅色腫塊或硬結，邊緣鮮紅，中央青紫，觸之冰冷，壓之退色，去壓後恢復較慢，局部有脹感、瘙癢，遇熱後更甚，嚴重者可有水疱，破潰後形成潰瘍、經久不癒。肢端血運不好者，手足容易出汗者以及慢性營養不良者更容易發生。一般發病季節是冬季，隨著氣候的轉暖可以逐漸痊癒。

·治療護理

治療和預防凍瘡的關鍵是擺脫濕冷環境，保持凍瘡局部溫暖和乾燥，否則即使治癒後還是很容易復發。比較好的治療方法有：堅持用高溫水浸患處；早期未潰破者，可外塗 10%樟腦軟膏，已潰破患者，外用 5%硼酸軟膏；合併感染者，用 0.5%新黴素軟膏或硫磺魚石脂軟膏，每日 2 次，有很好的療效。

預防凍瘡復發的主要措施有：

做好居室防寒、保暖和防潮濕工作，室內溫度最好能保持 16℃以上，相對濕度 50%左右；保持鞋襪、鞋墊、手套乾燥。汗腳者不宜穿膠鞋，並用止腳汗粉；堅持體育鍛鍊，促進血液循環，提高機體對寒冷的適應性；平常注意經常洗手和洗腳，可適當加入一些藥物殺菌消毒，柔潤皮膚，可很好的預防凍瘡。

除上述措施之外，補充含脂肪、蛋白質和維生素充足的食物，可保證身體有足夠的熱量。

方一：

新鮮橘皮 3 個，生薑 200 克，加水 1000 毫升，煎煮半小時，連渣取出，浸泡患處，並用藥渣蓋過患處。

方二：

紅靈酒、當歸、肉桂 60 克，紅花、川椒、乾薑 30
克，樟腦、細辛 15 克，加 95%酒精 100 毫升，浸泡 7 天
後，外塗患部。

皮膚白斑

皮膚白斑是指皮膚表層出現白色的斑點，或呈片狀，
皮膚出現白斑涉及身體上很多皮膚病，它可能是一種獨立
的皮膚病，也可能是某一種皮膚病的一部分皮膚表現；可以
是先天的，也可以是後天的；有遺傳因素，也有感染因素。

・臨床表現

皮膚白斑常見於白癜風。白癜風是一種常見的且具有
多發性的色素性皮膚病，此病以局部色素脫失為主要特
徵，比較多發於兒童身上。白癜風發病機理複雜，發病原
因多樣，主要的發病原因有兩個方面。

1. 環境、食品污染與飲食營養不足是兒童發病的主要
原因。

2. 除環境、食品污染之外，長期的心理壓力，精神過
度緊張是成年人發病的主要原因。

・治療護理

1. 減少污染食品的攝入，糾正偏食，堅持正餐，制定

科學的膳食食譜，保持全營養素的供應對少兒尤為重要。蔬菜水果應反覆沖洗後食用，時間允許的話可先用淨水浸泡 15～30 分鐘，再沖洗後食用。

2. 晨練或運動時選擇空氣清新的場所，以減少有害氣體的吸入，注意勞動防護。

3. 注意房屋裝修造成的污染。房屋裝修後應通風三個月後遷居，入住後也要保持經常性通風，有條件的話應做環保監測。

4. 消除煩惱與憂愁，保持樂觀情緒，加強自身修養、保持樂觀情緒，消除心理壓力，提高心理素質是成人防病治病最重要的因素。

5. 治癒的最重要因素是把握住治療時機。

皮膚血痣

身體異常

血痣形狀像枸杞子般大小，小的像蚊子咬過，就像一種小血泡，一般在身上胸脇、手臂和下肢皮膚等地方比較常見。痣是先天長的，但血痣是後天形成的，對人的影響很明顯。

·臨床表現

血痣是體內不同廢物積滯的外在表現，一般提示有脂肪痰濕的積滯，容易發生脂肪肝、肝硬化、膽囊炎，比較常見於脂肪肝病人。

脂肪肝是一種由於多種病因引起的，脂肪肝細胞內異常積累的病理狀態。這種病理狀態是肝臟對各種損傷產生的最常見反應。脂肪肝一般發生於肥胖者、過量飲酒者、高脂飲食者、少動者、慢性肝病患者及中老年內分泌患者身上。由此可見，肥胖、過量飲酒、糖尿病是引發脂肪肝的三大原因。脂肪肝是一種常見的彌漫性肝病，如能及時診治可使其逆轉；反之，部分病人可發展為脂肪性肝炎，甚至肝硬化。因此，早期診治對阻止脂肪肝進展和改善預後十分重要。

·治療護理

脂肪肝是指脂肪在肝內的過度蓄積，一旦患了脂肪肝，應該予以重視。

首先，要找出病因，根據具體情況採取措施。例如長期大量飲酒而引起的脂肪肝應戒酒；營養過剩、肥胖者則應嚴格控制飲食；有脂肪肝的糖尿病人應積極有效地控制血糖；營養不良性脂肪肝患者應適當增加營養，特別是蛋白質和維生素的攝入，去除病因才有利於治癒脂肪肝。

其次，調整飲食結構，提倡高蛋白質、高維生素、低糖、低脂肪飲食。不吃或少吃動物性脂肪、甜食。多吃青菜、水果和富含纖維素的食物，以及高蛋白質的瘦肉、河魚、豆製品等，不吃零食，睡前不加餐。

再次，適當增加運動，促進體內脂肪消耗，以防止脂肪在體內堆積。

最後，藥物輔助治療。脂肪肝如果早期被發現並進行積極治療的話，一般都能痊癒。應該注意的是，脂肪肝的

預防工作應從兒童做起，尤其是獨生子女，從小就應該嚴格控制進食，多活動，才能更好地預防脂肪肝。

可以有效防止脂肪肝的食物有很多種，比較常見的有以下幾種。

燕　麥

燕麥含有極豐富的亞油酸和豐富的皂甙素，可以降低血清膽固酸、甘油三酯。

海　帶

海帶含豐富的牛磺酸，可降低血及膽汁中的膽固醇；食物纖維褐藻酸，可以抑制膽固醇的吸收，促進其排泄。

洋　蔥

洋蔥所含的烯丙二硫化物和硫氨基酸，不僅具有殺菌功能，還可降低人體血脂，防止動脈硬化；可啟動纖維蛋白的活性成分，能有效地防止血管內血栓的形成；前列腺素 A 對人體也有較好的降壓作用。

甘　薯

甘薯能中和體內因食用過多肉食和蛋類所產生的過多的酸，保持人體酸鹼平衡。

甘薯含有較多的纖維素，能吸收胃腸中較多的水分，潤滑消化道，起通便作用，並可將腸道內過多的脂肪、糖、毒素排出體外，起到降脂作用。

此外，胡蘿蔔、花生、葵花子、山楂、無花果等也可以起到降脂作用，脂肪肝患者可經常選用這類食物進食。

預防脂肪肝或者脂肪肝患者應該注意：

絕對禁酒，喝牛奶選用去脂牛奶或優酪乳，每天吃的雞蛋黃不超過 2 個，忌用動物油；少吃動物內臟、雞皮、

肥肉及魚子、蟹黃等；忌食煎炸食品；少吃巧克力；常吃少油的豆製品和麵筋；每天食用新鮮綠色蔬菜 500 克；吃水果後要減少主食的量，一日一個大蘋果，就應該減少主食 50 克；蔥、蒜，薑、辣椒等「四辣」可吃，但不宜多食；經常吃魚、蝦等海產品；晚飯應少吃，臨睡前切忌加餐；每天用山楂 30 克、草決明子 15 克，加水 1000 毫升代茶飲；如果脂肪肝引起肝功能異常或者轉氨酶升高時，應在醫生指導下服用降脂藥、降酶藥物和魚油類保健品，但不宜過多服用。

皮膚斑疹

身體異常

皮膚斑疹是一種皮膚病變，在皮膚上並不隆起的，但有多種表現：由於血管擴張而發紅的紅斑如麻疹、藥疹等；發生皮下出血的紫斑等。這些皮膚斑疹，經常由紅色或紫色再變為黃褐色，直到最後消失。

・臨床表現

皮膚斑疹作為一種皮膚變化，對急性傳染病的診斷很重要。

・治療護理

根據斑疹的出現情況和形狀，可以對疾病作出診斷，還能成為採取相應治療措施的依據。還有很多斑疹是由於

服藥和使用化妝品而引起的，所以，平時需要注意對各種化妝品和藥物的正確使用。

對皮膚斑疹的處理要注意不要用手去抓，因為只要有一點損傷就會有感染的危險。

患者夜間常無意識地去抓它，所以要把指甲剪短，小孩子晚上睡覺最好給他戴上手套。還要注意衣著貼身，最好用質地柔軟的棉布做衣服，不要穿化纖和毛織品，防止其對皮膚的刺激。

對於皮膚斑疹的治療，可選用以下幾種食療法。

玫瑰花雞蛋湯

取玫瑰花 10 克，雞血藤 30 克，萼梅花 10 克，雞蛋 2 個，加 3 碗水一起煮，蛋熟去殼後再煮片刻，再加少量白糖，飲湯吃蛋，每日 1 次。

黃瓜粥

取大米 100 克，鮮嫩黃瓜 300 克，精鹽 2 克，生薑 10 克。將黃瓜洗淨，去皮切成薄片。大米淘洗乾淨，生薑洗淨拍碎。鍋內加水約 1000 毫升，置火上，下大米、生薑，燒開後，改用文火慢慢煮至米爛時下入黃瓜片，再煮至湯稠，入精鹽調味即可。一天服兩次，可有效祛除斑疹。

玫瑰藥湯

取玫瑰花 3 朵，絲瓜絡 10 克，茯苓、白菊花各 10 克，珍珠母 20 克，紅棗 10 枚。將料加水煎湯 20 分鐘，在煎湯停火前 3 分鐘時加入玫瑰花，每日分二次早晚飯後服用，一般 10 天可見效。

皮膚出現蜘蛛痣

身體異常

皮膚蜘蛛痣是皮膚小動脈末端的分支擴張而形成的血管痣，因為形狀很像蜘蛛，因此而得名。它的特點為痣的大小不等，最大可到幾個公分直徑，用竹竿壓迫其中心後，周圍的分支便全褪色。

主要分佈於面部、頸部、手背部、上臂、前胸以及肩部等皮膚。

·臨床表現

偶爾出現的一個或幾個蜘蛛痣可能對身體沒有危害，但應注意觀察變化，如果皮膚出現大面積的蜘蛛痣，則需要進行處理和治療。妊娠婦女中也可出現蜘蛛痣，這與其所處的特殊生理期有關。另外，皮膚蜘蛛痣的出現常與慢性肝炎或肝硬化有密切關係。

慢性肝炎，雖然比急性肝炎少見，但持續時間卻可長達數年，甚至數十年。此病症通常表現較輕，不產生任何症狀或明顯的肝損害，但持續的炎症會緩慢地損傷肝臟，最終導致肝硬化。

·治療護理

肝硬化是指因為一種或多種原因長期或反覆損害肝臟，導致廣泛的肝實質損害，肝細胞壞死，纖維組織增

生，肝正常結構紊亂，質地變硬。可併發脾腫大、腹水、浮腫、黃疸、食道靜脈曲張、出血、肝性昏迷等。所以不管是慢性肝炎還是肝硬化都需要及時進行治療。

主要治療方法需要注意以下幾個方面。

用藥從簡

藥物也可以對治療起到一定的作用，但盲目過多地濫用一般性藥物，會加重肝臟負擔，不利於肝臟恢復。對肝臟有害的藥物應該慎用或忌用。

情緒穩定

肝臟與精神情志的關係非常密切。如果情緒不佳，精神抑鬱，暴怒激動都有可能會影響肝臟的機能，加速病變的發展。所以，樹立堅強的意志，心情開朗，振作精神，消除思想負擔，會有益於病情的改善。

動靜結合

肝硬化會使身體肝臟功能減退，因此，當併發腹水或感染時應該臥床休息。

在病情穩定期可做些輕鬆工作或者適當進行一些活動，參加有益的體育鍛鍊，如散步、練太極拳、練習氣功等。但需要注意適量，以不感覺到疲勞為度。

戒菸忌酒

酒能助火動血，長期飲酒，尤其是烈性酒，可導致酒精性肝硬化。因此，飲酒可使肝硬化患者病情加重，並容易引起出血。

長期吸菸不利於肝病的穩定和恢復，可加快肝硬化的進程，有促發肝癌的危險。

積極預防

肝硬化是由不同原因引起的肝臟實質性變性而逐漸發展的一個後果。要重視對各種原發病的防治，積極預防和治療慢性肝炎、血吸蟲病、胃腸道感染，避免接觸和應用對肝臟有毒的物質，以減少致病因素。

除此之外，還需要注意飲食。肝硬化是由於多種損害肝臟的因素長期損害肝臟而引起的慢性進行性肝病。所以肝硬化病人亦是原發性肝癌的高危物件，應注意定期檢查。對肝硬化可應用中西藥物治療，有一定療效。

只有注意以上幾個方面，防止肝硬化的發生，皮膚出現的蜘蛛痣自然就會消失，身體也會健康強壯起來。

皮 下 出 血

身體異常

皮下出血在醫學上稱為紫癜或者紫斑，是指出血於皮下、壓之不會褪色的紫紅色斑點。

·臨床表現

引起皮下出血的主要原因有三種：

一是血管壁先天性或後天性缺陷而引起的皮膚出血；

二是血小板數量或品質異常時引起的皮下出血；

三是血液中缺少凝血因數或者抗凝血因數過多引起的皮下出血。

·治療護理

在日常生活中無意受到外傷會引起皮下出血，這種出血一般會逐漸吸收，但如果止血功能障礙的話，只要有輕微觸碰就會發生大面積皮下出血，患者應及時查明原因，針對病因進行治療。

以下是各種類型的紫癜以及相關的治療方法。

陰虛火旺型

主要症狀：

皮膚斑塊青紫或黯紅，時輕時重，手足心熱，腰膝酸軟，失眠盜汗，口燥咽乾，舌紅少津等。一般都是由於素體陰虛，或久患火毒燥熱之症，虛火內熾，灼傷脈絡，溢於肌膚而成紫癜。

食療法：

甲魚燉草根。取甲魚 1 隻，仙鶴草 30 克，茜根 15 克。將後二者先煎，去渣取汁，再加入甲魚燉熟，加鹽調味服食。

氣不攝血型

主要症狀：

反覆出現，瘀點或瘀斑顏色淡紫，病程較長，汗多乏力，語聲低微，易患感冒等。多由於素體脾氣虛弱，或飲食勞倦損傷脾氣，致氣虛不能攝血，血不循經，溢於脈外，滲於肌膚而成紫癜。

食療方：

花生衣燉湯。花生衣 30 克，黃芪20 克，紅棗 15 枚。加水共煎，吃棗飲湯。

風熱傷絡型

主要症狀：

初起鮮紅，後漸變紫，分佈較密，瘀點或瘀斑的發出與消褪都很快，伴有瘙癢，關節腫痛，口渴咽乾，舌質紅等。一般都是由於外感風熱之邪，鬱於肌膚，迫血妄行，外溢肌膚而成紫癜。

治療藥方：

銀翹解毒丸。這種藥由連翹、金銀花、蒲公英、梔子、大黃、玄參、蟬蛻、白芷、防風、白鮮皮、甘草等組成，每次服 6 克，每日 3 次。

濕熱蘊阻型

主要症狀：

色澤暗紅，多發於下肢，常伴腳踝腫脹，有時糜爛，噁心嘔吐，食慾不振，身倦乏力，舌紅苔黃膩等。一般都是由於感受濕熱之邪，濕熱內生，濕熱與氣血相搏，致血熱絡損，外溢肌膚而成紫癜。

治療藥方：

清胃黃連丸。這種藥由黃連、石膏、黃柏、丹皮、玄參、赤芍、連翹、桔梗、甘草等組成，每次服 8 克，每日 3 次。

除了上述各種情況之外，患者還應該注意適度休息，避免過度疲勞，防止碰傷、跌傷，保護皮膚清潔衛生，防止感冒，少吃油膩、辛辣等生熱動火食物。可多吃茄子，茄子富含維生素 P，可軟化微細血管，防止小血管出血，對皮下出血也有一定的防治作用。

新生兒皮膚顏色黃色變化

身體異常

新生兒皮膚顏色黃色變化，是指新生兒全身皮膚出現黃色的症狀。比較常見於黃疸。

・臨床表現

新生兒黃疸是新生兒最常見的一種現象，可分生理性、病理性兩種。

生理性黃疸於嬰兒出生後兩三天內出現黃疸，四五天內達高峰，生理性黃疸無須治療。

病理性黃疸則在嬰兒出生後 24 小時內出現；血清膽紅素較高，黃疸遍及全身，手掌心、足底最為明顯；持續時間長且有退而複現的現象。

・治療護理

病理性黃疸需要查找出原因，進行相應的治療，以下是比較常用的方法。

物理治療

光照療法：

待嬰兒吃飽後，裸露於嬰兒車上，讓自然光照射到嬰兒全身，照射時間共計 4 小時，照射時要不斷改變體位，使嬰兒後背也能得到均勻照射，當陽光非常強烈時，可用網眼大的紗簾遮擋，以免造成嬰兒體溫上升或出現皮疹。

自然光照退黃效果顯著，且不良反應小。

中醫治療

茵梔退黃湯：

茵陳 10 克，焦山梔 5 克，黃芩 4 克，黃柏 4 克，製雞內金 5 克，甘草 3 克，車前子 5 克。濃煎取汁 35 毫升，分早、中、晚 3 次溫服，每次 15 毫升，每天 1 劑。此方有清熱利濕、解毒退黃的功效。

除了治療之外，日常的護理也是必不可少的。注意保暖，加強營養，保護嬰兒身體各部位皮膚清潔，防止破損感染；嬰兒出生後應仔細注意有無黃疸情況，如果發現黃疸應該儘早治療。

身體部位十六

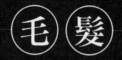

毛髮

脫　髮

身體異常

脫髮是身體機能失調的一種表現特徵，脫髮不僅僅會影響美觀，更重要的是會影響身體健康。脫髮可分為暫時性脫髮和永久性脫髮兩種。

暫時性脫髮大多數是因為各種原因使毛囊血液供應減少，或者局部神經調節功能發生障礙，以導致毛囊營養不良，但沒有破壞毛囊結構，所以，經過治療新發還可再生，並且可以恢復原狀。

永久性脫髮是因各種病變造成毛囊結構破壞，導致新發不能再生的病變。正常人平均每天脫落 20 至 100 根頭髮，秋天脫落的頭髮往往多於其他季節。如果頭髮脫落速度比頭髮生長的速度快的話，就會形成頭髮稀疏和脫髮。

·臨床表現

引起脫髮的原因有很多，主要有：遺傳因素、傷寒等疾病、精神刺激、抗結核藥等藥物、季節氣候、營養不良、內分泌失調等，另外，吸菸、飲酒也會對頭髮的生長產生不良影響。中醫學認為脫髮多與血虛、腎虛、血熱等有關。

·治療護理

中藥內治

選用補益牛膝丸或加味四君子湯。補益牛膝丸選用中

藥牛膝、生地黃、菟絲子、地骨皮等,搗末,製蜜丸,內服;加味四君子湯選用中藥人參、白朮、茯苓、熟地等,煎湯劑服用,脫髮者應堅持經常服用,可以長出新發。

中藥外用

用中藥菊花、蔓荊子、乾柏葉、川芎、桑白皮根、白芷、細辛、旱蓮草等,煎水外洗,對脫髮有很好的療效。

食膳療法

將中藥茯苓、石蓮肉、黑芝麻、紫珠米等,用旺火煮開後加適量水,用微火煮成粥,加少許食鹽食之。每日1～2次,可連服10～15日。這種粥滋補腎陰健脾,適用於脾腎陰虛的脫髮者。

推拿按摩

用1支20毫升的維生素 B_1 液灑在頭上,用右手五指從前額神庭穴向後梳到後髮際啞門穴,共梳36次,然後用左手和右手的五指分別梳頭部兩側,各梳36次;五指合攏叩打百會穴54次;用拇指壓揉三陰交穴15秒,壓拔5次,壓振3次,每次10秒,用掌心勞宮穴壓在脫髮處或頭髮稀疏處,振顫5次,每次持續10秒。經常按摩可以促使毛囊產生新的生髮細胞,長出新頭髮。

針灸療法

選擇腎俞、三陰交、風池、百會、生髮穴等為主穴。均雙側取穴,風池用瀉法,其餘諸穴用補法,中等刺激,每日或隔日1次,留針20分鐘,10次為1療程。對脫髮有很好的治癒作用。

脫髮的預防要注意很多方面。例如注意日常精神的調攝,保持心情舒暢,注意飲食調養,不酗酒,常洗髮,水

溫不宜過高和過低，洗髮後，不能濕氣未乾就睡覺，髮常梳，以木製梳為好，脫髮者儘量剪短頭髮，少吹風，少燙髮、染髮。

起居宜忌：常鍛鍊，冬季注意頭部的防寒保暖，夏天防曬；勞逸結合，不熬夜，不可縱慾過度；應經常進行頭部保健按摩。

白　髮

身體異常

正常人的頭髮是黑色的，如果頭髮全部或者部分變成白色，則說明身體出現了病變。白髮指頭髮全部或部分變白，可分為先天性和後天性兩種。

先天性白髮一般都有家族史，以局部性白髮比較常見，多見於前額髮際部，先天性全頭白髮則比較少見，常發生於白髮病人。

後天性白髮有老年性白髮和少年白髮兩種。中老年人頭髮斑白或全頭白髮雖是腎虛血衰的表現，但屬於生理上的正常衰老現象。少年白髮發生於兒童及青少年，一般都有家族史，除白髮增多外，不影響身體健康。青春時期驟然發生的白髮，有的與營養障礙有關。

·臨床表現

人的頭髮從黑色變成白色，是因為向頭髮供應黑色素的黑色素細胞發生異常而引起的。引起頭髮變白的因素有

很多,主要有以下幾種。

精神情志因素

精神因素對白髮過早形成關係也很大。不良的情緒會使頭髮的血液營養供應、新陳代謝改變,影響頭皮毛髮的色素代謝,導致頭髮變白。

少年腦後的髮色黑白交雜者,一般都比較憂鬱,很容易患上神經衰弱症。所以,平時應該保持良好心態,以防止身體出現不良狀況。

皮膚病及全身性疾病

在皮膚病中,引起白髮的常見原因是單純頭皮糠疹。除此之外,一些發熱性疾病、體質消耗疾病、胃腸道疾病等都可能會引起頭髮變白。先天性疾病,如「白化病」也可能會使嬰兒出生後皮膚、毛髮均為白色。所以,平時要養成講衛生的習慣,以杜絕疾病的產生。

飲食因素

大部分維生素和微量元素對色素的形成和色素的新陳代謝起很重要的作用。如果這些物質在吸收、貯藏方面發生障礙就有可能會引起白髮。如果經常偏食,進食蛋白質過少的話,會造成營養不良,就容易產生白髮。

過多地進食高脂肪食物以及菸酒過度,都可能會導致血管硬化加速,而破壞血液循環和黑色素的分泌,使頭髮過早變白。還有經常喜歡吃生雞蛋的人,也會導致頭髮變白。

遺傳因素

如果父母的血統之中有白髮者,多數其子女也會發生白髮。還有些人出現白髮的時間和部位與其父母或祖父母

或外祖父母完全相同，這是因為遺傳的影響。

・治療護理

造成白髮的原因有很多，但目前專門治療白髮的西藥卻很少，主要還是利用中藥治療。白髮者可適當服些中藥，如滋陰補腎的六味地黃丸，也可用首烏泡水喝。同時，還應該注意自我調節，調節自己的情緒、睡眠等各個方面，儘量保持心情愉快，不要過度疲勞，多注意休息等。以下介紹兩個治療白髮的藥方。

方一

生地黃、熟地黃各 2500 克。將兩地黃研細，以蜜為丸，如綠豆大。每服 10 克，每日 3 次，白酒送下。本藥方可用於各個年齡組及不同性別的白髮。

方二

黑芝麻粉、何首烏粉各 150 克。將藥加糖適量，煮成漿狀，開水沖服，每晚 1 碗。本方半年後可使白髮轉灰，灰髮轉黑。

黃　髮

身體異常

黃髮就是頭髮變成黃色，一般情況下，如果頭髮呈輕微的黃色狀態，屬於正常狀態，但如果頭髮大部分變黃，或者部分變得很黃，則說明身體出現了不正常的問題。

・臨床表現

經過醫學研究證明，吃得太鹹或太甜，都會影響身體營養的正常代謝，從而導致頭髮變成黃色。

攝入鹽分過多會造成頭髮內滯留水分過多，從而影響頭髮的正常生長發育。頭髮裏過多的鹽分還會給細菌滋生提供良好的環境，容易導致多種頭皮疾病。食鹽太多還會誘發多種皮脂病，造成頭垢增多，使頭髮快速變黃。

還有很多研究都表明，飲食過鹹會增加腎臟的負擔，進一步引起排鈉障礙，從而使血壓升高、蛋白代謝紊亂，影響頭髮中蛋白的形成，使頭髮變黃。

食糖過多也會引起頭髮變黃。過量的糖在人體的新陳代謝過程中，形成大量的有機酸，擾亂頭髮的色素代謝，使頭髮逐漸失去光澤，變成黃色。

中醫認為，腎氣盛則頭髮烏黑有光澤，腎氣虛則頭髮乾澀且黃。實際上導致頭髮變黃的原因有很多，除了以上所述的幾種原因以外，還有甲狀腺功能低下；高度營養不良；重度缺鐵性貧血和大病初癒等，這些情況都會導致機體內黑色素減少，使烏黑頭髮的基本物質缺乏，黑髮逐漸變為黃褐色或淡黃色。此外，經常燙髮、用鹼水或洗衣粉洗髮，也會使頭髮受損變黃。

・治療護理

如果頭髮變黃，可針對不同病因，在日常生活中進行科學飲食調理。

營養不良性黃髮

這種黃髮主要是高度營養不良引起的，平時應該注意調配飲食，改善機體的營養狀態。雞蛋、瘦肉、花生、核桃、黑芝麻中除了含有許多的動物蛋白和植物蛋白外，還含有使頭髮快速正常生長的營養物質，是養發護髮的最佳食品。

功能性黃髮

這種黃髮主要是因為精神受到創傷、過度勞累、季節性內分泌失調和受到化學物品刺激等原因導致機體內黑色素原和黑色素細胞生成障礙。

此種黃髮要多食海魚、黑芝麻等。這些物質中的有效成分能複製黑色素細胞，有再生黑色素的功能。黑芝麻能生化黑色素原；海魚中的煙酸可擴張毛細血管，增強微循環，使氣血暢達，消除黑色素生成障礙，使頭髮顏色恢復正常，不再是黃色。

酸性體質黃髮

此種黃髮與血液中酸性毒素增多，也與過度勞累及過食甜食、脂肪有關。應多食海帶、魚、鮮奶、豆類、蘑菇等。

此外，多食用新鮮蔬菜、水果，如芹菜、油菜、菠菜、小白菜、柑橘等有利於中和體內酸性毒素，改善發黃狀態。

輻射性黃髮

輻射性黃髮是因為長期受射線輻射，例如從事電腦、雷達等工作而出現頭髮發黃，應注意補充富含維生素 A 的食物，如豬肝、蛋黃、奶類、胡蘿蔔等；多吃能抗輻射的食品，如紫菜、高蛋白食品以及多飲綠茶等。

頭皮油膩

身體異常

頭皮油膩是頭皮脂腺分泌過快,而導致頭部皮膚呈油膩狀態的現象,也是導致油性髮質的根本原因。

・臨床表現

頭皮油膩的原因,一般都是由於過度染髮燙髮、作息時間失調、壓力過大導致皮脂腺分泌不正常所引起的。

此外,季節的變化也是引起頭皮油膩的原因之一。在夏天,頭皮出油的情況會更加嚴重。

值得引起注意的是,頭皮不正常出油,油脂積累在毛囊中,會阻礙細胞的新陳代謝,使頭髮生長速度減慢,皮屑芽孢菌增生導致頭皮發癢,嚴重的還會引起脂溢性皮炎,導致大量掉髮。倘若再加上頭皮清潔不夠徹底,使毛囊阻塞的話,就會使頭髮的正常生長受到影響。

・治療護理

人體一旦出現頭皮油膩問題,不僅僅只是影響美觀,嚴重的還會使身體各種功能的平衡遭到破壞,從而引起身體的各種疾病。掌握正確的洗頭方法是改善頭皮油膩的重要方法。

1. 使用含有能控制和調理油脂分泌成分的洗髮產品。先用大量的清水沖去頭髮上的灰塵和皮屑,以減少洗髮水

的用量，降低對頭皮的傷害。

2. 如果出油情況嚴重，建議請醫生視情況開藥異維生素A酸，它可以直接作用於毛囊以收縮毛孔，抑制油脂分泌。

3. 洗頭時用指甲抓頭皮容易導致毛囊發炎。正確方法是用指腹輕輕按摩，遇上較髒或較癢的部位則稍加用力。油性頭髮宜隔天清洗。若需每天洗髮，應選擇性質溫和的洗髮水。

頭皮屑過多

身體異常

頭皮屑的產生一般都是因為頭皮上產生的皮膚污垢，也就是由於頭皮表皮的角質層不斷剝落而產生的，是頭皮新陳代謝的結果。

如果頭皮屑過多，頭皮的毛孔被堵塞住，就會造成毛髮衰弱狀態，從而刺激皮膚產生頭癢問題。

·臨床表現

頭皮屑過多的主要原因是頭皮細胞功能失調。頭皮的細胞和皮膚一樣，有一定的新陳代謝過程。在基底層細胞增殖後，逐漸成熟往外推出，最後成為無生命的角質層脫落。如果這個過程出現了問題，就會使頭皮細胞成熟過程不完全，頭皮就會呈片狀剝落。例如老年人、營養不良的人、接受化學治療的人或得了乾癬的病人，頭皮屑往往會

增多，都是這個原因。

出現這種情況，不可以用手抓。因為如果用手抓頭皮，壞死的皮質大面積脫落，頭皮屑成倍增多。

當然，頭皮屑過多，還有很多其他原因，例如洗髮膏沒沖乾淨；頭皮上的皮脂過多；飲食不當；過多飲酒、睡眠不足、疲勞；營養不均衡，缺乏維他命；內分泌不正常等多種因素而造成的。

·治療護理

1. 堅持用溫水洗頭。水過熱會刺激頭皮油脂分泌，令頭油更多；水溫過低會令毛孔收縮，髮內的污垢不能清洗掉，用約20℃溫水最為適宜。

2. 每天早晚梳頭一百下，有助增進血液循環，減少脫髮又可減少頭皮屑。懂得養生之道的人都很重視梳頭。從現代醫學角度來看，梳頭不僅可以美容，而且有顯著的醫療作用，是大腦保健方法之一。

3. 七天換一種洗髮水。洗髮水的清潔作用對頭髮只是短暫性的，七日後頭皮會適應，洗髮水就會失去清潔效果，所以最好同時買兩種洗髮水交替使用。

4. 儘量不要吃煎炸、油膩、過辣以及含有過高咖啡因的食物，那些物質會刺激增加頭油及頭皮脂的形成。

5. 戒食過甜食品。因為頭髮屬鹼性，甜品屬酸性，進食過多會影響體內的酸鹼平衡，加速頭皮的產生。

6. 注意頭皮衛生。經常洗頭，一般情況下3～4天洗1次最為適宜。洗頭時不宜使用鹼性過強的肥皂，因為鹼性肥皂會刺激頭皮上皮細胞角化，產生頭皮屑。

除此之外，還可以選用飲食方法袪除頭皮屑過多的問題。黑芝麻就是一種很好的食物。黑芝麻富含油酸、維生素 E、葉酸、蛋白質、鈣等多種營養物質，特別是油脂的含量較高，能有效地潤澤肌膚、滋養頭髮，對防止頭皮屑的過多等不良狀況有顯著作用。

頭髮分叉

身體異常

頭髮分叉是指頭髮分成兩根甚至多根，一般發生在髮尾。

導致頭髮分叉的原因有很多，例如營養不良、化學物質的傷害、日曬、長期吸菸、睡眠不足等都會引起頭髮分叉。以下是導致頭髮分叉的各種原因。

1. 頭髮缺乏營養和滋潤：

油脂是從頭髮根部分泌出來的，如果油脂分泌不足，營養就無法到達髮尾，髮尾就會變得枯乾，這時如果沒有及時護理頭髮，就會有分叉的現象產生。

2. 選用不當的洗髮精：

使用清潔劑成分含量過重或鹼性過強的洗髮精，都會使頭髮失去油脂，從而使頭髮產生分叉。

3. 頭髮接受過多的化學處理：

染髮、燙髮、漂髮等，都會傷害髮質，引起分叉。

4. 環境的破壞：

進行過多的戶外活動時，過多的陽光曝曬或海水的浸

泡，都會使頭髮乾燥、分叉。

5. 過度使用吹風機：

吹風機的溫度相當高，如果頭髮未適時作保養，也會引起頭髮分叉。

· 治療護理

1. 頭髮長到一定長度後，如果不及時修剪，會引起頭皮油脂代謝紊亂，容易出現頭髮分叉，影響頭髮的健康，所以頭髮需要經常修剪，如果發現頭髮有分叉現象，就需要及時將分叉的部分剪去，如果不剪掉分叉頭髮，頭髮分叉現象會越來越嚴重，影響頭髮的生長。一般由分叉點向上剪掉一寸效果最好。

2. 使用適合自己髮質且性質溫和的洗髮膏，每次洗髮後都用護髮素，儘量減少燙髮、染髮、漂髮等化學處理，燙髮、染髮後，需要經常給頭髮做護理，以給頭髮補充充分的營養。

3. 每天都梳理頭髮，儘量用木梳，尤其是睡覺前，因為頭髮所沾的污垢及灰塵比身體、臉部更多，所以每天晚上睡覺之前梳理頭髮，可以減少污垢對頭髮的影響，使頭髮避免分叉。但梳頭時不要太用力，那樣會傷害頭髮。

4. 進行戶外活動時，需要做好護髮的準備，儘量戴帽子，活動結束後，應好好清洗頭髮，尤其是經過陽光曝曬或海水浸泡者，更應徹底滋潤受損的頭髮。

5. 應儘量避免使用吹風機，尤其是頭髮潮濕的時候。如果實在需要的話，也應在吹風之前儘量把頭髮擦乾，並在上面塗一層護髮素。

除了上述問題之外，不良的飲食習慣，尤其是偏食的習慣，也會導致頭髮分叉，所以預防頭髮分叉需要養成良好的生活習慣，飲食上注意多吃有益於頭髮生長的食物。

眉毛過於稀疏或脫失

身體異常

正常人的眉毛呈黑色，濃密狀，也有的人眉毛稍微偏於稀疏，這些都是正常狀態。但如果眉毛過於稀疏，或者經常脫落，則說明身體出現了問題，可能產生了某些疾病。

‧臨床表現

眉毛稀疏淡少，多半都是因為腎氣衰弱，患者一般都體弱多病。如果是四十歲以後的人，眉毛稀疏，慢慢脫落則是一種衰老的象徵。但如果眉毛過於稀疏或脫失，則是因為腎氣衰減，比較常見於腎上腺皮質功能減退、腦垂體前葉功能和甲狀腺功能減退以及黏液性水腫等。

而對老年人來說，如果眉毛過於稀疏或者脫失，則多為氣血不足所致。

一般眉毛過於稀疏或者脫失者，多見於久病精血衰竭，或者是局部皮膚疾患，或是因外傷所致。除此之外，還表現為斑禿、全禿、早衰症等。

・治療護理

在中國古代，就有人覺得儘管眉毛的修飾描畫方法有很多，但「假」始終不能亂「真」。眉毛過於稀少或脫失都會影響人的容貌。所以，傳統中醫探索了許多防治眉毛脫落、養眉烏眉和美化眉毛的方法，有很多至今仍然有肯定的效果，對現代的醫學研究具重要的參考價值。以下介紹幾種比較主要的藥方。

鮮薑生眉方

取鮮生薑適量，切片塗擦眉部，可治療眉毛過於稀疏。

松葉膏

取松葉、防風、韭根、蔓荊子、白芷、辛夷、川芎、桑寄生、沉香、藿香、升麻、零陵香各 15 克，上藥研末，加水煎熬，濾渣取汁備用。每日塗眉 3 次，可以使眉毛生長良好。

養血祛風生眉方

取蔓荊子、白芷、附子、防風、黃芩、細辛、當歸、川椒、大黃、辛夷等各 30 克，研細末，加豬脂 1000 克，以小火同煎，待白芷色黃後，去渣，放入瓷缸內，冷卻備用。每日塗眉 3 次，治療眉毛稀少。

補腎養眉方

把鹿角膠酒化或加水燉化，每日早晨服 3 克，服用半年以上。可治療腎陽不足，精血虛損所引起的眉毛脫失。

烏眉生眉方

取鐵粉附子、蓮草、沒石子、蔓荊子各 60 克，蜀羊泉

90 克，研末為散，以生油 5 升浸泡，慢火煎熬，去渣。每日塗眉 1 次，治療因為血虛而導致的眉毛脫失。

茶水美眉方

取隔夜茶水或在隔夜茶中加入少許蜂蜜調勻，每日用之塗刷眉毛，久用後可使眉毛烏黑濃密，也可防治眉毛稀疏脫失。

黑芝麻油方

取黑芝麻 60 克，黑芝麻油 50 毫升浸泡，每晚塗眉。黑芝麻子、花和油都有營養毛髮和促進毛髮生長的作用。長期使用可使眉毛烏黑亮澤，不會稀疏脫失。

除此之外，還有按摩法。將雙手食指腹面置於兩眉中間的印堂穴上，然後向兩側眉頭推去，反覆進行 10 多次；或用雙手食指或中指腹分別在眉間印堂、眉頭的攢竹、眉中間的魚腰、眉梢的絲竹空和太陽等穴，作輕柔和緩的揉動，反覆 10 餘次。兩法均可收到一定的防止眉毛過於稀疏和脫失的效果。

眉毛特別濃黑

身體異常

一般來說，眉毛生長濃密且粗長，色黑而有光澤，說明身體健康，腎氣充足。

但如果眉毛過於濃黑，則可能與腎上腺皮質功能亢進有關。而如果是患有不育症的育齡婦女眉毛特別濃黑，則多為卵巢薄膜增厚症。

·臨床表現

腎上腺皮質功能亢進症，主要是指皮質醇增多症，又稱庫欣綜合徵，是由於皮質增生、腺瘤或腺癌引起的。

這種病比較常見於 20 至 40 歲的成年人，且女性多於男性，發病緩慢，患者呈滿月臉，常有痤瘡，球形腹和「水牛」背，下腹、臀部、大腿呈對稱性分佈的縱形紫紋；血壓升高；女性月經失調，男性陽痿，無生育能力及性功能減退；容易感染，精神變態，情緒不穩定；常有血糖增高；血和尿皮質醇檢查異常。

·治療護理

這種病主要的治療依據是病因治療，輔以對症處理。

病因治療

進行垂體外射治療；或者進行腎上腺切除手術；也可以用雙氯苯二氯乙烷 2 克左右，每天 3 次口服，持續 5 個月左右，再減量維持，以促使皮質萎縮或壞死；還可以服用賽康啶，每天 24 毫克，分次口服，抑制垂體促腎上腺皮質激素分泌。

對症處理

使用胰島素控制高血糖；或者補充鉀以糾正低血鉀；還可以由控制感染來對症處理。

女性長鬍鬚

身體異常

正常女性是不長鬍鬚的，但嘴唇周圍長有稍微多於常人的稀少的毛，可能跟自身的生理狀態有一定的關聯，總體上屬於正常的現象。

但如果女性長有像男性般的鬍鬚則不是正常現象，一般是女性體內異常過多的雄激素而造成的。

・臨床表現

導致女性體內雄激素過多的原因有很多，例如，服用藥物有可能會導致女性體內雄激素過多，而引起多毛症狀，使女性出現長鬍鬚的現象，還有可能是由於各種疾病而導致的。

女性如果患上腎上腺皮質疾病，例如，腎上腺性綜合徵、柯興綜合徵、腎上腺或垂體腫瘤等疾病，都會產生過多的雄激素，刺激體毛過多增長，就會是女性長鬍鬚。同時還有可能伴有其他不良症狀出現。

卵巢疾患例如比較常見的多囊卵巢綜合徵、比較少見的卵巢男性化腫瘤等，都有可能會導致女性雄激素分泌過多，從而長鬍鬚。

此外，還有可能是由於遺傳或精神因素而導致的，如高度緊張，憂鬱，恐懼，腦炎或多發性硬化症都有可能會導致女性長鬍鬚。

・治療護理

女性長鬍鬚，會影響女性的外觀，還會導致女性心理出現問題，所以，女性如果長鬍鬚的話，就應該及時進行檢查，找到長鬍鬚的根本原因，對症治療。

女性長鬍鬚也有生理性的和病理性的，如果是生理性的可以不管，如果有礙美觀，可以進行脫毛。而對於病理性的，可採用服用藥物對體內雄激素進行控制，從而達到治療的效果。

多毛症

身體異常

多毛症是指人體汗毛密度多倍增加，體毛變長變多，並且超過了正常生理範圍，一般表現為面部、腋下、腹部、背部以及四肢體毛明顯增多增長增粗而且黝黑。女性患上多毛症還會長鬍鬚、胸毛及乳頭長毛，甚至常伴月經不調，性冷淡等不正常症狀。

一個地區同一種族的人，正常的男性和女性，毛髮的生長也有早晚、快慢、多少、粗細、長短以及顏色深淡等區別。這些都屬於正常範圍，就像人群中有高矮胖瘦之分一樣。如果是屬於家族性的體質性多毛的話，那麼屬於正常情況，可不必對其進行處理。

·臨床表現

引起多毛症的原因有很多，人類的種族、年齡、性別、營養、氣候以及情緒等的不同，都會影響毛髮的生長情況，都有可能引起多毛症。

假如女性長鬍鬚、身上多毛，男子鬍鬚更多，身上毛更多更粗黑，這種現象則可能是患上了多毛症。多毛症還在青春發育期的青少年中比較常見，這可能與性激素分泌多少等因素有關。

·治療護理

如果患上了多毛症，就需要及時進行治療。因為多毛症不僅影響美觀，更重要的是影響人的身體健康。所以對多毛症的治療對人體有非常重要的作用和意義。

多毛症患者在治療前一定要查清楚產生多毛症的原因，針對具體詳細的原因進行治療。

不屬於多毛症的毛髮增多，對身體沒有危害，可以不必處理。

女性患多毛症可能與內分泌功能失調有關，可以由對內分泌功能進行調整，可以使多毛症消失；現在由於服用藥物不當而引起的多毛症在大幅度上升，這種因為藥物而引起的多毛症，停藥數月後多數可以消失。

對於女性多囊卵巢患者可作促排卵等治療；對於女性月經失調者則需要進行調整月經，以使多毛症消失；因患有卵巢、腎上腺或垂體腫瘤而引起多毛症者，則應該切除腫瘤，腫瘤切除後，多毛症就會自然消失了。

內生毛髮

身體異常

　　內生毛髮是指人體某些部位皮膚下長毛，是身體不健康的一種表現，主要有以下兩種疾病特徵：一種是假性發瘡，一種是藏毛寶。

　　假性發瘡則是面部毛髮陷在皮膚裏，導致面部腫脹或是生長膿瘡。這種毛病比較少見，一般只有黑人男性才會患這種病。

　　而藏毛寶是兩臂間皮膚內有一根或多根毛髮隔在其中，造成疼痛性的腫脹或潰瘍，流出水或膿來。一般比較年輕的男性經常患這種毛病，體毛多而體重超重的年輕男性特別容易患上這種毛病。

・治療護理

　　無論是哪一種內生毛髮疾病，都會嚴重影響人的身體健康，所以，一旦身體發生這種疾病，就要及時進行治療。病情輕時還比較容易控制，進行治療，如果治療不及時，還有可能引發其他身體疾病。所以，及時發現內生毛髮，並對其進行治療，是非常必要的。

　　治療假性發瘡的最好的辦法是留鬍鬚。而藏毛寶則通常需要以外科手術的方式將其切除，切除後的傷口要縫合。術後臀部皮膚應保持乾燥清潔，以防這種疾病復發。如果在兩臂之間發現有一個很痛的腫脹處，就應該及時去

看醫生，藏毛竇在發展的前期，並不需要進行手術切除，只要清除其中的液體及陷入其中的毛髮即可治癒。

女性腿毛濃密

身體異常

醫學專家指出，腿毛的生長情況是疾病產生的報警信息，女性的腿毛如果在較短的時間內生長過快，則可能是因為患上了多囊卵巢綜合徵。

·臨床表現

多囊卵巢綜合徵的主要症狀是月經稀少或者閉經、肥胖、多毛及痤瘡等。

由體檢，可發現患者多毛而粗黑，分佈在小腿、手臂，乳頭旁、腹中線、肛門周圍等地方，毛髮的分佈有男性化傾向。

有關醫學專家認為，該病一般是因為月經調節機制失常所產生的一種綜合徵，即是指人體內分泌紊亂，卵巢包膜增厚，卵泡不能發育成熟、排卵，形成大小不一的囊泡，產生多囊卵巢，於是出現典型的多囊卵巢綜合徵症狀。

除此之外，多囊卵巢綜合徵引起更嚴重的危險性是會誘發子宮內膜癌。這是由於多囊卵巢綜合徵者長期閉經、子宮內膜受到雌激素的持續刺激會增生，時間長有可能變成內膜癌。

・治療護理

　　治療多囊卵巢綜合徵，由建立有排卵的正常月經週期，恢復生育能力，就可以達到消除濃密的腿毛的目的。因為一旦建立了正常的月經週期，就能受孕，卵巢也就不會再產生過多的雄性激素，多毛也就隨之消失了。恢復正常月經週期的具體治療方法如下。

運用中藥治療

　　中醫一般採用活血補腎法誘導排卵，對消除女性腿毛濃密效果較好。

卵巢切除手術

　　卵巢切除並不是完全切除卵巢，而只是切除部分卵巢。在克羅米芬問世之前，多囊卵巢綜合徵的治療方法就是卵巢切除。療效非常明顯，很多病人在手術後很快就可以排卵受孕。因為有了克羅米芬，卵巢切除術已很少使用，藥物治療無效者可以選擇這個方法。

　　無論是採用以上哪一種方法，該病一定要及早檢查和治療，而許多腿毛濃密的女性常去美容院或是皮膚科解決體毛過濃密的問題，而不是去婦產科、內分泌科檢查，這是十分錯誤的。

　　只有運用正確的治療管道，從根本上去治療，才可以真正的解決問題，才可以使疾病得到正確有效的治療，才可以使女性不再為腿毛濃密而煩惱，從而可以在夏天展現美麗的雙腿。

導引養生功

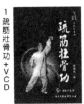
1 疏筋壯骨功 +VCD
定價350元

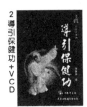
2 導引保健功 +VCD
定價350元

3 頤身九段錦 +VCD
定價350元

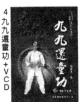
4 九九還童功 +VCD
定價350元

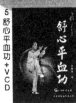
5 舒心平血功 +VCD
定價350元

6 益氣養肺功 +VCD
定價350元

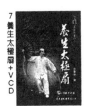
7 養生太極扇 +VCD
定價350元

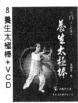
8 養生太極棒 +VCD
定價350元

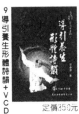
9 導引養生形體詩韻 +VCD
定價350元

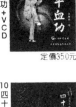
10 四十九式經絡動功 +VCD
定價350元

張廣德養生著作　每冊定價350元

全系列為彩色圖解附教學光碟

輕鬆學武術

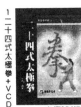
1 二十四式太極拳 +VCD
定價250元

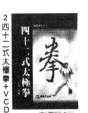
2 四十二式太極拳 +VCD
定價250元

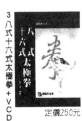
3 八式十六式太極拳 +VCD
定價250元

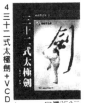
4 三十二式太極劍 +VCD
定價250元

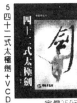
5 四十二式太極劍 +VCD
定價250元

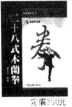
6 二十八式木蘭拳 +VCD
定價250元

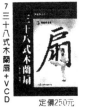
7 三十八式木蘭扇 +VCD
定價250元

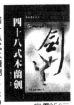
8 四十八式太極劍 +VCD
定價250元

彩色圖解太極武術

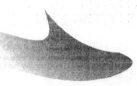

1 太極功夫扇　定價220元

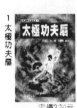

2 武當太極劍　定價220元

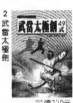

3 楊式太極劍　定價220元

4 楊式太極刀　定價220元

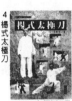

5 二十四式太極拳＋VCD　定價350元

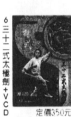

6 三十二式太極劍＋VCD　定價350元

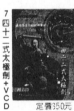

7 四十二式太極劍＋VCD　定價350元

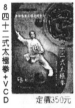

8 四十二式太極拳＋VCD　定價350元

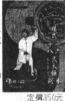

9 楊式十八式太極劍　定價350元

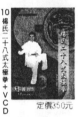

10 楊氏二十八式太極拳＋VCD　定價350元

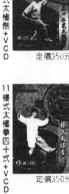

11 楊式太極拳四十式＋VCD　定價350元

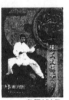

12 陳式太極拳五十六式＋VCD　定價350元

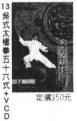

13 吳式太極拳五十六式＋VCD　定價350元

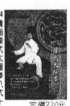

14 精簡陳式太極拳八八十六式　定價220元

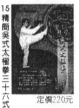

15 精簡吳式太極拳三十六式拳架・推手　定價220元

16 夕陽美功夫扇　定價220元

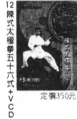

17 綜合四十八式太極拳＋VCD　定價350元

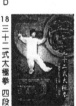

18 三十二式太極拳四段　定價220元

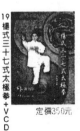

19 楊式三十七式太極拳＋VCD　定價350元

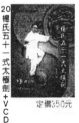

20 楊氏五十一式太極劍＋VCD　定價350元

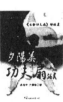

21 嫡傳楊家太極拳精練二十八式　定價220元

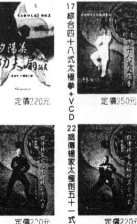

22 嫡傳楊家太極劍五十一式　定價220元

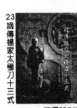

23 嫡傳楊家太極刀十三式　定價220元

養生保健

古今養生保健法 強身健體增加身體免疫力

1 醫療養生氣功
定價250元

2 中國氣功圖譜
定價250元

3 少林醫療氣功精粹
定價250元

4 龍形實用氣功
定價220元

5 魚戲增視強身氣功
定價220元

7 道家玄牝氣功
定價200元

8 仙家秘傳祛病功
定價160元

9 少林十大健身功
定價180元

10 中國自控氣功
定價250元

11 醫療防癌氣功
定價250元

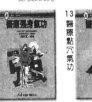
12 醫療強身氣功
定價250元

13 醫療點穴氣功
定價250元

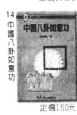
14 中國八卦如意功
定價190元

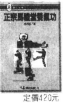
15 正宗馬禮堂養氣功
定價420元

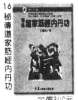
16 秘傳道家筋經內丹功
定價300元

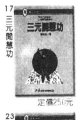
17 三元開慧功
定價250元

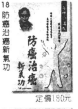
18 防癌治癌新氣功
定價180元

19 禪定與佛家氣功修煉
定價200元

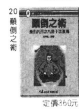
20 顛倒之術
定價360元

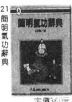
21 簡明氣功辭典
定價360元

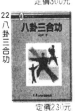
22 八卦三合功
定價230元

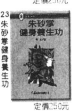
23 朱砂掌健身養生功
定價250元

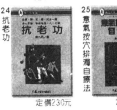
24 抗老功
定價230元

25 意氣按穴排濁自療法
定價250元

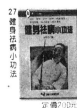
27 健身祛病小功法
定價200元

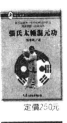
28 張氏太極混元功
定價250元

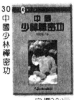
30 中國少林禪密功
定價200元

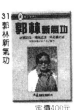
31 郭林新氣功
定價400元

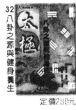
32 八卦之源與健身養生
定價280元

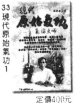
33 現代原始氣功1
定價400元

34 養生開脈太極
定價300元

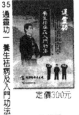
35 過庄功 養生祛病及入門功法
定價300元

37 太極內功養生法
定價180元

38 無極養生氣功
定價200元

39 氣的實踐小周天健康法
定價200元

40 達摩易筋經
定價350元

太極跤

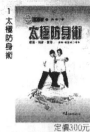

1 太極防身術

定價300元

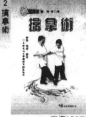

2 擒拿術

定價280元

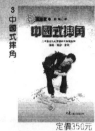

3 中國式摔角

定價350元

簡化太極拳

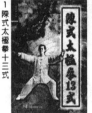

1 陳式太極拳十三式

定價200元

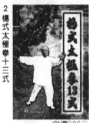

2 楊式太極拳十三式

定價200元

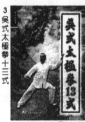

3 吳式太極拳十三式

定價200元

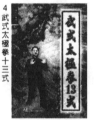

4 武式太極拳十三式

定價200元

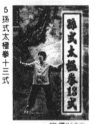

5 孫式太極拳十三式

定價200元

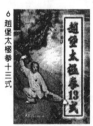

6 趙堡太極拳十三式

定價200元

原地太極拳

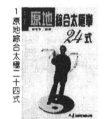

1 原地綜合太極二十四式

定價220元

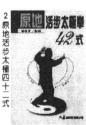

2 原地活步太極四十二式

定價200元

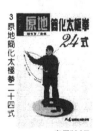

3 原地簡化太極二十四式

定價200元

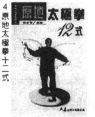

4 原地太極拳十二式

定價200元

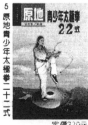

5 原地青少年太極拳二十二式

定價220元

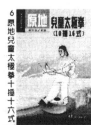

6 原地兒童太極拳十捶十六式

定價180元

健康加油站

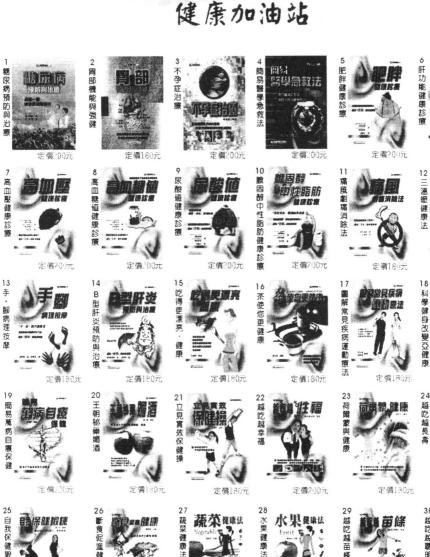

1 糖尿病預防與治療　定價200元
2 胃部機能與強健　定價160元
3 不孕症治療　定價200元
4 簡易醫學急救法　定價200元
5 肥胖健康診療　定價200元
6 肝功能健康診療　定價

7 高血壓健康診療　定價200元
8 高血糖值健康診療　定價200元
9 尿酸值健康診療　定價200元
10 膽固醇中性脂肪健康診療　定價200元
11 痛風劇痛消除法　定價160元
12 三溫暖健康法　定價

13 手・腳病理按摩　定價130元
14 B型肝炎預防與治療　定價180元
15 吃得更漂亮，健康　定價180元
16 茶使您更健康　定價180元
17 圖解常見疾病運動療法　定價180元
18 科學健身改變亞健康　定價

19 簡易萬病自療保健　定價220元
20 王朝秘藥媚酒　定價180元
21 立見實效保健操　定價180元
22 越吃越幸福　定價200元
23 荷爾蒙與健康　定價180元
24 越吃越長壽　定價

25 自我保健鍛鍊　定價180元
26 斷食促進健康　定價180元
27 蔬菜健康法 Vegetable　定價200元
28 水果健康法 Fruit　定價200元
29 越吃越苗條　定價200元
30 越吃越聰明 EAT　定價

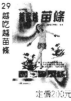

運動精進叢書

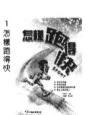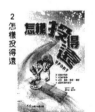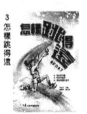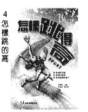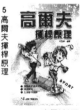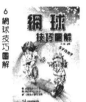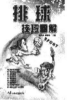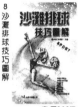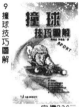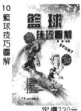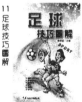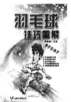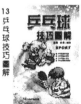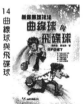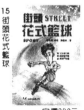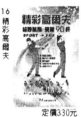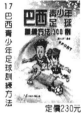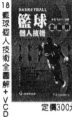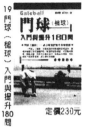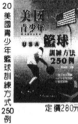

國家圖書館出版品預行編目資料

人體記憶地圖：身體告訴你的 200 個疾病信息 ／ 袁　超　主編
　　——初版，——臺北市，大展，2009〔民 98 . 05〕
　　　面；21 公分 ——（健康加油站；32）
　　　ISBN　978-957-468-683-4（平裝）

1.症候學　2.疾病防制
415.208　　　　　　　　　　　　　　　　　　98003757

人體記憶地圖：身體告訴你的 200 個疾病信息

主　　編／袁　　超
責任編輯／李　　娜
發 行 人／蔡 森 明
出 版 者／大展出版社有限公司
社　　址／台北市北投區（石牌）致遠一路 2 段 12 巷 1 號
電　　話／（02）28236031・28236033・28233123
傳　　眞／（02）28272069
郵政劃撥／01669551
網　　址／www.dah-jaan.com.tw
E - mail ／ service@dah-jaan.com.tw
登 記 證／局版臺業字第 2171 號
承 印 者／傳興印刷有限公司
裝　　訂／建鑫裝訂有限公司
排 版 者／弘益電腦排版有限公司
授 權 者／北京化學工業出版社
初版 1 刷／2009 年（民 98 年）5 月

定　　價／350 元

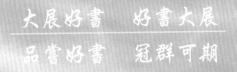

大展好書　好書大展
品嘗好書　冠群可期

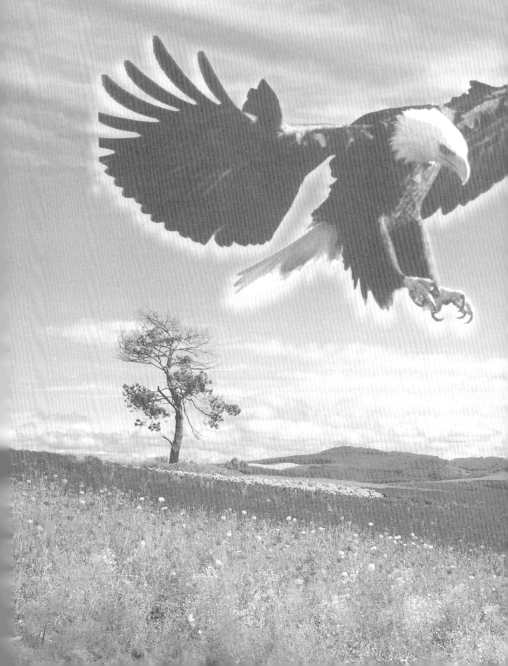

大展好書　好書大展
品嘗好書　冠群可期